浙江省教育科学规划一般规划课题（项目编号：GH2023761）
浙江大学医学院教育改革项目（项目编号：jgyb20222032）
浙江大学研究生教育研究课题（项目编号：20220326）

临床医生
叙事医学实践

主编　贾俊君　殳儆　朱利明

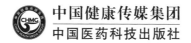

中国健康传媒集团
中国医药科技出版社

内 容 提 要

本书全面呈现叙事医学的定义及演变、平行病历书写及价值、叙事医学在医患沟通中的作用及意义、叙事医学十大临床应用及叙事医学在科研方面的内涵及意义。本书可供正在或计划开展叙事医学教学和实践工作的医院和医学院使用；适用于住院医师的规范化培训；对于进行叙事医学研究的人文学者来说，本书也有一定的借鉴和参考价值。

图书在版编目（CIP）数据

临床医生叙事医学实践 / 贾俊君，殳儆，朱利明主编 . — 北京：中国医药科技出版社，2024. 10.

ISBN 978-7-5214-4745-3　Ⅰ. R

中国国家版本馆 CIP 数据核字第 2024HP9486 号

美术编辑　陈君杞
版式设计　也　在

出版　**中国健康传媒集团** | 中国医药科技出版社
地址　北京市海淀区文慧园北路甲 22 号
邮编　100082
电话　发行：010-62227427　邮购：010-62236938
网址　www.cmstp.com
规格　710 × 1000mm $\frac{1}{16}$
印张　14
字数　267 千字
版次　2024 年 10 月第 1 版
印次　2024 年 10 月第 1 次印刷
印刷　河北环京美印刷有限公司
经销　全国各地新华书店
书号　ISBN 978-7-5214-4745-3
定价　49.00 元

获取新书信息、投稿、为图书纠错，请扫码联系我们。

编委会

主　编　贾俊君　殳　儆　朱利明
编　者（按姓氏笔画排序）

王　健（郑州大学第二附属医院）

殳　儆（嘉兴大学附属新安国际医院）

朱利明（浙江省肿瘤医院）

杨志芬（河北医科大学第四医院）

李新江（淄博市中心医院）

周雪莲（浙江大学医学院附属儿童医院）

贾俊君（浙江大学医学院附属第一医院）

徐　芸（浙江大学医学院附属第一医院）

徐小明（浙江大学医学院附属第一医院）

序

2001年，哥伦比亚大学的丽塔·卡伦教授提出叙事医学的概念，将叙事医学定义为有叙事能力的临床工作者所实践的医学。而叙事能力是指吸收、解释和回应患者疾病故事或其他困境，并为之采取行动的能力。现有证据表明，叙事医学可以有效提高医护人员的共情能力、人文关怀能力，促进医患互通、缓解医患矛盾，并间接改善患者的临床结局。

2006年，叙事医学的概念首次出现在中文期刊里。2011年被认为是中国叙事医学"元年"，这一年发生了3个标志性事件。其一是北京大学召开了首个以叙事医学为主题的专家座谈会；其二是南方医科大学开设了"叙事医学"课程；其三是国内学者发表了以"叙事医学"为关键词的学术论文。此后，中国叙事医学进入高速发展时期，至今仍保持着蓬勃之势。2018年1月，《叙事医学》杂志创刊；2020年4月，国家卫生健康委员会住院医师规范化培训规划教材《叙事医学》出版；2022年11月，中华预防医学会叙事医学分会成立；2023年，高等学校叙事医学实践教育联盟成立。

近年来，不少临床医生感受到叙事医学在器官移植及器官捐献中的应用价值，并将叙事医学工具引入器官移植及器官捐献中，取得不错的效果。器官捐献可以说是医患沟通中最为困难的一种。在传统东方文化的影响下，公众的观念还没有广泛接受器官捐献，针对器官捐献的告知与沟通，需要成熟的技巧和应对能力。此后器官移植专家将叙事医学的原则与理念应用于器官捐献沟通，证实可以提高公民逝世后器官捐献率。

此外，叙事医学还有利于促进器官捐献科普传播，2021年在《中华移植杂志》上发表的《大伟的心跳》一文，主人公大伟因车祸导致脑死亡，捐献肝脏、肾脏、角膜及心脏拯救了5个家庭，2年后捐献者儿子收到一份特殊的礼物——"大伟心跳"的录音，这是父亲去世后，他第一次听到父亲的心跳，让他感受到父亲依然陪伴着他。2024年在《中华移植杂志》上发表的《告别》讲述的是老孙肝癌肝移植后复发转移、腹腔多发转移、肿瘤侵犯胆总管……生命即将走到终点。主管医生与患者儿子小孙通力合作，告知老孙坏消息并帮助其完成遗愿的故事。在这个意义上而言，叙事医学故事是宣传的载体，把生命的意义带到大众视野中。这是叙事医学故事在自我传播—人际传播—组织传播—大众传播的链条上突破技术壁垒和情感屏障，达到了大众传播的层次。

叙事医学是医学人文落地的有效形式，协调人文与技术、医生决策与患者感受之间的关系，有助于医务工作者共情及反思能力的培养，有助于优化其诊疗思维，使其不断反省诊疗工作中的不足，提高医疗服务质量，促进医患和谐。此外，随着叙事医学理论研究及临床实践的不断深入，叙事医学在临床、教学、科研及健康科普方面的应用也将会越来越广泛。

中国工程院院士

法国科学院外籍院士

美国医学与生物工程学院士

中华医学会副会长

中国医师协会副会长

第六届中华医学会器官移植学分会主任委员

中国医师协会器官移植医师分会会长

中国医师协会器官移植医师分会主任委员

中国医师协会住院医师规范化培训外科专业委员会主任委员

2024 年 6 月

前　言

《中国叙事医学专家共识（2023）》提出，叙事医学是一个严谨的智识学科及临床学科，意在通过有技巧地接受人们关于自己的叙述来强化医疗卫生事业，使我们能够认识、吸收和解释，并被他人的故事触动，从而为他们采取行动。

2001年，美国哥伦比亚大学丽塔·卡伦教授在《内科学年报》上发表题为《叙事医学：形式、功能和伦理》的文章，首次提出了"叙事医学"的概念。同年，在《美国医学杂志》上发表题为《叙事医学：共情、反思、职业和信任的模型》的文章，对叙事医学作出了初步界定。2006年我国《健康大视野》期刊上首次出现"叙事医学"名词。此后北京大学、南方医科大学、浙江大学等陆续开设叙事医学课程。纵观国内外，叙事医学逐渐发展成为一门综合运用文学、医学、语言学、心理学和健康传播等跨学科方法论的交叉实践学科，对医学教育及临床实践产生了深远的影响。

《临床医生叙事医学实践》以"叙事"为框架，本着"中学为体，西学为用"的原则，将研究者近年来的研究成果进行理论总结，积极构建临床医生人文精神教育及实践体系。本书以叙事医学概论、叙事医学工具、叙事医学与医患沟通、叙事医学的临床实践和叙事医学的临床研究为总体逻辑框架，全面呈现叙事医学的定义及演变、叙事医学的"小红花"模型、平行病历书写及价值、叙事医学在医患沟通中的作用及意义、叙事医学十大临床应用及叙事医学在科研方面的内涵及意义。

本书从临床医生实践出发，较系统地归纳叙事医学临床实践的十大领域：问诊、建立互信的医患关系、医患共同决策、临床教学、缓解职业倦怠、科室文化建设、科普、医生品牌建设、公众交流和解决伦理冲突。推动医学人文与临床实践相结合，利用叙事医学与临床实践相结合培养医学人才，促进医学、人文学科、社会科学等领域的融合，为医务工作者的全面发展、思政素养的提升以及培养兼具"科学脑""人文心"的医学人才作出贡献。提出"平行病历或可成为临床医护进行科学研究的新形式"观点，倡导医务工作者进行平行病历写作及基于叙事医学的临床研究。平行病历的核心内容是医患共情和医学反思，叙事是方式，感动是效果，反思是根本，行动是目的。基于现有证据及自身临床研究经历，证实基于叙事医学进行科学研究，其成果类型可囊括个案、综述和论著等所有形式，且可以用于课题申请。

　　本书以临床实践医学人文为目标，基于"叙事医学"构建"叙事教学—平行病历—反思改进"人文精神教育及实践体系；医务工作者通过自主采集、撰写平行病历，基于关注、共情形成"医患共同体"、实现医学人文落地的目的；建立"叙事医学"资料库及疾病交流平台，探索临床干预新方式，从而给"医患共同体"带来更好的归属。该体系以叙事医学为落地点提升医务工作者医学人文素养，希望通过本研究探索叙事医学中国本土化的临床实践新路径。

　　最后，受编者能力之限，书中仍有许多不足，敬请全国同道批评指正，期待再版时加以改正。

编　者

2024 年 5 月

目　录

第一章
叙事医学概论

第三章

叙事医学与医患沟通

第四章
叙事医学的临床实践

第五章

叙事医学的临床科研

第一章
叙事医学概论

第一节　叙事医学的定义与演变

一、叙事医学的提出及定义

2001 年，美国哥伦比亚大学丽塔·卡伦（Rita Charon）教授首先提出叙事医学的概念，由此叙事医学走进大众视野[1]。2006 年，她将叙事医学定义为"由具有叙事能力的临床工作者所实践的医学"，而叙事能力指的是"认识、吸收、解释并被疾病的故事所感动的能力"，叙事医学概念逐渐成熟。充分挖掘个体的叙事能力，在很大程度上整合了医学的专业性和普适性，为科学和人文的交流开辟了通道。2014 年叙事医学国际专家委员会将其定义为"获得、理解、融合疾病经历中所有参与者不同观点的工具"，叙事医学得到进一步发展，开始逐渐渗透到医学的方方面面。在临床工作中，医务人员通过关注、共情等来为患者提供充满尊重和信任的人道主义诊疗和照护，为循证医学提供"血肉"和"细胞"，成为医学人文渗透临床及医学教育的有效途径之一。随着叙事医学理论研究和实践的深入，丽塔·卡伦团队在其专著《叙事医学的原则与实践》（《The Principles and Practice of Narrative Medicine》）中重新定义叙事医学[2]，认为"叙事医学是一个严谨的智识及临床学科，意在通过有技巧地接受人们关于自己的叙述来强化医疗卫生事业，使我们能够认识、吸收和解释，并被他人的故事触动，从而为他们采取行动"。随后卡伦教授构建并完善了叙事医学理论并开展实证研究，在她的带领下，叙事医学得到广泛的认可和应用。

二、叙事医学在中国的发展

2006 年，叙事医学的概念首次出现在中文期刊中，2011 年被认为是我国的"叙事元年"。2011 年 11 月 4 日，北京大学医学人文学院在韩启德院士的倡导下组织召开"叙事医学座谈会"，引导我国临床工作者和医学教育者开始探索叙事医学实践。同年，南方医科大学、海南医学院先后开设"叙事医学"课程，叙事医学由此开始融入医学教育。2015 年，北京大学医学人文学院郭莉萍教授及其团队翻译并出版了丽塔·卡伦教授的专著《叙事医学：尊重疾病的故事》（《Narrative Medicine：Honoring the Stories of Illness》）[3]。2018 年是叙事医学在中国加速发展的开端，《叙事医学》杂志创刊，中国老年医学会急诊分会成立叙事医学专业委员会，《叙事医学》被定为国家卫生健康委员会规划"十三五"住院医师规范化培训教材。2019 年，南方医科大学顺德医院成立生命健康叙事分享中心，《临床医学导论》单独增加了叙事医学的章节内容。2020 年，郭莉萍教授主编的国家卫生健康委员会住院医师规范化培训教材《叙事医学》正式出版。2021 年，广东省医院协会叙事医学与健康人文专业委员会成立。2022 年，中华预防医学会叙事医学分会成立，北京中医院李博团队翻译意大利叙事医学专家 M. G. 马里尼的《叙事医学：弥合循证治疗与医学人文的鸿沟》一书。2023 年，高等学校叙事医学实践教育联盟成立……目前，叙事医学在我国处于高速发展期，未来还有无限的可能等待我们去探索、去突破、去实现。

三、叙事医学定义的在地化发展

随着对叙事医学在地化研究的逐步深入，国内专家学者也对叙事医学提出了自己的看法和见解。韩启德院士提出，叙事医学是由具有叙事素养的医护人员，遵循叙事规律践行的医学。其中叙事素养指的是认识、吸收和解释疾病故事的能力，以及容、受疾病故事感动的同理心。首都医科大学宣武医院凌锋教授认为叙事医学是跨越了文学、心理学、美学等多学科和各种现代理论的交叉学科，甚至被许多人认为是人类重新认识身体和心灵，痛苦和疾病，以及生命和死亡的具有巨大潜力的工具。郭莉萍教授认为，我国叙事医学应有狭义和广义之分，狭义叙事医学应该是由具备叙事能力的医生主动实施、自上而下实践的一种医学方式；而广义叙事医学是指其他学科（特别是语言学和文学）、甚至是公众按照各自的方法对医患相遇过程、患病体验等的研究和描述。南方医科大学杨晓霖教授则认为，叙事医学是以提升医学人才培养质量和医疗机构的医疗质量及服务水平为目的，让叙事在医院管理和文化传承、医护职业认同和职业成长、疾病诊断和全人治疗、人际沟通与危机化解、心身调节与健康管理、健康传播与疾病科普、安宁疗护和哀伤辅导等方面发挥积极动态作用的医学教育与临床人文落地模式。虽然不同专家对叙事医学的定义视角有所不同，但国内对于叙事医学的认识及研究均基于丽塔·卡伦的基线定义。考虑到基本概念的稳定性和标准性，为避免混乱，《中国叙事医学专家共识（2023）》将丽塔·卡伦的最新定义"叙事医学是一个严谨的智识及临床学科，意在通过有技巧地接受人们关于自己的叙述来强化医疗卫生事业，使我们能够认识、吸收和解释，并被他人的故事触动，从而为他们采取行动"作为推荐意见。随着国内叙事医学研究与实践的开展，对叙事医学的定义也会有所更新。

【关键要点】

1. 2001 年，美国哥伦比亚大学丽塔·卡伦（Rita Charon）教授首先提出叙事医学的概念。

2. 叙事医学是一个严谨的智识及临床学科，意在通过有技巧地接受人们关于自己的叙述来强化医疗卫生事业，使我们能够认识、吸收和解释，并被他人的故事触动，从而为他们采取行动。

（贾俊君）

第二节　叙事医学的基本概念

《中国叙事医学专家共识（2023）》推荐使用《叙事医学基本概念的小红花模型》（版权登记号：国作登字 –2023–F–00069644）解释叙事医学的基本概念。"小红花"模型从叙事医学"22334"原则发展而来，具体内涵是指培养叙事能力的"两工具"——细读和反思性写作；实践叙事医学的"两工具"——医者的自我和在场；叙事医学的"三焦点"——关联性、共情和情感；"三要素"——关注、再现和归属；以及"四重关系"——医生与患者、医生与自己、医生与同事和医生与社会的复合信任关系。

一、培养叙事能力的"两工具"

培养叙事能力的两工具是细读和反思性写作。细读和反思性写作关注的都是人的本体存在，前者是叙事能力提升的有效手段，而后者可以说是检验叙事能力的有效工具。

（一）细读

丽塔·卡伦教授把细读称为叙事医学的特色工具，细读又称叙事情境理解力，即医生倾听、解释和回应故事的能力。她认为细读是一项广泛适用的技能，受过细读训练的人会将这种技能应用于各式文本，从而发现他们原本忽视的事情，继而帮助临床医务工作者发现患者试图传递的信息。细读与我们平时随意的阅读不同，细读文学作品要关注它的结构、形式、时间和场景等，挖掘这些因素在建立人物之间的关系和表达文本主题方面的作用。随着叙事医学的发展，细读的对象已经从文本扩展到电影、绘画作品和音乐作品等。

文本细读能力是叙事能力训练的开端。临床医护人员可以通过影片、文学文本和艺术作品等的细节观察来培养洞察力，为临床实践中培养对患者的专注力打下基础。细读能教会医务工作者专注而熟练地阅读复杂的文学文本，也能教会医生带着细微而深刻的理解力来阅读或倾听患者的叙述。丽塔·卡伦教授曾提到："故事有情节，疾病有症状。当医生试图对一个患者进行诊断，聆听一个患者描述各种症状、活动、知觉、感情和事件，从话语中察觉出一些不同寻常的内容时，我们发现这个过程与他阅读故事情节的过程是异曲同工的。"

文本细读同时也是训练医生职业能力的重要环节，是临床诊疗工作不可或缺的一个步骤。2012 年，美国《重新平衡和融合医学教育》文件启动了医学生人文培养目标，致力于提升参与医学规范化培训的医学生"视觉观察、文本细读和批评以及口头推理与平行病历写作等方面的综合能力"。医学伦理学者威姆·德克士（Wim Dekkers）认为"患者即文本"，他将"患者文本"分为三级，第一级文本是临床诊疗时"生病主体"的人生遭遇；第二级文本是包含体验的、叙事的、生理的、工具的文本；第三级文本是患者的病史和病历等。"患者是医生必须去细读、去研究和去理解的文本"，但这些文本不只是由各种身体状况记录和医疗数据组成的病历文本，更是负载患者生命历程和丰富感情的故事。对于医生这个职业而言，察人于微的能力非常重要，琐碎故事和细节里可能蕴含丰富的意义。

（二）反思性写作

反思性写作，又称平行病历书写，根据《平行病历书写专家共识（2023）》[4]的定义，平行病历不同于医院标准化病历，是以一般性语言（而非技术性语言）和第一人称书写的关于医患的叙事。书写平行病历是实践叙事医学、提升医务工作者叙事能力最简单易行的方式，其将文学叙事的主观、医学的客观互相糅合，还原患者对疾病的感受，描述患者的疾病故事，反思医者自己的医学实践。

完整的平行病历包括摘要、说明、主要情节、评估、后果和结尾6个部分。摘要是对整个故事意义的简要概括，开篇需要说明故事发生的时间、地点、人物和场景，随着故事发展出现危机或转折点，随后逐渐推进，发生一系列事件，最后结束故事并带回现实，叙事者要从故事中抽身出来，对故事的意义进行评论。其中，说明、主要情节和评估3项内容是必不可少的。

目前不少医学院校和医院在叙事医学教育中实施了平行病历写作，举办各类叙事平行病历征文等活动，形式多样、内容各异，但尚未形成平行病历书写的明确规范与建议。针对上述情况，中华预防医学会叙事医学分会牵头，组织国内叙事医学领域专家成立撰写小组，共同制订《平行病历书写专家共识（2023）》，旨在进一步规范平行病历书写，推进叙事医学研究和实践。其核心内容如下。

（1）平行病历不同于医院标准化病历，是以一般性语言（而非技术性语言）和第一人称书写的关于医患的叙事。

（2）平行病历是叙事医学反思性写作的重要形式，也是培养叙事能力的基本工具之一。

（3）平行病历写作主题不限，一般需包含说明、主要情节和评估3个部分，医学共情和医学反思是其核心内容。

（4）平行病历书写应遵循"尊重、有利、无伤、公正"的现代生命医学伦理学四原则，并将之贯穿于写作伦理之中。

（5）进入传播渠道的平行病历应进行技术、伦理和文字三重审核，以最大程度减少传播带来的不良后果。

（6）平行病历对医疗、教学、科研、科普和疾病预防等均有作用，同时有提升医生及其所在医疗机构美誉度的价值。

二、实践叙事医学的"两工具"

实践叙事医学的"两工具"是医者的自我和在场，这两工具强调叙事医学实践者需要全身心地实时关注医疗工作中的每一个细节。带着叙事能力的"医者自我"是实践叙事医学的最佳工具，是"倾听""再现"的主体。医生的在场是指全身心地聚焦于当前的患者，吸收患者给出的信息，用提问得到更多信息，看到眼前的"人"。

"在场"一词是指一种有目的、有意识的实践，其目的是理解患者并与之建立联系。临床诊疗中的人际互动为医生提供了无法从电子健康记录中获得的洞察力。医生的自我和在场有利于其对个人数据中的细微信息的收集（例如，什么对患者重要？患者的症状如何影响其生活、目标和偏好）、有利于培养患者和医生之间的尊重和信任，并能减少医疗费用。《JAMA》杂志曾总结研究临床医患互动中如何促进医生的在场，检索 1997 年 1 月至 2019 年 9 月文献进行综述，结合对医生、患者和非医生人员的定性访谈，总结 5 条临床医患互动中促进医生在场及其与患者建立关联的建议[5]。

（1）用心准备（在迎接患者之前，花点时间准备并集中精力）。

（2）医者应进行开放式的提问、全神贯注地倾听（坐下、身体前倾、避免打断）。

（3）就最重要的事情达成一致意见（找出患者关心的问题，并将这些优先事项纳入就诊议程）。

（4）将疾病与患者的故事联系起来（考虑影响患者健康的生活环境、肯定积极的努力、庆祝成功）。

（5）探索情绪线索（注意、说出并确认患者的情绪）。

三、叙事医学的"三焦点"

叙事医学"三焦点"是指关联性、共情和情感。叙事医学区别于生物医学的 3 个关注点即叙事医学的"三焦点"，它们分别代表的是人与人之间的关联性、人对于他人经历的共情以及个体在医疗过程中的情感经验，尤其是负性情感。

（一）关联性

"关联性"一词源自关系性医学，其核心思想是临床工作表面上看是人与疾病的关系，但本质上是人与人的关系。"看病"不是医疗行为，而是人际交流行为，患者不希望医生把他们当作要完成的"工作量"，而是希望医生能与之建立联系，表现出对一个活生生的、处于痛苦中的人的关心，并能通过为患者做一些事情而传递这种关心。患者眼中的好医生都是那些愿意跟患者建立关联的医生，这些医生具有以下3个特点：①医生能够像普通人一样与患者交流；②专心与患者交流并乐意与之建立关联；③做一些关心患者的小事，如热情地跟患者打招呼、对患者的话感兴趣等。

（二）共情

1907年德国心理学家Theodor Lipps首先提出"共情"这个概念，也译为"同理心"。对于共情，目前尚未形成广泛接受、达成共识的定义。现在普遍认为共情就是把自己投射到他人的境遇，想象自己在他人的立场如何看待问题。它既是认知能力，也是情感能力。认知能力是理解他人的经历和感觉的能力，以及从他人的立场看待外部世界的能力；情感能力是进入他人感觉和体验的能力。现有研究证实，医生的共情能力不仅可以增加患者的满意度，也可以增加患者对治疗方案的依从性，提高生理健康；医生的共情能力可以提高临床疗效，增加医生的职业满足感；医生的共情能力可节约就医过程时间和费用；共情能力高的医学生，其学业表现和临床胜任力都较好；自感就医过程中未得到医生足够关心和共情的患者更有可能进行医疗诉讼；当患者感到医生未倾听他们更容易起诉医生。

（三）情感

医生和患者都会经历负面情感，医生需要正视负面情感对治疗及医患关系的消极影响，也要正视其对医者"自我"的有害影响。医学教育注重正向价值观教育，如责任、利他、尊重和关心等。很少正面讨论痛苦、困惑、愤怒、恐惧、沮丧、内疚、无助和羞耻等负性情感。而忽视负性情感的后果往往会带来不良后果，负性情感的累积导致医生共情意愿降低，职业倦怠增加。而患者情绪往往不稳定，或是烦躁、易怒，或是绝望、抑郁，家人一不小心就会引起患者大发脾气或者痛哭不止。这不仅影响疾病的诊治，也影响家庭关系。叙事医学鼓励医患双方讲授和写作"疾病的故事"，为负性情感找到出口，促进医患关系的和谐。

叙事医学"三焦点"强调医患之间的互动对患者的影响。医生需要把自己投射到患者的境遇中，想象并理解处在患者的立场上时该如何看待问题，有情才有温度，有温度才会情暖人心。

四、叙事医学的"三要素"

叙事医学"三要素"分别为关注、再现和归属。

（一）关注

关注指听者对于讲者的高度精神聚集和专注，不论讲者是患者、学生、同事还是朋友。叙事医学关注的重点是一个个具体的人，包括痛苦中的人、具有过去和家庭的人、具有主观能动性的人。即关注患者的"心理－社会"因素——患者的故事。换句话说，关注即关注疾病故事和医疗细节，关注的表现形式之一就是倾听，让患者自由地倾诉，让医生专业地倾听。倾听患者、理解他的故事，"暂时放弃自己对世界的经验，身临其境，从患者的角度去体验整个事件；这样，你不需要亲历患者的痛苦体验，甚至都不需要为他感到难过，就可以理解他"[3]。

（二）再现

再现是为所听、所感赋予形式，从而为听者和讲者揭示之前不可见的信息。再现不是负担，有时候是问诊的必要部分。有时候患者或家属心理受到打击、或逻辑混乱、或叙述繁杂，医生需要从碎片化的信息中整理出病史和体征，再现给患者或家属求证，结合检查，给出诊断。换言之，再现就是医者用"诊断学"的思维重新理解你所听到、看到和感知到的，为诊断和治疗带来线索。此外，平行病历写作也是再现的一种手段。

（三）归属

叙事医学的归属是在关注、再现的实施和努力下，让医患之间最终达成一种平等的伙伴关系，即"医患共同体"。归属是专注倾听和完全再现产生的结果，把医生和患者、教师和学生、自我和他人紧密联系起来，使他们在共同经历的过程中相互支持、相互认识、共同行动。在前期关注、再现的互动中，要始终以归属为目标。若达不成归属关系，首先要反思自身，医者是归属关系的主导者；另一方面，人对归属感的认识程度不尽相同，它是价值指标、是感性指标，无法用量化指标来定义。

五、叙事医学的"四重关系"

叙事医学四重关系指的是医生与患者、医生与自己、医生与同事、医生与社会的复合信任关系。临床医学表面上是人与疾病的关系，但本质上是人与人的关系。良好的医患互动让医生对患者产生共情、倾听自己内心的声音、找到本我的定位、释放社会（生活）压力及社会（生活）负性情感；与同事交流对医学的困惑，取长补短，改正自身不足。叙事医学四重关系的建立让医护和患者的叙述不再是单一的语言表达，而是一个复杂地构筑故事的过程，医护和患者双方在叙述生活故事、疾病故事和医疗故事等过程中也在不停地反思。总之，四重关系的审视有利于医护人员与患者产生共情，引导前者反思自己的医疗实践，从而弥合医护与患者、与自己、与同事和与社会的分歧。

【关键要点】

"小红花"模型可用于解释叙事医学基本概念，具体内涵指培养叙事能力的"两工具"——细读和反思性写作，实践叙事医学的"两工具"——医者的自我和在场，"三焦点"——关联性、共情和情感，"三要素"——关注、再现和归属，以及"四重关系"——医生与患者、与自己、与同事、与社会的复合信任关系。

（贾俊君）

第三节　叙事医学的临床意义与价值

叙事医学要求医生在医疗实践活动中尊重患者的主观体验，理解患者的文化背景，同时要求医生重视对患者的共情，强调其对自身诊疗进行反思，力促医学回归人文。叙事医学有利于提升医生共情/反思能力以及培养医护人员良好的医患沟通能力；叙事医学将文学虚拟、虚构的方法与价值引入循证医学并与其形成互补，平行病历的写作，助力临床决策的人文性。此外，叙事医学在疾病科普、科学研究及提升医生及其所在医疗机构美誉度方面均有重要价值。

一、叙事医学提升医生共情和反思能力

共情和反思是叙事医学的核心，有助于医生保持和实践"以患者为中心"的初心。叙事医学强调医患之间的互动效果。共情和反思，除了鼓励更敏锐的记忆、回顾或详细分析事件或行为，还可以不受环境和个人价值观限制，使医生进入患者的世界成为可能。医生必须将自己放在别人的处境中，了解如何从患者立场出发，实现医患共同决策。

Murphy 等[6]总结了以下 5 种常用的反思形式，供临床医护人员参考使用。

1. 暂停（Taking a Break）

最简单的反思形式是暂停休息，从繁忙的日常工作中抽身出来，对以往的事件重新认识并作出正确的判断。医生通过这种形式可以促进自我修复、处理负面情绪。

2. 回顾（Review of Experience）

回顾既往认为没有意义或者不重要的事件，得出新的见解。即回顾既往，获得经验，这种反思的核心是重述。

3. 重新评估（Reassessment）

将经验和干预目标结合起来，反思的重点是评估遇到的问题。如果出现与干预目标不一致的情况，则改变原定计划。这种反思方式非常务实，主要集中于目标的实现。

4. 实践联系理论（Linking Action to Reality）

这种反思揭示行为与现实的联系，关注的焦点是认知论的转变和医学实践。这种反思具有创造性，而不仅仅是进行回忆或重新评估，它可以重塑人们对问题的看法。

5. 对多重可能性的认知（Recognition of Multiple Possibilities）

叙事医学的基石是理解患者的故事。但同样重要的是，应赋予患者权利，以指导医疗实践和满足患者的需求。当前对医学的看法只是众多可能性中的一种，因此可以考虑各种其他选择。

二、叙事医学有利于医患沟通

器官捐献可以说是医患沟通中最为困难的一种，此处以器官捐献沟通为例说明叙事医学如何应用于困难的医患沟通。在传统东方文化的影响下，公众尚

未广泛接受器官捐献，针对器官捐献的告知与沟通，我们需要成熟的技巧和应对能力。叙事医学的三要素（关注、再现和归属）在这个过程中可以起到高效的辅助作用。

器官捐献的家属沟通，需要在特定的时间段内进行。家属从情感上接受死亡的临床诊断，接受疾病的预后，很少再问与疾病相关的问题，转而询问后续的处理，包括出院、结账、诊断证明和法律流程等。这种心理状态，意味着家属已经准备结束治疗，直面患者死亡。

负责器官捐献沟通的医生，应用叙事医学的概念来看，是熟悉患者病史、了解患者疾病故事的高年资医生。关注是叙事医学的重要概念[7]，医生在询问病史过程中，除关注患者疾病诊断之外，还需要关注患者作为公民的社会属性，如他的家庭环境、文化程度、是否与父母一起生活、夫妻关系、子女年龄和受教育程度。这种建立在多次交流、较长时间对话的基础上的深度聆听广泛采集了患者家庭的各种特征和细节，使得彼此建立了一定程度的互信。告知的医生需要在内心复现和重构患者及其重要家庭成员的心理状态和情绪反应。这是叙事医学的另外一个重要概念，即再现[8]。再现能力是评估器官捐献可行性的重要能力。告知的医生应懂得在家属中挑选有效的沟通对象，选择有效的沟通模式，并且使用对方可以理解的语言模式。

第二阶段进行谈话的对象，最好是能够作出主要医疗决策的家属。在中国的大家庭中，这个对象通常是父亲、兄长或长子。以告知的医生和这位家属的单独交流为主。参与者过多，经常会因为观念不同，被某个声音简单粗暴地否决，而其他人也不便辩驳。告知的医生不一定是科室主任，前期一直与这个家庭深入接触的医生，最容易和其中的关键人物达成医患共同体。这就是归属，即医患共同体[1]。

关注、再现和归属这三大叙事医学的要素可以帮助器官移植医生及器官捐献协调员评估沟通的准备是否成熟，有利于促进器官移植捐献。2017年，意大利相关人员对2738例潜在器官捐献者进行调查研究，发现有28.7%的家庭成员反对逝世后器官捐献。这项调查完成后，意大利建议将叙事医学应用于器官捐献沟通，从而来减少家庭成员反对死后捐献器官[9]。

三、叙事医学有助于临床教学

叙事医学教育以培养叙事能力为主旨，有助于培养医学人文精神、通过"细读"和"反思性写作"两个工具提升共情能力，反思并优化诊疗思维，继而提高医疗服务质量，促进医患和谐[10-11]。目前高等院校教育及部分毕业后教育，还是主要采用教材填鸭式方法向学生灌输大量知识点并辅以阶段性考试的方式。在这个阶段采用医学故事让医学生领会医学的意义，了解医学的困境，看到医学对人的帮助，容易在思想上建立起"意义"。为未来在临床实习和实践阶段建立"医者仁心"的理念做铺垫。

国内外许多专家学者都进行了叙事医学教育的临床应用尝试。Vibert 等[12]将叙事医学应用于儿科住院医师规范化培训轮转，发现在临床各个科室（尤其是新生儿和儿童重症监护室）轮转的过程中，叙事医学课程让他们乐于分享情感并反思同事的经历。Wesley 等[13]将叙事医学课程融入内科实习过程，发现叙事医学课程很受欢迎，医学生参与度很高。沈玫玉等[14]尝试将叙事性带教的方式应用于精神医学科临床教学，带教教师将临床经验教训与学生的心得体会等以故事的形式呈现，共同探讨临床事件应对、医患沟通等方面存在的问题，帮助学生积累临床经验和吸取教训。王冬芮等[15]将叙事医学教育运用于神经外科护理教学实践，在传统"传、帮、带"的基础上，创新性增加撰写电影及文学作品观后感、聆听患者围手术期心路历程以及撰写平行病历等教学环节，有效提高了实习生的临床综合能力。2021 年，笔者所在单位尝试将叙事医学融入肝胆胰外科暨肝移植中心住院医师规范化培训过程，构建专门的师资队伍及叙事医学课程，进行器官移植临床实践教学[16]。该课程包含"叙事医学基本概念、叙事医学与移植捐献沟通、平行病历写作、叙事护理、用叙事医学的方式探讨死亡、叙事医学与科研、叙事医学与医患共同决策"七部分内容。每位学员上交一份合格的平行病历作为课程考核，从平行病历着手，将关注、倾听和共情等基本能力作为肝胆胰外科暨肝移植中心的临床教学要求。该课程通过引入叙事医学的基本概念，以培养叙事能力为核心目标，提高肝胆胰外科暨肝移植中心住院医师的医学人文素养，提升器官移植医生岗位胜任力；通过书写、记录患者的疾病故事，理解患者的文化背景，重视医生与患者的共情，强调医生对自身诊疗的反思，力促医学回归人文，有利于培养高素质器官移植人才[17]。

四、叙事医学促进科普传播

科普是指利用各种传播媒体，以浅显易懂的方式，让公众接受的自然科学和社会科学知识，推广科学技术的应用、倡导科学方法、传播科学思想、弘扬科学精神的活动[18]。2022 年 9 月，中共中央办公厅和国务院办公厅印发的《关于新时代进一步加强科学技术普及工作的意见》[19]也建议强化全社会科普责任，提升科普能力和全民科学素质。国内叙事医学首倡者之一南方医科大学杨晓霖教授提出叙事疾病科普与叙事健康传播概念，认为藉由生活世界语言和故事讲述的方式，叙事能够在疾病科普方面起到积极动态的作用，促进民众对疾病和器官捐献等方面的认知及其态度和行动方面发生内在的自觉转变[20]。

医疗健康科普本质上是推动成人自我学习，提高认知，用加强自我管理的方式来管理自身的健康状态。医疗科普既是一种社会教育，与每一个人息息相关，又可以从整体上减少医疗人力消耗和医疗费用支出，因此医学科普的必要性不言而喻。叙事医学的兴起，为医学科普提供了新的思路。以器官移植捐献为例，殳儆等[21]发表的《大伟的心跳》一文，主人公大伟因车祸导致脑死亡，其捐献的肝脏、肾脏、角膜及心脏拯救了5个家庭，2年后捐献者儿子收到一份特殊的礼物——"大伟心跳"的录音，这是父亲去世后，儿子第一次听到父亲的心跳，感受到父亲依然陪伴着他。在这个意义上，叙事医学故事是宣传的载体[22]，把器官捐献的故事带到大众视野中，带入到同情并且接受的感情层面。这是叙事医学故事在自我传播—人际传播—组织传播—大众传播的链条上突破技术壁垒和情感屏障，达到大众传播的层次。

随着叙事医学研究的不断深入，叙事医学在健康科普方面的应用也将越来越广泛。

（本部分内容首发于2023年《中华移植杂志（电子版）》，在发表基础上做了少许修改）

【关键要点】

1. 叙事医学有利于提升医务人员共情/反思能力、培养医护人员良好的医患沟通能力、临床教学以及促进科普传播等。

2. 常见的反思形式包括暂停、回顾、重新评估、理论联系实践及对多重可能性的认知。

（贾俊君）

第四节　基于叙事医学的医学人文素养提升体系构建

美国研究生医学教育认证委员会提出的六大核心能力中，患者照顾、沟通技巧和人际关系、职业素养均与医学人文素养相关[23]。我国住院医师六大核心胜任力中职业素养、专业能力及沟通合作中也包含医学人文的相关内容。医学人文素养在提升临床医护国际竞争力方面十分重要。然而，现有的临床医护培养过程中针对医学人文素养方面的课程及培训相对较少。为了进一步提升临床医护的医学人文素养，应探索并建立基于叙事医学的医学人文素养提升体系。

一、开设叙事医学课程，构建基于叙事医学的医学人文教育体系

根据美国医学课程设置联合指导委员会的数据，叙事医学教育相关课程开设最早可以追溯到1994年，截至2015年，开设此课的医学院校已超过90%。美国哥伦比亚大学于2000年首次开设叙事医学课程，并于2009年开展叙事医学研究生教育。英国伦敦国王学院于2010年启动医学人文学理学硕士项目，设置医学人文主题和医学人文技能两大核心模块。2011年，瑞典西部大学启动了叙事医学项目，并将其纳入本科生、研究生和毕业后继续教育中。

2011年，南方医科大学开设叙事医学公选课，2013—2014年，北京大学医学部开设实验课程，2018年起，北京大学郭莉萍教授及积水潭医院赵斌教授在海南医学院开设叙事医学课程。浙江大学医学院附属第一医院于2021年尝试在住院医师规范化培训中融入叙事医学内容，建立专门的师资队伍及叙事医学的医学人文教育体系（叙事教学—平行病历—临床实践—反思改进）。此处以浙江大学医学院附属第一医院为例，介绍叙事医学课程建设与实施。

（一）教学目标及课程内容

本课程教学目标包括两个层面：第一，通过引入叙事医学的基本概念和原则，以培养叙事能力为核心目标，提高临床医生的医学人文素养，提升临床岗位胜任力；第二，通过书写、记录患者的疾病故事，理解患者的文化背景，重视医生与患者的共情，强调临床医生对自身诊疗的反思，力促医学回归人文，培养高素质临床人才。本课程内容见表1-1。

表1-1 《叙事医学》课程内容

授课内容	课时数	主要内容
叙事医学导论	3	叙事医学的定义、基本概念及中国实践等
叙事医学与医患沟通	3	医患沟通的重要性、沟通的原则、如何告知坏消息、叙事医学用于最困难的医患沟通及修复解体的医患关系等

授课内容	课时数	主要内容
平行病历写作	3	平行病历与标准病历的异同、平行病历的视角和人物构思、如何打破医学叙事作品中的技术壁垒、平行病历的三重审核机制、平行病历的虚与实等
基于叙事医学的教学与科研	3	以浙江大学医学院附属第一医院叙事医学实践为样本，介绍叙事医学的开展及实施情况、平行病历写作的临床价值及在此基础上的科研产出
叙事医学与医患共同决策	3	医患共同决策的内涵、实施途径以及在全科医学中的应用
大健康视角下的叙事医学	3	大健康视角下叙事医学的定义、框架，叙事医学应用于医院文化建设、医院管理等
做好生命末期的摆渡人	3	叙事医学背景下如何与患者探讨"放弃治疗"，如何将叙事医学应用于临终关怀、安宁疗护等

（二）课程考核及持续改进

本次课程共 7 节课，21 个课时每完成一节课的学习，计平时成绩 10 分，课程结束后撰写平行病历一份计 30 分，总成绩 60 分以上为课程考核合格。平行病历要求以生动鲜活的描写叙述患者的疾苦和体验，或表达对患者疾苦的理解及对自身诊疗行为的反思，包括但不限于临床带教、门急诊、各科室病房、叙事护理、医患沟通、安宁疗护和叙事干预等，内容必须是原创且积极向上的，字数为 2000~5000 字。

（三）课程教师资质要求

本课程授课教师均有 5 年以上的工作经验，所有授课教师均接受过叙事医学相关培训，并在教学部的指导下集体备课。此外，医院层面还出台了《浙江大学医学院附属第一医院师资绩效管理办法（试行）》《浙江大学医学院第一临床医学院教学岗设置方案（试行）》和《关于规范晋升申报时教学工作量认定工作的通知》等政策规范教学活动，对教学补贴、年度综合考评、评奖评优、年终奖与晋升作出明确规定，也确保授课教师可以保质保量完成叙事医学教学任务。

二、开展平行病历写作，培养临床医护的医学人文精神

平行病历写作是目前叙事医学实践的主要手段。临床标准病历是"单视角""流水账型"的，比如"咳嗽、咳痰 3 个月，发热 1 周"；而平行病历则被称作标准病历的"3D 版本"，是一份"有人出演"的病历，需要作者在同一时间点上建立多角度的连接，增加患者或第三方的"戏份"，眼耳鼻舌身意，丰富同一场景下的感受，让读者有身临其境的感觉。平行病历要求用非技术性语言书写患者的疾苦和体验，并且能清晰地审视医生这一"主演"的心路历程，它是培养临床医务工作者叙事能力的重要手段。

从 2019 年开始，笔者所在单位开始实施平行病历写作制度，目前已经在肝胆胰外科、全科医学科、感染科和心内科等方面常规开展，已有多篇优秀平行病历在《叙事医学》杂志上发表，如《在苦难中前行的人》《温暖的陪伴》和《手外科的少女》等。另外，本授课团队从所有上交的平行病历中筛选出 35 篇优秀作品，根据内容分为生命的底色、逆光的飞翔、医者的老师、温暖的陪伴 4 个部分，整理成《浙一路·陪你走过》一书，并于 2022 年出版。针对临床医学博士后项目，我们继续实施平行病历写作制度，每个季度上交一份平行病历。

通过书写平行病历，医务工作者开始反思医患关系及生命的意义："平行病历有别于临床标准病历，是让医护人员通过体察患者的疾病、心理、困惑，与患者产生共情，对疾病和诊疗过程进行反思，再用叙事的方式写出来。每个患者都有属于自己的独特故事。""从生到死是一个哲学问题，没有死亡的映衬，活着似乎也没那么珍贵。""医学除了是科学之外，也是一门艺术，温暖的目光、同情的语言和理解的态度带给患者的力量可能超越手术刀和药物。""医院是迎接生命的地方，也是送别生命的地方。每个人都哭着来到这个世界，但在生命的最后一段旅程里，有人哭，有人坦然，有人愤恨，有人感恩。"

三、以临床医护为主体，建立叙事医学资料库及疾病交流平台

平行病历最直接的临床应用价值就是做成教案，与常见的以问题为导向的教学法教案不同，一个叙事医学教案可以承载不同的教学内容，讨论多个问题。既可以讨论疾病的诊治方案，也可以讨论诊疗过程中的医患沟通，甚至可以讨论肿瘤治疗中的"放弃"。随着教案数量的积累，可以建立叙事医学资料库以及

以叙事医学为主导的疾病交流平台，为临床医护提供丰富的学习资料及自由讨论的空间。

笔者所在团队分析现有的平行病历库，发现阅读和分析平行病历有很多的现实意义：对于医务工作者来说，可以更多地倾听患者的故事、深入了解患者及其病情，可以记录无法诉说的负性情感，有助于提高医患沟通能力及宣泄负面情绪；对于临床带教教师来说，可以了解住院医师真实的内心世界，知晓他们的烦恼、不满、诉求等，从而更好地因材施教；对于医院管理者来说，可以了解哪些情形是困难的医患沟通，哪些情形容易出现医患纠纷，进而改进管理措施。

通过开设《叙事医学》课程、实施平行病历写作、建立叙事医学资料库及个性化档案等方式，我们尝试构建基于叙事医学的医学人文教育及实践体系。完善并持续改进《叙事医学》理论教学，确保《叙事医学》课程实现医学人文教育的目标。从平行病历着手，将关注、倾听、共情等基本能力作为《叙事医学》课程实践的临床教学要求，引导他们对医疗行为和医患关系的反思，通过文学叙事来丰富医学认知生命、疾苦、死亡的意义，用叙事能力来实践医学的人文关爱。

【关键要点】

1. 为了进一步提升临床医护的医学人文素养，应探索并建立基于叙事医学的医学人文素养提升体系。

2. 通过开设《叙事医学》课程、实施平行病历写作、建立叙事医学资料库及个性化档案等方式，浙江大学医学院附属第一医院初步构建基于叙事医学的医学人文教育及实践体系（叙事教学—平行病历—临床实践—反思改进）。

（贾俊君）

第五节　发展的叙事医学

丽塔·卡伦教授创立的叙事医学从工具到价值应该是这样一种逻辑关系：医生用细读及书写平行病历的方法，构建和提升了吸收、解释、回应故事和其他人类困境的叙事能力，并通过关注、再现和归属实施这种能力，达到改善自己与患者、与自己、与同事、与社会的关系，最终弥补医疗分歧，实现医患和谐。

2020 年初，笔者作为浙江省第二批支援湖北荆门医疗队医疗副队长、临时党委组织委员，参与了新型冠状病毒肺炎重症监护病房的医疗救治和医疗队组织管理工作，在系统梳理医疗队工作的过程中，发现绝大多数的医疗队员都不知晓叙事医学，但在湖北的工作和生活中，大家都在不自觉地践行着叙事医学的理念，主动改善与患者、与自己、与同事、与社会的关系，展现了强大的叙事能力，展示了优秀的职业素养和高尚的职业精神。丽塔·卡伦教授创立的叙事医学有助于医生在医疗活动中提升对患者的共情能力、职业精神、亲和力和自我行为的反思。那么，医疗队员们在没有接受叙事医学细读和平行病历训练的前提下，他（她）们的叙事能力是从哪里来的？在丽塔·卡伦教授创立叙事医学之前，医生的职业精神和人文素养是从哪里来的？不论叙事医学是否存在或不被人知的情况下，为什么总有那么多的医生在诸多事件面前，展示了勇敢、顽强、尽责、担当、有爱、温暖的职业精神和人文关怀？

在丽塔·卡伦教授的定义里，实践叙事医学的主体是医生，那么护士、药师、技师、窗口人员、保洁、保安和义工等所有医院工作者，甚至公共卫生和医学科普工作者等一切与医学相关的人员是否也是实践叙事医学的对象？

事实上，叙事医学应该有更广阔的内涵，而这些内涵的拓展就是丽塔·卡伦教授经典叙事医学基础上形成的发展的叙事医学理念[24-25]。

发展的叙事医学认为，从工具上讲，叙事不只是文学的专利，音乐、绘画、摄影、影视剧、歌舞剧和相声小品等的赏析和创作均与细读和平行病历相仿，是构建叙事能力的"姐妹花"。除此之外，还有一些能直接提升叙事能力的工具，比如拥有外化、解构、改写、外部见证人和治疗文件 5 项关键技术的叙事护理；比如聚焦于医患关系，通过团体辅导的形式提高医生理解患者的能力，建立职业化医患关系技术，提升心身医学整体认识的巴林特小组活动；比如通过"故事叙说""问题外化""由薄到厚"等方法，摆脱传统上将人看作问题的治疗观念的叙事疗法等，一切与叙事相关的都可以成为叙事医学的工具。

发展的叙事医学认为，叙事医学实践的主体不只是医生和医学生，任何隶属于医疗机构，直接或间接服务于患者的人员都是叙事医学实践的主体。因此，除了医生、医学生之外，还有护士、药师、技师、窗口工作人员和保安、保洁和工人等后勤保障人员，院内的志愿者、社工以及健康促进工作者等医疗行业相关人员。叙事医学涉及的不只是临床科室，还包括药学、工程技术、后勤保障、收费咨询、纠纷预防和处理、公共卫生、健康促进等的部门。所以，叙事医学不是医院工作者个人的事，还理应是科室、医院和行业的事。

发展的叙事医学认为，叙事医学实践的对象不只是患者，还应包括家属、居丧的家庭成员和亲友。患者是罹患疾病的社会人，因此到医院就诊时，在对关联性这个叙事医学焦点的理解上，应当认为医院工作者不是和疾病建立联系，而是和患者及其周围的社会关系建立联系。同时，我们服务的不只是患者，还应对患者家属、亲友提供心理上的支持和帮助，包括在患者离世后的哀伤辅导。

因此，发展的叙事医学是所有的叙事门类与医学的全过程、全系统、全人群的结合。基于这样的认识，叙事医学是拥有良好医学人文素养和医学职业精神的优秀医生临床行为的总结、提炼、教育、传播和实践[26]。如此，医生就能解释前述的所有问题。

【关键要点】

1. 发展中的叙事医学是所有的叙事门类与医学的全过程、全系统、全人群的结合。

2. 叙事医学是拥有良好医学人文素养和医学职业精神的优秀医生临床行为的总结、提炼、教育、传播和实践。

（朱利明）

参考文献

［1］CHARON R. The patient-physician relationship. Narrative medicine：a model for empathy，reflection，profession，and trust［J］. JAMA，2001，286（15）：1897-1902.

［2］CHARON R. 叙事医学的原则与实践［M］. 郭莉萍，译. 北京：北京大学医学出版社，2021.

［3］CHARON R. 叙事医学：尊敬疾病的故事［M］. 郭莉萍，译. 北京：北京大学医学出版社，2015.

［4］中华预防医学会叙事医学分会. 平行病历书写专家共识（2023）［J］. 中国医学伦理学，2023，37（1）：123-127.

［5］ZULMAN D M，HAVERFIELD M C，SHAW J G，et al. Practices to foster physician presence and connection with patients in the clinical encounter［J］. JAMA，2020，323（1）：70-81.

［6］MURPHY J W，FRANZ B A，SCHLAERTH C. The role of reflection in narrative medicine［J］. J Med Educ Curric，2018，5：2382120518785301.

［7］ALTAS J. The principles and practice of narrative medicine，edited by Rita Charon，Sayantani DasGupta，Nellie Hermann，Craig Irvine，Eric Marcus，Edgar Rivera Colon，Danielle Spencer，and Maura Spiegel［J］. Health Commun，2017：1-2.

［8］MUNEEB A，JAWAID H，KHALID N，et al. The art of healing through narrative medicine in clinical practice: a reflection [J]. Perm J, 2017, 21: 17.

[9] DE SANTO R M, DE SANTO L S. Narrative medicine can reduce opposition to organ removal for transplantation [J]. G Ital Nefrol, 2019, 36 (1): 2019.

[10] PENTIADO J A, DE ALMEIDA H O, AMORIM F F, et al. Love and the value of life in health care: a narrative medicine case study in medical education [J]. Perm J, 20: 98–102.

[11] ARNTFIELD S L, SLESAR K, DICKSON J, et al. Narrative medicine as a means of training medical students toward residency competencies [J]. Patient Educ Couns, 2013, 91 (3): 280–286.

[12] VIBERT Y, CAPRIOLO C, MOSSABEB R, et al. Narrative medicine for pediatric residents during neonatal and pediatric intensive care rotations [J]. J Neonatal Perinatal Med, 2022, 15 (3): 635–642.

[13] WESLEY T, HAMER D, KARAM G. Implementing a narrative medicine curriculum during the internship year: an internal medicine residency program experience [J]. Perm J, 2018, 22: 17–187.

[14] 沈玫玉, 陈芳, 马红梅, 等. 叙事性带教方式在精神科临床教学过程中的应用 [J]. 中华现代护理杂志, 2007, 33 (33): 3212–3213.

[15] 王冬岗, 沈钺. 叙事医学教育在神经外科护理教学实习中的应用探索 [C] // 2015 天津市医学会心身医学分会学术年会论文集. 天津, 2016: 256–259.

[16] 贾俊君, 耿磊, 陈韶华, 等. 叙事医学在住院医师规范化培训教学和实践中的应用 [J]. 叙事医学, 2021, 4 (4): 267–269.

[17] 贾俊君, 曹青, 刘颖, 等. 住院医师叙事医学教学的探索与实践 [J]. 叙事医学, 2023, 6 (2): 97–111.

[18] 缪煜清, 欧阳瑞镯, 李钰皓. 全学科意识科普教育是培养创新人才的关键 [J]. 科技视界, 2023 (3): 4–5.

[19] 中共中央办公厅, 国务院办公厅. 关于新时代进一步加强科学技术普及工作的意见 [EB/OL]. (2022-09-04) [2023-10-01]. https://www.gov.cn/zhengce/2022-09/04/content_5708260.htm.

[20] 杨晓霖. 叙事医学赋能医院管理与高质量发展 [J]. 医学与哲学, 2022, 43 (21): 45–49; 72.

[21] 仚徽, 贾俊君, 罗佳, 等. 大伟的心跳 [J/OL]. 中华移植杂志, 2021, 15 (4): 216–218. DOI: 10.3877/cma.j.issn.1674-3903.2021.04.005.

[22] CHEN P J, HUANG C D, YEH S J. Impact of a narrative medicine programme on healthcare providers' empathy scores over time [J]. BMC Med Educ, 2017, 17 (1): 108.

[23] SWING S R, CLYMAN S G, HOLMBOE E S, et al. Advancing resident assessment in graduate medical education [J]. J Grad Med Edu, 2009, 1 (2): 278–286.

[24] 朱利明. 发展的叙事医学 [J]. 叙事医学, 2020, 3 (5): 303.

［25］叙事医学编辑部. 传统的和合文化发展的叙事医学：中国科学院大学附属肿瘤医院院长助理朱利明访谈录［J］. 叙事医学，2022，5（1）：1-4.

［26］郭莉萍，朱利明，黄蓉，等. 中国叙事医学专家共识（2023）［J］. 叙事医学，2023，6（6）：381-411.

第二章
叙事医学工具

第一节　在细读中提升医护人员的人文素养

细读和反思性写作是平行病历的两大工具，细读又称为叙事情景理解力，即医生倾听、解释和回应故事的能力。细读是一项广泛实用的技能，从难度上来说，比反思性写作的入门门槛要低。写作是创造，而细读是在拆解和消化他人作品的过程中提升自身的叙事能力。

一、细读的内容

细读的内容主要推荐经典文学作品，随着时代发展，细读的对象从文本扩展到电影、绘画作品和音乐作品等，但仍然以经典严肃的文学作品为主，因为小说叙事结构和元素与患者告诉医生的叙事最具有相似性，同时文本最容易深入拆解，很多经典文学作品还有海量权威品鉴的评论性文章可以参阅，这些评论性文章有效降低了理解的难度。

长期大量地阅读，从中挑选出个人兴趣浓厚的文学作品进行细读和反复阅读，是提升个人阅读能力的主要途径。任何经典的文学作品都具有培养想象力和判断力的作用，中外古今的经典文学作品都具备这样的作用，悬疑小说、报告文学等产生的作用不亚于主流文学获奖作品。

阅读的文学作品与个人兴趣直接相关，在从中选取文本细读的过程中，不需要刻意偏向医学相关、生死相关内容，刻意选择反而会造成阅读愉悦感下降，医护人员可以按照自己的兴趣进行挑选。兴趣是坚持长期阅读的动力，而对文本的理解能力，与阅读数量、阅读时间和个人阅历等多种因素相关。因此对阅读保持兴趣，保证阅读的时间非常重要。

叙事医学的细读是一项目的性明确的能力培养，需要保证文学作品的难度，以实现能力的逐步攀升。在阅读中，需要摒弃套路明显的网络爽文，对部分经典作品中艰涩的开篇，复杂的背景叙事要有一定忍耐力，这样才能筛选出适合个人细读的作品，在反复品鉴中提升医学叙事能力。

阅读文学作品是一种个人感情世界的自我发现，必须强调要直面文学作品，以赤裸的心灵来面对文学，来触动作家与读者心灵世界之间的应和。而解读性的文本，只能在读者与文本之间已经有了心心相印的可能性以后，才能够发挥它有益的意义。不应先阅读品鉴类的文字，以免失去了体验作品的敏感度，束缚了理解力[1]。

二、细读的方法

细读与我们平时随意的阅读不同，细读文学作品要关注它的结构、形式、时间和场景等，挖掘这些因素在建立人物之间的关系和表达文本主题方面的作用。

培养叙事能力的细读，需要先通篇阅读作品的所有章节，扩展阅读需要包括故事的历史背景、作家简介和作品的命运等，先建构作品的全景观。在细读之前，沉浸式阅读是不可或缺的过程。文学作品的阅读，最直接、最感性的层次就是直感，就是你直面文本时的那种感觉。如果作品对读者的影响力不能让读者沉浸其中，获得心灵的深度碰撞，获得强烈的情感体验，那身为读者可以重新选择细读的作品，而不需要迁就目前手里正在阅读的作品。短篇、中篇和长篇都适合细读，但不建议仅截取作品的部分章节进行细读。

对作家而言，作品的背后肯定存在一个更加完整、复杂、细节丰富的故事，作品是其中内容的强烈表达，而非完整表达。完整境界和现有作品之间存在差距，这就是所谓的缝隙，缝隙之中隐含着大量的代码。细读的方式之一寻找缝隙，就是去用个人的理解力还原这些代码[2]。

寻找缝隙，与提升医护人员叙事能力是直接相关的，患者向医生叙述的病史与真正发生在他个人身上的事实，存在着差距，医生如果能够正确发掘出隐含的内容，对鉴别诊断有帮助，对理解患者选择治疗方案的合理性也必然有帮助。

再深入分析的话，就是分析原型人物和原型事件，陈思和教授认为这对作家创作来说可能是无意识的，只是文化教育和文化熏陶的结果，它在无形中寄寓于人们的心灵。你心灵有多少东西，它都会无意间表达出来[3]。这种方式的细读就使阅读变得有趣，就是说，我们通过阅读可以看到的东西比这个文本本身所描写的东西要多得多。

分析原型强烈对应叙事医学中的关注和再现这两大要素，医生需要有关注疾病诊断同时关注患者社会背景的能力；需要有再现疾病图景和再现包括疾病在内的人生图景的能力，细读文本的过程，就是在进行强化训练。

阅读的方法不仅限于直感、寻找缝隙和分析原型，经典的细读方法有很多，因为阅读是非常私人的体验，而医护人员的细读不是在做文学批评，而是目的明确地侧重于自身能力的锻炼，因此医护人员的细读不需要过于刻板地遵循某种方式。

三、细读中提升洞察力

医学教材一般具有强烈的科学属性，定义精准、逻辑严谨、分层推进、表述规范。长期在医学教材和科技论文熏陶下的医务人员会受到这些文本的影响，产生另外一些阅读能力的缺失。而人文能力也是行医过程中不可或缺的能力，因此培养文学作品的阅读能力同样重要。

在文学写作中，存在大量的悬念、比喻、隐喻、对比、托物寓意、咏物抒情等手法，文学文本中的内核通常不会直接、单一地展现出来，而需要读者用自己的内心去体察，理解作者蕴含在内的思想和情感。这个阅读的过程实质是在提升读者的洞察力。

文学写作中有第一人称叙事，这种方式让读者亲切直接地看清主人公的内心世界，与日常问诊十分接近。更多的是第三人称叙事，第三人称叙事可以不受空间、时间的限制，也不受生理、心理的限制，直接把文章中的人和事展现在读者面前，能自由灵活地反映社会生活。这种方式又称为上帝视角，在复杂度上更高，像一个广角镜头，把更加复杂的全景摄入镜头内，读者可以更丰富地体验叙事的复杂性，在洞察细节上的难度也就更高。

在叙述手法上，文学作品有顺叙、倒叙、插叙和补叙等手法，作者运用这些手法，主要目的是为了使叙述出来的事件更加条理清楚、脉络分明、重点突出。而读者在细读过程中，细细理解各种事实剪裁、连接的方式，一般能加深理解作者的用心。技术病历的产生顺序是非常单一的顺叙，而患者的状态非常多样，诊断糖尿病患者会有完全不同的症状、体征和发展过程，对药物的反应差异极大，发生并发症的先后也差异极大。在一个特定的时间截面上，病情的叙述就如文学作品，没有插叙和补叙就不完整。在经典文学作品细读中培养的洞察力，可以同样用于对疾病的理解，对患者情感反应的理解，从话语中察觉出一些不同寻常的内容。

四、细读中提升共情能力

共情不止是单一的概念和技能，它被视为社交中的重要能力之一。共情能力需要不断地实践和反思来提升，医务人员个人的社交圈和生活圈有限，在文学作品的广博天地中获取多样的情感体验，是一种可以反复汲取营养，提升共情能力的方式。

文学作品是叙事特定环境、特定时间、特定地点发生的故事，作品中的人物都有着各自不同的经历和背景，对喜爱的文学作品，在沉浸式阅读过程中，读者会产生出多样的情感体验，与角色同悲同喜。而作为读者，即便是情绪反应强烈，通常都能理智地尊重自身和角色之间的各种差异，尊重角色的独特性。在文学作品中尊重差异，可以引申到现实对人情世故的理解上来，这是为何能在细读中培养共情能力的重要原因之一。

阅读是作者向读者的单向输出，对于喜爱的文学作品，读者能够做到完整地读取、全神贯注、深刻理解、避免打断。沉下心来品读文学作品，也是在培养医务人员面对患者复杂叙述过程中，尽可能完整听取并理解的能力。

医务人员需要去接纳很多负性情感，站在患者的角度上去体会对方的负性情感，而经典文学作品的三大主题是生、死、爱，其中角色的负性情感被艺术演绎之后，比普通人的表述更加强烈，也更加容易感染他人的情绪。细读经典的过程，是读者理解同理心的过程，既适度共情，又懂得适度分离；既与角色同喜同悲，又抽离出来作出理性的分析，这是细读为何能够培养医务人员同理心的重要原因之一。

2012年，美国《重新平衡和融合医学教育》文件启动了医学生人文培养目标，致力于提升参与医学规范化培训（简称规培）的医学生"视觉观察、文本细读和批评以及口头推理与平行病历写作等方面的综合能力"。

阅读是一项非常私人的体验，是人生长期的滋养，临床医生对细读，更应注重于阅读习惯的培养，并且长期保持兴趣。因此在2023年11月出版的《中国叙事医学专家共识（2023）》中推荐的意见：探索实现叙事医学实证研究中的细读、平行病历写作、叙事护理实践、巴林特小组活动、艺术干预等干预手段的系统化，还任重而道远[4]。

【关键要点】

1. 细读又称为叙事情景理解力，是一项广泛实用的技能。医生细读的主要目的是在拆解和消化他人作品的过程中，提升自身的叙事能力，从而提升人文素养。

2. 细读的内容以经典文学作品为主要推荐，沉浸式阅读之后进行挑选，再深入分析，以提升医生的洞察力和共情能力。

（殳儆）

第二节　平行病历的立意

平行病历不同于医院标准化病历，它是以一般性语言（而非技术性语言）和第一人称书写的关于医患的叙事。书写平行病历是实践叙事医学、提升医务工作者叙事能力最简单易行的方式，其将文学叙事的主观、医学的客观互相糅合，还原患者对疾病的感受，描述患者的疾病故事，反思医者自己的医学实践。

一、按立意剪裁事实

医务人员对病历的书写都很熟悉。从本质上来说，住院病历是医务人员以时间为顺序对患者住院期间所有医疗活动的记录。病历是日志，与航海日志相仿，可以在事后模拟还原基本事实，以便日后查阅和参考。技术病历以客观存在的阳性体征、辅助检查和化验结果等为论据，医生对疾病的主观判断建立在逻辑推导的基础上，治疗后的反应、病理结果、患者的生存期等反证医生诊疗的正确性。技术病历随疾病进展过程客观记录，患者出院，记录完成。

而平行病历本质上是一个故事。故事是主观的，是生活的比喻，是以某人的视角和想法构建的复杂事实。因此，与病历不同。一般来说，平行病历是医疗活动已经完成之后，参与该过程的医务人员，情感上有所感触，或者反思自身行为，进而把跟疾病相关的诸多复杂事实书写成一个故事。平行病历是感慨和立意在前，故事在后。立意是精神内核，故事是现实载体，在现实载体"组装"的过程中，运用文学手法，有细节，有忽略。文字顺序、情节都以构建故事为目的，甚至可以牺牲部分真实度。

评价病历的好坏，在病历质控单上可以清晰地看出轨迹。主要看是否事无巨细、按照要求结构化地反映疾病的过程；而平行病历非常注重个人思想和观点的表达，可以说立意有多高，平行病历的质量就有多高。

二、对医学技术难度的理解能力在很大程度上影响平行病历的立意

叙事医学本质上是医学而非文学，医学具有很高的技术壁垒，因此，作者对医学理解的深度，经常会影响到其对问题的思考深度。

医学有温度、有复杂度、有技术科学特有的"硬度"。与品行各异的人相处，是医学的特性。与此同时，现代医学既有深入细胞层面的微观，又有扩展到人类种群的宏观层面，医学的复杂度对医生而言，哪怕是学习一生都难以穷尽。技术科学必须遵守既定的规则，而这些规则在动态地形成和消融。叙事医学本质上是在要求表达医学的这些复杂的、多维度的特性。

作者对医学了解得越深，其文字的表达能力越强悍，如此写出的平行病历才可能立意高远，兼具技术和人文特征。而如果作者的技术能力尚在初级阶段，在行医过程中有体会、有领悟、有反思，那也能在写作过程中改善自我，从而达到平行病历写作的部分目的。

写作过程中如果涉入医学的核心技术较浅，如新入职的护士、住院医师等，他们写出的平行病历大多局限在初涉医疗而表现出的惊奇、伤感、同情和猎奇等态度和情绪上，而对医学的复杂性，医疗制度的实用、理性和刚硬的那一面不容易有深刻的理解。

目前多见的是由护士书写的叙事护理病历以及由规培医生书写的带有作业性质的平行病历。由于护理人员对疾病全景的展现较少，偏重于护理过程中局部的感知；而年轻医生对疾病的诊疗涉入过于初级，大多数平行病历的质量不高，但写作的过程本身也达到了实践叙事医学之后提升医护人员叙事能力的目的。这当然满足了书写平行病历最初的初衷，但是对平行病历的要求，仅仅停留在这个层面上是不够的。

由于医学具备很高的技术壁垒，用文字与大众进行有效的沟通才是叙事医学更深、更广的作用，例如《达拉斯买家俱乐部》这本奥斯卡获奖电影，深刻地描绘了艾滋病的鸡尾酒疗法形成之初，艾滋病患者畏惧很快就要到来的死亡，等不及合法的新药上市，甘愿亲身尝试"传说中有效"的疗法，在获得药物的过程中不惜违法的故事。

成熟的药物治疗方案尚未形成之前，会有大量的患者无奈尝试各种效果不明确的"疗法"，有人死于基础病，有人死于药物不良反应。医生会在遵守规则

以及患者的生命选择权之间表现出两难。恰恰是因为现实的煎熬和磋磨，人性的光辉才能在夹缝中体现出来。

这个立意，若不用一个跨越时间的长镜头，是表现不出来的。

三、医学的人文内涵和职业精神是平行病历永恒的主题

平行病历的文字表达，如果作为个人的情感抒发，不进入文字传播渠道，只以医生日记的形式存在的话，是无需顾忌立意和质量的。这种形式的医生日记有它存在的价值，这是一种个人情绪的文字化宣泄，尽情地释放不良情绪以及消解工作和生活中的压力，对维护医护人员心理平衡、减少心理压力有益处。

而所有进入传播渠道的平行病历，主题应紧扣医学内涵，立意和内容都需要以医疗为主体。如果往外继续延展，可以是医患关系在各种复杂社会关系中的凸显，可以是医学职业精神的深入挖掘，可以是医务人员成长过程中的自问和反省等。

平行病历的立意可以是多元的，例如，以介绍某个药物为主题的叙事科普，可以把药物的技术脉络介绍清晰，同时传递"是药三分毒"的普遍性，传递医疗决策必须充分权衡风险和获益这样的内涵。故事的表达非常多元，可以在不同的维度上同时传递上述内涵，并行不悖。

而一个与医学相关的故事，最吸引普通读者的内涵，落脚点一定是在医学人文层面上。

四、失败、挫折、不确定更能准确地体现医疗的本质

医学对个人而言几乎没有"完美结局"，目前以治愈为临床结果的疾病占比本就不高，即使临床治愈，治疗过程中的痛苦、焦虑情绪、费用是客观存在的。所以面对充满挫折的治疗过程以及共同直面不完美的结局，几乎是所有临床病历的特征。

失败、局部的妥协、挫折、僵持、不确定，这些词更贴近医疗的真面目，而不是"技术的奇迹"。平行病历在书写的过程中，表达这些曲折的内容，本身就是作者在文字的镜像中自我整理和塑形，这个过程具有帮助医务人员提升自我的作用。因此，在设立故事的基本精神内涵的时候，需要选择的题材及看到的重心，恐怕不是在医疗过程中一帆风顺的成功和价值感上。即便书写奇迹般的成功案例，这背后隐含的各种可能以及不为人知的努力和纠结也需要充分地

表达出来。

"生、死、爱"是人类文学的三大主题，其在医院这个方寸之地表现得尤为浓缩和集中。平行病历既是疾病主题，也是作者的职业成长主题。平行病历中的两个主角，患方历经疾病的折磨，医方经历自身职业生命的成长。故事必然复杂多样。

五、在医、教、研的广泛题材中，主动发掘内涵精神，达到提升自我的目的

平行病历可以广泛取材于医院医、教、研等各种活动。比如临床带教，初涉临床医疗的医学生对患者的态度和对疾病的认知均处于初级状态，高年资老师对待同样的患者，心态和方式必定会有不同，如何让这些年轻人的内心根植善良、关爱、平等、同情和慎独……这些医生必要的品质，这中间有很多故事可讲。

对于具体的患者，在医生的内心出发点不容、态度不同、重心不同，治疗的失败会给医生带来程度不一的负性情感。临床科研也一样，实验不成功，被退稿，事后发现实验设计不严密导致一年的努力需要推倒重来，所有这些都只有艰苦跋涉其中的攀行者才能够用语言来描述。但是目前很少看到有医生撰写与临床带教、临床科研相关的故事，提示叙事医学的推广和领域拓展的程度还不够。

即便是不用书写临床病历的专业，如检验、药剂、病理等专科，也可以写出出色的平行病历作品来，并从中获益。在医疗架构中，已经达到较高层次的高年资医生也需要不断提升自我。因此，在推广平行病历的过程中，提倡更多的医务人员参与，更广泛地取材和反思。

【关键要点】

1. 平行病历与技术病历的侧重点不同，需要注重个人思想和观点的表达。

2. 作者对医学的理解力和文字的表达力决定了平行病历的质量。

3. 医学的人文内涵和职业精神是平行病历永恒的主题，为了体现医疗本质，平行病历的取材可以广泛涉及医、教、研各个方面。

（殳儆）

第三节　平行病历的主要框架和内容

部分叙事医学的理论研究者给平行病历规定了主要的框架结构[5]。这对初学者熟悉基本概念，尝试初次写作有一定的帮助。但是从本质上来说，平行病历不具备病历同等的记录作用，也不具备科技论文的功能，作为叙事医学落地的工具，平行病历产生的现实作用更多的在于写的过程，即在写作中改变创作者本人。故事可以千变万化，不必具有固定的套路和形式，用框架结构来规定标准化的文本格式，在一定程度上会限制平行病历的发展。

但与此同时，平行病历作为非虚构写作中的一种特殊类型，还是必须具备某些基本要素的。初学者可以抛开所有的限制，尽情书写、抒发感悟，而优秀的平行病历需要具备坚实的技术支撑、值得玩味的细节和令人深思的问题，唯有这样才能成为叙事医学的另一工具——"细读"的文本。

一、平行病历的基本要素

（一）技术病历是平行病历的技术骨架

无论文字的尺幅有多大，平行病历背后都需要有一篇完整而清晰的技术病历。病历需要有始有终，在同专业的医务人员眼中，几乎能在故事中复原医学的证据与结论、诊断与治疗。这是平行病历的非虚构特征。技术病历的完整度可以看作成一个建筑的承重结构，骨骼完整，而且地基稳定，平行病历的基础就结实稳定；生动翔实的细节和转承是这个平行病历的血肉和细胞；医学的人文精神和职业精神是这个平行病历的精神内核和生命力，这三者是一篇优秀平行病历缺一不可的基本元素。

技术病历的完整度和复杂度实际上是作者医学功力的体现。规培医生可以写出常规疾病的案例，资深的从业人员能够写出复杂案例的难度和深度，初入行的护士看到的病历比较局限。案例的医学部分比较简单，未为不可，对故事的生动性来说，未必减分。对于年轻的临床医生来说，接触的多为普通疾病的案例，不需要为了写复杂的故事而去增加医学技术的难度，更不需要为了追求故事精彩而使用疑难案例。但由于技术病历需要具备完整度，即便用文学的方法来简化和虚化，必要的部分不能省略，须有诊断依据、诊断逻辑、诊疗计划以及对未来的预判。

诊断逻辑是指医生对鉴别诊断的种种考虑、治疗方案的多重选择以及对预后的预测等，这些都具备了医学始终存在不确定性的特征以及医学案例的个体化特征。叙事医学尊重个体化特征及个体选择，以深入个体需求为出发点。所以说，循证医学是医学的钢铁骨架，叙事医学是医学的血肉和细胞。

以案例《两全》[6]为例，其中的技术病历可以说是一个很常见的急性心肌梗死案例，一位老年男性患者出现急性胸痛表现，心电图提示急性心肌梗死，须进入胸痛中心，行急诊经皮冠状动脉介入治疗（PCI）。最终，由于及时植入冠状动脉支架，患者转危为安。从技术层面上来说，这是一个非常普通的案例，在平行病历中不难完整地复现。可即便是这样技术层面普通的案例，在精神内核上也可以是充满争议和反思的。

【案例】

两全

我是一个心内科医生。那天是我的"大手术日"。

一般人很难理解"大手术日"的医生：聚集所有的精神来迎接一天在导管室奋战，穿着沉重的铅衣，包裹重重手术衣，集中所有精神，穿刺，置管，进导丝……中间会有失败、再失败、汗湿重衣，最后，我会把预定的目标做完，迎来疲惫中的收工。经常是天都已经黑了，最后守候的患者家属说："辛苦了，医生！"难言复杂的小小快感，会像电流一样，通过我的心脏。

大手术日很累，一个星期中最累最紧张的一天，但这是我生命的一部分，导管室是心内科医生的战场。当天手术患者，会一个接一个等在手术室的门口。他们眼睛里的需要，期待，紧张，让我们科室的医生成就了一个"亘古不变"的习惯：绝对不可能在大手术日那天迟到。

爸爸的胸痛，在手术日的早晨来得特别剧烈。没有做心电图之前，我就猜到结果了。又一次的急性心肌梗死。去往医院的路上，我的内心像被马蹄踏过的泥浆路，一片狼藉。

我不可能为自己的父亲做介入手术，并不是不会……尖锐锋利的针穿下去，那是父亲的血管。皮肉之间神经锋锐的痛觉，他的痛，他的退缩，就像痛在我自己的身上。当痛苦的声音在叫喊，那是多少年早晨送你上学，晚上接你回来的那个熟悉的声音……

我是一个凡人，血肉相连的痛觉，会通过基因，通过无所不能的神经末梢，让我感觉到，即使是一个成熟的心内科医生，我也不可能镇定如常地操作。

能把"大手术日"推后吗？恐怕是难的，忙碌的介入手术室，多少辅助工作的同事，多少患者的等候。在工作量满负荷的医院里，整个手术日的工作就像是不偏不倚"嵌"在那个时间的凹槽里，牵一发而动全身。

我扶着父亲到病房的床上躺下的时候，已经脑补了无数会出现的痛楚、危险、纰漏。心乱如麻的焦虑包裹着我。关心则乱，身为人子的决断，我必需把他交给"医生"。那些往常和我一样，镇定平静完成高难度介入手术的同事。

孙医生做完心电图，没有看我，也没有把图纸递给我。就像我是一个普通患者的家属。"我会搞定，放心。"不容置疑的语气中我已经明白，那的确是又一次心梗，我的父亲需要急诊介入手术。握着父亲的手，感觉一下那种粗糙的血脉相连，我点一点头对孙医生说："交给你了，拜托。"不敢再停留，一个儿子，把父亲的生命，交托给我最信任的人。

孙医生是我的战友，无数次在他身边，配合，协作，讨论，再尝试……毫无疑问，他会做得比我好，他会剔除七上八下慌乱，剔除休戚相关的痛楚，把技术平静地发挥到最好的状态。

没有日常的告知、同意、签字。技术上的了然和感情上的信任，简化成了："拜托"和"放心"。

走进导管室，戴口罩，戴帽子，洗手，调整手术床，调整无影灯……把翻腾的心情，压抑到波澜不惊，在仪式感一样的程序中，恢复我从一个慌乱的儿子，向"医生"走去的脚步。今天，是"大手术日"。多少个患者在手术室门口，等着我说："很顺利！"

很顺利，血管穿刺置管，稳定如常；导管的到位，稳定如常。心脏电生理是我熟悉的专业领域，每一项操作，都充斥着信心。

我生命的另一部分，在这个寂静的空间，倾听着隔壁手术间的声音。介入手术室的隔音配置和环境，不可能听到任何声音从那边传过来。我不知道他们开始了没有，不知道进程，身体的每个基因，都在倾听，在等候。但是，所有的精力、能力、毅力都专注在面前的手术台上，在我视线所及的蓝色无菌单遮盖的患者身上。

发挥如常，顺利做完第一个，手术的间隙，隔壁介入手术室做助手的同事迅速地跑过来对我说："已经在进支架了，顺利！"像所有等候中的儿子一样，我呆立在手术室的感应式移动门前"哦"了一声。理智的手，把无纺布的手套绞了又绞，阻止冲动的脚，去踏感应器的开关。

我是一个儿子，就不应该从那个门进去，站在父亲的手术床前，用情绪去影响正在手术的医生。孙医生的团队正在操作：扩张冠脉，抽出血栓，送入支架……或许会有恶性的心律失常，会需要电击除颤。这个过程需要纹丝不乱的镇定。

我是一个医生，就不应该从那个门进去，带了一身惶惑和无助回来，一个马上要手术的医生，需要纹丝不乱的镇定！

站在那个门前，把无纺布口罩的线，带子，钢丝，拆成蓝色一缕一缕，阻止自己踩下感应器的开关，走进那个手术间。我在过道里的踏脚凳上坐了下来，看了看指针走得非常沉重的钟。助手李医生，放射科的技师，上台护士，几个人的视线都在我身上。

他们不约而同放慢手里的速度。并没有把下一位患者推进来。20分钟，用一个姿势，呆坐在踏脚凳上，感觉自己快要成为化石。

戴着口罩的孙医生跑过来，在门口探了一下头，做了一个OK的手势，"顺利"！他那边结束了，爸爸安全了！我的心重重震荡了一下，从喉头回到了胸腔里。深深吸进一口气回到我自己的位置重新开始：戴口罩，洗手，穿手术衣，戴手套，铺巾……熟极而流的无菌规范，有着仪式化的郑重。提醒我，把所有的情绪都消灭在蓝色的无菌手术衣下，放空一切思绪，像上战场一样……

爸爸安全了。我也必需要完成我自己的工作，那些坐在导管室外面的患者和家属，都在等着我，说："顺利！"镇定如常，一个接一个，直到结束。这是我一生中最沉重的一天，两个角色，重重地同时落在我身上。

"怎么样了，我爸爸好吗？"最后收工，脱手套的时候，我问。"他一切都好，他已经在稳定了。"孙医生从身后重重地握住我的手臂。我没有去脱口罩，眼泪在口罩的掩护下，狂涌出来。我不敢抬起头来，怕人看到，眼泪从口罩里狠狠地流下，蜿蜒在面颊上，苦涩地渗到嘴里。

后来，感谢老天，我的父亲在慢慢好起来了，他会好的。后来，像所有手术后谈话一样，孙医生告诉我父亲在介入手术中的所有过程。我说不出一句感谢。怔忡之间往常最熟悉的一句话溜了出来："辛苦了！"后来，我知道，那个普通的"大手术日"是我职业生涯中最重要的一天。

身为人子，我把所有的托付都全权交给了医生；身为医生，我在任何状况下，都没有辜负人子的所有托付。上天把那种感觉同时带给我。选修课的《医学伦理学》教过我们，医生应该具备"专业精神"，医生的职业道德，应该具备"利他的精神"等。

其实，医学生的时候，我学得并不好，但是站在手术室门前，撕扯着口罩的那一刻，坐在踏脚上等候的20分钟……工作了20年的直觉告诉我：那是我在那个清晨作出的最正确的选择。

（原文刊于2017年《中国医学人文》杂志）

（二）医学人文精神的反思是平行病历的精神内核

平行病历是为了反思而存在的故事，其精神内核是医务人员对职业行为的不断自我提升。平行病历的反思部分不一定是一句话，一个段落，或者一段具体的说明，在形式上可以不具备特别的要求，但是在通读全文的情况下，作者应当展示的是一个善于思索的灵魂在揽镜自照，在医学的职业路途上自我鞭挞和自我提升。

在叙事过程中，有事实、有情绪、有意义，这是平行病历和技术病历不同的表达方式。技术病历的本质是一种客观证据的真实呈现，而平行病历的本质是医生对病历的主观理解和精神升华。

医务人员在与患者接触中所产生的种种情绪反应是有价值的，医生一般不会把自身的情绪写进技术病历中，但在真实事件中，情绪反应很大程度地影响到医生和患者的相处以及医患共同决策的信任基础。因此在平行病历中，医患双方的情绪都需要充分地表达，而作者在描写对方情绪的过程中，实质上更加需要调动共情的能力去观察、体会和假设。所有的叙事都要归结到意义的层面上来，从下笔的那一刻起，就带着医生自己的观点和主观表达。

仍然以《两全》为例，儿子能不能以主治医师的身份为父亲进行急诊 PCI 操作？这是文章内呈现的一个主要冲突。这个主要冲突有技术能力上的，有人情世故上的，最突出是在伦理上。这个医生的角色就是要用自己的行为、语言和内心活动，把这一层层的冲突内涵表达出来，直达靶心。

从另一方面来说，平行病历的反思部分，是对医学的反思，而不是泛化到对人生社会问题及人际关系的反思。它的边界非常明确，越界即是跑题。

（三）针对具体读者的扩增部分

在实际应用层面上来说，平行病历可以用于科普、案例教学及品牌宣传。不同的使用目的催生了平行病历的不同侧重点。

比如说，某叙事科普主要目的是为了介绍某一种药物，就需要对药物适应证、禁忌证、服用方法上作出技术定义和解释。这些技术内容是说明性质文字，如果整个嵌入到故事中去，会令故事走形或者失去连贯性。但是为了科普，详细的说明有其必要性，这些详细的技术说明就可以在故事后面"打补丁"，扩增出科普部分的内容。

同样的扩增可以出现在为了医学临床教学而写的平行病历上，具有教学功能的平行病历，可以视为"题干"，营造出真实而又局限的医疗困境，而真正的教学内容可以千变万化地成为多重选项。

扩增部分不必非有不可，而一个平行病历也可以是复杂的多面体，同一个故事，为了不同的目的也可以有不同的扩增部分，成功的关键在于故事是否丰富而生动。

仍然以《两全》为例，如果需要做胸痛中心急性心肌梗死的科普宣传，在文章后方可以跟几百字的说明，说明冠心病的特征性表现是怎样的，经过及时有效救治能够让患者基本康复。加上这个扩增部分，整个文字就可以成为针对心血管病高发人群的叙事科普。

二、平行病历的内容

（一）从实用场景中找到生动的故事

平行病历的内容可以涉及医学的方方面面，叙事医学是医学人文落地的工具，而平行病历是叙事医学的工具。因此，和医学人文相关的内容都可以成为平行病历的主题，其中叙事科普、医院宣传、临床教学案例、医患关系交流、医务人员个人心理成长、医生或者专科的品牌建设是平行病历的六大实用场景。

唯有在实践中看到平行病历的作用，平行病历的未来才能够具有强劲的生命力。因此，在平行病历的教学上，不能单纯刻板地要求年轻的医务人员去做，而更应该引导其发现平行病历的现实用途。

好的医学故事，天然是一个复杂的多面体，一个好故事，可以用作叙事科普，也可以用作案例教学，同时在撰写过程中还有自我疗愈和自省的功能，如果降低技术难度，文字中没有比较难理解的医学概念，那同时成为医院公众号的对外宣传文章也不奇怪。

对于医疗纠纷案例，尤其是医生自我反省的宝藏，平行病历可以写，而且应该写。医患关系是如何走到解体的路上来的，是客观条件所致，还是人与人之间的误解，或者是医疗环节上的疏漏，医务人员不应该自我欺骗和美化事实。把医疗纠纷案例作为主题，在写作要求上，难度无疑是很大的，因为作者也是利益相关方。因此，对事实的客观陈述和自身情绪反应的控制，是作品能否成功的关键，反之就违反了叙事医学的写作伦理。

平行病历的内容无需刻意限定范围。尤其无需强求技术病历的结局成功与否。医学没有完美的结局，每个病历的结局，实际上是医患共同面对不完美的结局的过程。现实中，痊愈或者死亡，带病生存或者人财两空都可能出现，也都可以成为平行病历的结果。

平行病历曾经有肿瘤、急诊等专科题材库，这仅仅是因为这些专科的诊疗更困难，伦理、法律、家庭关系等冲突更明显，临床医生更容易找到切入点表达，并不代表药剂科、检验科和放射科等其他科室没有创作平行病历的素材。

（二）从叙事医学三大要素中丰富平行病历的内容

叙事医学的关注、再现、归属三大要素，对应着故事结构中的人、事、关系三大要素。这三大要素的千变万化，就是平行病历的内容千变万化的根本原因。

从"关注"这个基本元素来说，患者来自各个阶层，有着不同的社会背景、经济能力、文化层次和宗教信仰，哪怕是同样单纯诊断糖尿病，在临床诊疗过程中每个患者都是有其特征的。有一些专科医护人员认为没有素材可以写，主要的原因是没有看到共性背后的个性。越是如此，越是需要培养叙事能力，加强对病患个体的关注。

平行病历的主角之一是医务人员，医务人员应该是有目标而不拘泥于目标，有原则而不困守于原则，迎难而上，在医学路途上一步一个脚印不断前行的现实主义战士。医务人员有不同的年资、不同的个性，在叙事写作中这些特性的表达会让作品的层次感更丰富。

从"归属"这个基本元素来说，医学不是纯粹的科学，在现实的语境中，医疗决策并没有绝对的对错之分。即使对于同一种疾病，不同家庭也会有不同的选择。而医学的"规律"不是绝对的规律，有概率因素在内，患者的病情也有个体化特征，这都是病历千变万化的原因，也是丰富的故事题材库。

从医患共同体的角度来看，在现实医疗中，有的医患相互信任的程度很高；也有患者只认医院不认医生，只认职称不认人。当然也有非常对立，动辄录音录像的医患关系。医患关系是社会大环境下人际关系的一部分。医疗纠纷是医患关系的彻底解体，解决医疗纠纷是重新缔结关系的过程。这些关系的变化是很好的故事题材，也都可以写出很好的冲突和悬念。

即便是在医疗纠纷案例中，医生也需要秉承着对患者负责的态度完成治疗，在家属不理解地对峙下进行医疗救治。这种矛盾冲突本身是好看的故事，也不违背医学的职业精神。逆境之中更能够看到人性的光辉之处，所以医疗纠纷案例只要书写得当，也可以是很好的平行病历。只是这样的病历，在后续的修改和审稿过程中，需要有更高的要求。

（三）从现实冲突中寻找素材

在医疗流程中，哪里有问题，哪里就有流程改进；而在平行病历中，哪里冲突最激烈，哪里就能承载更多的反思。

医生的猝死问题频频出现在新闻媒体上，中青年医生在日常工作过程中忽然发生猝死，这是个人的原因？还是岗位问题？或者是地域特征？专科特征？事实上，每个个例的原因不同，每个人对此的认知也不同。

这就是一个很好的问题，能够促进群体的反思。对事件的群体反思不应该只停留在遗憾的层面上，医疗群体希望看到有质量、有深度的探究，这是对医护人员这个群体自身健康的探究，也是对医疗职业环境的探究。

住院医师规范化培训的待遇问题曾经是一个热点话题。已经经过长时间培训的青年医生，工作辛苦却难以养家糊口，在迷茫中感觉不到自身的价值，这也是一个很好的素材库。

冲突的话题难写，容易夹杂个人的情绪反应，抱怨、指责、气愤、悲观，以一种受害者倾诉的方式来陈述自己看到的事实。这些事实难免带着偏见、强烈的个人视角以及自我美化的心理特征。但这与叙事医学的反思特征是不违背的，写在纸上的文字，是一个既成的产物。在作者个人成长一段时间之后，回过头来看，不难看出自身的局限性，不难看出当时没有看到的解决问题的方法。这也是平行病历的作用之一，即自我抒发和自我成长。毕竟医务人员撰写平行病历与记者写新闻热点话题是不一样的。记者更在乎流量，而医务人员更在乎医学职业的发展。

《两全》这篇文章的源头，是一个在舆论上引起轩然大波的热点新闻，这个事件在被当做英雄事迹推广的时候，新闻写得欠缺医疗内涵，让读者反应激烈的问题是：父亲急性心肌梗死，儿子却在岗位上治疗其他患者，这是否符合孝道。

在技术层面上公众不理解这个问题，因此写这篇文章就是回应这些不理解。这种找素材的方法，就是在现实冲突中寻找主题。

三、平行病历的写作团队

平行病历的写作是一种个人的创作，而平行病历的发表应该视为团体行为。因为个人很难独自控制平行病历的质量以及把握其背后伦理、法律等原则，尤其是牵涉到患者隐私、医疗纠纷的判定和舆论不良影响等问题，都不是作者个人的单个视角能够把控的。再成熟的作者也需要有其他客观的视角来帮忙修整目标，剔除漏洞。

既然平行病历的创作是真实取材于某医院，有对应的患者及相应的技术案例，医院对平行病历的质量就需要有一定程度的把控和维护，这是目前平行病历的管理中存在较多漏洞的一个环节。在组织层面上缺乏审核和质量控制。

一旦出现不良后果，承担结果的不只是作者本人，可能是对应的患者、患者家属及患者单位，有时候医院甚至需要承担舆论后果。因此，在平行病历创作量大的群体中，需要有资深的审核人，去执行平行病历的三重审核机制。责任和权利是对应的，目前大量的平行病历是医务人员单方面的陈述和表达，因此医方也应该团体承担起审核的义务。

总之，目前平行病历的写作已经在大范围地推广，但是对写作规则的探索还刚起步，基本停留在"写了再说"的层面上。大部分的平行病历在写作层面上十分初级，个人能够获益是基本的出发点，但是建立写作规则，明确写作伦理，是平行病历这种文体必须要走的路径。明确这个内涵，能让文字更好读，同时还应明确平行病历因何种价值而存在。

【关键要点】

1. 平行病历并非是有严格格式的文本，平行病历背后最好有一个完整的技术病历，在此基础上进行医学人文和医学职业精神的反思。

2. 平行病历的取材可以广泛落脚在医、教、研等各个方面，叙事科普、医院宣传、临床教学案例、医患关系交流、医务人员个人心理成长、医生或者专科的品牌建设是平行病历的六大实用场景。

（殳儆）

第四节　平行病历的视角和人物

平行病历作为一种实用的模式化文本，在书写上有一定的规律可循。完整的平行病历，需要把一个病案故事描述清楚，同时还要做到人物清晰，深入反思，完成这样一个基本架构，并能在适当的传播渠道上传播的平行病历，平均字数在 3000 字左右。

在有限的篇幅里要实现人物的多样性和具体化，就需要采用合适的写作方法。与此同时，关注是叙事医学的第一要素，关注的内涵是深入聆听，是感知患者疾病的一部分，同时剖析患者的独特性，因此，能否用文字凸显人物特征也是在考验作者的关注能力。在平行病历中，用文字描述患者丰富的社会特征，是锻炼医生深度聆听能力的一种方法。根据以往的写作经验，本文从以下五个方面说明如何在平行病历中写好人物。

一、故事视角

在平行病历中，大多数医生习惯性以第一人称作为视角，写作技法相对简单，对平行病历来说也是合适的。因为医生在平行病历中处于最适合的观察位置，最容易获得丰富的病案资料，也最容易获得充分的沟通。医生的心理活动、鉴别诊断、医疗决策，可自然而然地、充分地表达，反思也可以直接切入。

但是很多医务人员的视角虽然选择正确，在最初写平行病历的过程中，却只看旁人，而不看自己。就是把自己完全变成一个视角，看到面前的患者、病情的变化、患者的各种犹豫和焦虑，而不去展现医生的弱点、特征、性格、情绪……这是不够的。平行病历的两位主角：医生和患者，缺一不可。与此同时，医生的表达如果过于主观和自我的话，实际也反映了作者本身不够成熟。

医疗过程有很大的不确定性，医生处于复杂的社会环境中，医患关系实际上是复杂社会人际关系中的一种。只有在具体的语境中，医生为了实践医学的"利他"行为，克服内心的各种本能：利己、恐惧、胆怯、倦怠……完成各种复杂的医疗决策，完成治疗任务，这其中的职业精神才能体现出来。因此，在叙事医学的四重关系中，医生和自己的关系是首当其冲需要表达的。

尽管在已出版的《平行病历书写专家共识（2023）》中把平行病历定义为以第一人称书写的医患叙事，但是笔者认为是否第一人称并非重点，作者如果具备高超的文字能力，当然可以用更加复杂的文学技法表达平行病历的核心要义。

以下案例作品《跨年》[7]中的"我"的形象，是一个工作年限7年，刚刚成为父亲的年轻 ICU 医生。这个年龄、工作年限、社会特征，在很大程度上限定了其专业水平和人生格局的边界，也正是由于这种限制，他与患者家属的交流、谈话、评估、情绪，才是真实可触及的，是读者可以产生共鸣的。总的来说，作为主角，他足够具体；以他的视角来看一个事件，必定有局限。

在故事创作中使用"上帝视角"[8]可以更加丰富地表现故事的复杂程度，增加层次感，但是运用多变的视角需要有足够的文字功底，并受过相当的训练。这样平行病历在医学和文学的标度尺上，可能会更加贴近文学创作，更加复杂和绚丽。

【案例】

跨年

　　小年夜，救护车奔驰在高速公路上，天空飘着细小的雪花，一闪一闪，像细小的尘埃无声地在浓黑的冷寂中缓缓坠落，转瞬消失在路面上。远光灯的光束刺破夜幕，直指向远方。

　　车身轻微的颠簸，我立即稳住ECMO的机身，习惯性抬头注视监护仪的屏幕。几道监护图像，在黯淡的车内十分刺目。患者此刻一动不动，被镇静药物镇得很深。所有管路、电线、导联都固定得很好，离心泵轻微的嗡嗡转动着，呼吸机单调地送着气，钢铁的"心"和"肺"维持他仍然活着。

　　"半夜跑在外面，老婆没意见吧？"方宇坐在我的对面，揉揉眼睛，又揉揉太阳穴。他从昨晚的班连到现在，一天一夜，脸容十分疲惫。

　　"小南瓜有外婆帮着带呢，老婆不麻烦的。"提到小南瓜，我的嘴角会不由自主地带着笑，4个月的小家伙可爱得难以置信。咿咿呜呜，搞得家里每天又混乱又热闹，小小的方寸之地弥漫着奶香。

　　我看了一下患者的脸，肖大伟，那个和我同龄的男人，刚刚退伍回来，寸把长的头发，棱角分明的面孔，看上去只是睡着了，仿佛眼睛一动就会醒来。可眼前却是嘴里插着气管插管，鼻子里插着胃管，固定管道用的胶布和绷带缠在脸上。

　　"求求你们，救救他，怎么样都行，多少钱我们都要做，他女儿才4个月大，不能没有爸爸啊！"嚎哭的老婆，断断续续地说着，抹一把眼泪在知情同意书上签字。抖抖索索的字迹扭在一起，在滴落的眼泪中洇开一朵淡蓝色的梅花。她的羽绒衣不算洁净，头发随便地束在脑后，脸容还带着生产后不久的浮肿。

　　心有一刻的颤抖，从那一刻起我对他就比平常的患者多了一分关切。想想看，如果床上躺着的是我，小南瓜母女该怎么办？

　　风暴一样的重症心肌炎，让肖大伟的心脏忽然处于崩溃的边缘，若不是我们及时赶到，在最后一刻运转起ECMO，他此刻已经死了。小县城离我们医院200公里路，急救车一路狂奔。那种操作时的惊险万状，也亏得我们一同来的3个人都是身经百战的老手，才在最后一刻阻止了死神的脚步。

　　疾风暴雨一样麻利的操作，在25℃的空调室里，人人都是一身黏汗，张主任油光满面地说："亏得你们来得快，唉！还要辛苦你们一路转运回去。"这个县城的中医院并没有条件维持 ECMO 的运转，我们得连夜把他转运回到大学附属医院的重症监护室去。他需要在钢铁心肺的扶持下等待若干时日，等待处于极度疲软状态的心脏一点一点地缓过来……

搬运上急救车前，在动手整理所有繁复的管路时，我自言自语地低声说："嗨！挺住，女儿等你回去陪她，这个年不能一起过了，下一个年一定要和她在一起。"他的手并不冷，ECMO 的转动，已经像一颗体外的钢铁心脏，支持血脉流动，支持生命活力，但那一刻的心电监护上，只有抖抖索索的曲线，显示他"生物学"上的心脏已经停止了。

一整年来，我们的监护室折腾过的 ECMO 有 30 多例，好几个和他一样的重症心肌炎患者，靠着这个钢铁机器活了下来，也有几个没有活下来。严重到了这个地步，心脏能不能重新跳动起来，谁也不知道，"老天"会垂怜肖大伟吗？

"这几天的排班有点悬。"身体一个摇晃，方才那一会儿，方宇差一点盹着了，他无可奈何地同我商量。年前休假的一半弟兄们都已经在回家的路上，天色正在慢慢转亮，今天是大年三十。留下来上班的弟兄们，全体连班在工作。通常要等年前休假的一拨弟兄回来，交接工作，才能轮到另一半回去过年。不能停转的重症监护室，年年都是这样轮班。

冬天的重症监护室，集中了全院最重的患者，比往常更忙。"没事，我来看着他。"我知道方宇的意思，淡淡地回答。方宇是我们 ICU 的副主任，我深知他排班的不易，此刻他是我们的排长，要用一半的兵力，抵挡所有压力，他自己也一直身先士卒地在第一线，以一抵二。这个患者的技术难度，恰是需要重兵把守。而在留下来值班的兄弟们中，算我最有经验。

把患者在床上安顿好，我拿着一刀知情同意书，到监护室门口去谈话签字。她坐在门口的长凳上，像一株风中倒伏的树。

"他能活下来，怎么都行。"她迅捷地签字，无助中带着一点孤注一掷的急切。七八岁的大孩子蹲在走廊上自顾自玩耍，老妇人小心翼翼地哄睡怀里厚厚包裹的那个小的。巨大的行李袋搁在长椅上。等候区内，空气浑浊，终年弥漫着一股散之不尽的馊烘烘的气息。

"我们尽人事，听天命。"我望着她的脸，重重地说，方才 20 多分钟的解释，已经竭尽所能详细解释了 ECMO 的风险，解释了后续的治疗。我猜她并没有听进去，也不算太懂，这么繁复的内容，要一颗焦灼、彷徨的心去搞懂，实在是太难了。

7 年的 ICU 生涯，我深深明白，我的职责是把真实状况解释给她听，不管这真实是充满希望的，还是走向绝望的……她茫然地点头，往门内张望，从那个位置看不到肖大伟的那张9床，但是每一次监护室的电动门打开，她都会不自主地往门内张望，一双眼睛在不熟悉的空间里，急切地搜寻着。

"赵医生，患者解柏油样便200毫升。"床边的责任护士正在做血气分析，清脆清晰地对我说。我立刻到床边去，查看胃肠减压。患者现在用着很大剂量的肝素，来防止血液凝固，消化道出血是常见的并发症。上着ECMO的患者，时时会有各种状况出来。

肖大伟的状况从大年三十早晨开始就一直没有消停过，消化道的出血陆陆续续一直有，春节期间，要输到珍贵的血制品，向血库真没少费口舌。除了9床，监护室的春节忙到难以置信，急诊室连收了2个多发伤进来，当班的小卢不停穿梭往返，谈话、操作、开医嘱、处理机器报警……忙碌的一个白天转瞬就到了傍晚。

"还不回来啊！"电话里老婆嗔怪地催促我，咯哒、咯哒，一个小小的声音在听筒里传来，小南瓜又伏在她肩膀上呃逆。

"有个很重的心肌炎，上着ECMO，病房里实在是忙不过来。"我歉疚地说，这是小南瓜来到人世的第一个年三十呢！窗外的雪花在变大，屋顶薄薄地盖了一层白色，不时有零星的鲜艳的烟花划过天空，她又在窗前咬着手指头看烟花了吗？

"好吧，好吧，好吧，小南瓜，我们吃年夜饭了，跟你们家老南瓜再见，让他在医院里倒腾到2050年……"老婆对我的生活状态习以为常，调笑之中，带着无可奈何。听筒里传来响亮的"咯笛"一身，小鬼的呃逆和外婆的撮哄声一起传来。我万分舍不得地盯着挂断的电话看了一会儿。

"胃底黏膜糜烂，多处出血点，有血凝块覆盖，少量新鲜出血，未见新生物。"好不容易挨过年初一，大年初二的早晨，负责做急诊胃镜的医生还是被我从家里叫来了。在ECMO、CRRT机、呼吸机的繁复包绕中，要做个胃镜可不是件容易的事情。好在医院里上班的人，都已经惯了"地球不爆炸，医生不放假"的状态。

和方宇商量着，调整了药物，调整了肝素剂量，肖大伟的出血仍旧没有停下来的迹象，心脏只有不规则的电活动，脆弱的生命完全靠钢铁的机器维护着，随时可能崩盘，每次我到门口去和家属谈话，都是去告诉更坏的消息。

"他会好的，会好的……医生，你们再想想办法，怎么样都行，怎么样我都不会怪你们的。"她竭力控制情绪，语气中全是哀求。被几个妇人安抚着，劝慰着，面孔油腻而灰败。小婴儿呜哇呜哇哭了起来，她拥住婴儿，大的小的哭成一堆。

终于在初二的晚上，整晚都没有血便。整个晚上，每隔一会儿我就从值班室里出来，像梦游一般在9床的窗前荡一圈。看看监护单，看看胃肠减压。3个晚上没有回家，我的睡眠质量很不好，两条腿疲惫酸胀，意识深处却始终有一小撮火苗在燃烧，随时准备跳起来应战。

"好几天都没有回家？赵医生。"

早晨，送多发伤的患者复查完头颅CT，我顺便在监护室门口再和肖大伟的几个亲属交流一下前一晚的病情。从年三十一直驻守到现在，彼此在一次一次的病情谈话中越来越熟悉，她似乎是不经意地问我。

我略点了一下头，没有回应，下意识地与小婴儿打了个招呼。宝宝此时伏在母亲怀里，目光清亮地看着我，津津有味地吮着自己的大拇指。柔嫩的小脸，不知世间的愁苦。

"9床患者瞳孔不等大。"床边护士的呼唤带着不同寻常的急切，我和方宇两个迅速奔到床边，检查患者的情况。静默的肖大伟一动不动，被仪器包绕着，好像和前一刻并无差别，连监护仪的数值似乎都没有变化，但是，种种迹象显示，患者出现了大量的脑内自发性出血。

"准备做CT！"方宇发出指令，我已经开始装备转运呼吸机……心跳重重地撞击着胸腔，消化道出血还可以治疗，脑疝的发生，却是意味着并发症已经把他带到了不能治疗的绝境……全身肝素化的身体绝无可能经受开颅手术。

啊……啊……啊……监护室门外一片绝望的，嘈杂的，响亮的哭声。

我和方宇，彼此没有看对方的脸，他叉着腰站在心电监护的屏幕前，我叉着腰站在CRRT机前，停滞了一刻，彼此无言。我求助般地望一眼方宇。

"我去签自动出院。"方宇的嗓音粗糙中带着生涩。从口袋里掏出水笔来，不自觉地"嗑哒嗑哒嗑哒"急速按几下，像在释放某种情绪。浅蓝色的监护室刷手服，穿得久了，服贴柔软，穿着它，语气就必须那样平稳和光洁。

"带他回去吧，"面前的老妇人倔强地抹一把眼泪，"大伟一直在外面当兵，那张床，结了婚、生了老大、养了老二，就让他最后再回去躺一躺吧！"

声音里带着久经人世沧桑的自持。苍老的手握着水笔，凝视片刻，用扭曲在一起的签名，抖抖索索地为儿子完成最后的手续。她被两个中年妇人一左一右紧紧扶着，哭得惊天动地。

拔除身上所有的管道，嘴巴里、鼻腔里、静脉里、动脉里……缝合止血，清理干净，年轻的身躯归于沉寂，不再有温度。一床家常的被子包裹着他的身体，覆住面孔，平车把他拉出监护室的大门。

一家人带着间断的抽泣声，哽咽不清的呼唤声，簇拥着担架往电梯里走。我站在监护室的门口，心情酸涩地目送平车转过走廊的那个弯。

片刻，抱着婴儿的她忽然折返回来，朝我跑来。她十分费力地从背包里掏出一盒已经压得皱巴巴的光明牛奶，递给我："赵医生，过年都没好好吃过一顿饭吧？拿着这个垫垫肚子。"

我拿起那盒牛奶，酸涩地发不出声音来……恍惚中，所有的语句都卡在喉咙口，泪膜不争气地浮起，眼镜上仿佛起了一层水蒸气，生怕自己不争气地露出不该出现在 ICU 医生脸上的表情。直到他们消失了很久，我手里握着那盒牛奶，疲惫地折回监护室里来。

疲劳至极，那一夜，躺在熟悉的床上，片刻就陷入深睡眠。梦境中，奶奶喜悦地抚着我的脑袋说："我家明明考上医科大学了呢！明明要去当医生了！"十八岁的我，充满期待地在电脑上看着医科大学的网页。整理好行李箱准备去往明亮澄澈的未来……那些远去的记忆哦！静静地在深夜泛起……

"把病历全部整理好，肖大伟家属向医院提出医疗鉴定……"方宇的声音不带半点情绪。却像利剑一样在我身上刺了一道伤口，明明白白地感觉到那种尖锐的痛楚："医疗鉴定？为什么？！"

"家属提出医疗救援偏迟，质疑药物使用的过程有不当，医务科马上来封存病历……"方宇手脚不停地翻阅着这份跨年的病历，把后续送来的化验单，监护单码齐了放进牛皮纸袋里。他刻意抬头认真地看着我的眼睛，眼神中的理性和锋利，属于一个高年资的主任医师，属于一个身经百战，又历经折腾的 ICU 主任。

我默不作声，帮他把血气分析化验单，心电图纸一起收拾进纸袋里。我明白他在说什么：身为一个医生，理性的那部分和感情的那部分，最好远远地分开……

从不失眠的我，在那个深夜，无法入睡。小南瓜嫩嫩的呼吸声，咂嘴声在摇篮里传来。"明明要去当医生了！"奶奶当年喜悦的语声犹在耳边。

我翻身打开手机，开到最暗，看一段枯燥的《沉思录》权当催眠。

"借助理智和正义，专注利用当下，在放松中保持清醒，爱你的技艺，不管是否卑微，身心热忱于它，使自己不成为任何人的暴君，也不成为任何人的奴隶……"

"理智是摆脱了无知后对世界的明辩，镇定是指心甘情愿地服从命运，豁达是指人的理智超越了躯体的愉悦和痛苦，超越了名利、生死。像角斗士一样保卫这些美好的品质，甘愿承受痛苦。充满激情的灵魂将达到幸福的彼岸。人之所以为人，在这天地间应当有这样的骄傲……"那个古罗马的皇帝，跨越千年的时间在劝慰着我。

温热的液体从眼角，流向耳际，倏然无声地渗入枕头。啊！我是一个 33 岁的 ICU 医生了。

（摘自 2021 年人民卫生出版社出版的《亲爱的 ICU 医生》）

二、平行病历的主角

医生是平行病历中的主角，其形象是否鲜明直接影响文本最终的呈现效果。遗憾的是，很多作者并未意识到这一点，在进行平行病历创作时，医生的形象几乎不出现，没有外貌描写，没有语言动作，只是以第一人称的方式讲述患者的疾病故事。

实际上，影响患者对疾病感受的，不仅仅是疾病的严重程度，医生的所思所想、所言所行，时刻都在决定着治疗的方向以及患者对疾病的认知。因此，医生自身就需要有一定的"戏份"，包括在自身特定的职业阶段对患者的认知，如何同患者建立起医患共同体，如何控制自身的情绪，如何运用语言来与患者沟通，对患者的结局作何感想等，这些都是平行病历中的基本要素。

每个医生都有着各自的性格特点和不同的情绪表现，有些病历会习惯性将医生打造成完美形象。事实上，从平行病历的阅读反馈来看，读者是能够接受有个性的医生及其在特定场景下的情绪表现的。医生这个人物越贴近现实生活，就越有亲切感，也会更容易被读者接纳。因此在描写人物的言行时，不要抹去现实生活中随处可见的犹豫、焦虑、后悔、烦躁、痛惜和疲惫等情绪，让主要人物以一种"有缺点""不断更新"的状态存在，让医生的职业成长成为一种进行时态。

三、平行病历中的人物数量

叙事医学中的人际关系主要有医生与患者、医生与自己、医生与同事、医生与社会 4 种。优秀的平行病历需要在人际互动中层层递进地表现不同人物间因疾病引起的摩擦、协同和不适。平行病历中的人物数量一般是 4~6 个，其中必不可少的是主诊医生或护士和患者，可选人物有参与诊治的其他医生或护士、患者的亲友、其他患者、社工、护工、交警和"120"急救车司机等，这些配角是天然的"群众演员"，他们的观点和态度表达代表了社会舆论。

安排过多的角色，不容易写出其特点，繁琐的角色切换更会混淆读者的注意力。因此，即使是长达百万字的文学作品，作者也会严格把控其中的人物数量。在一篇 3000 字左右的平行病历中，更要控制好人物数量，将主要篇幅用于描写医患交互，少着墨于其他角色间的互动，因为多一个人物就多了不止一重交互。

有些作者只描写医生和患者间的交互，叙述的线条和视角都太单一，文本就像用寥寥几笔勾勒的简笔画，缺乏立体感。有些作者会用主观的评述或抒情来表达自己对医生与社会的关系的看法，以此作为文本的背景描写，但是写作平行病历的重要目的是尽可能客观地、多维度地描述人和事，引导读者作出自己的解读，主观的评述和抒情显然不能达到这样的效果。加上配角后，才能用各个人物之间行为、语言的交互赋予故事层次感。

作为创作者，想要写得出层次感，首先要能够感知得到，其次要能够表达出来。这个过程本身是认知的提高，也是文字能力的提高。

四、平行病历中的人物命名

平行病历中的每一个人物都要有名字，尤其是患者，即使是一闪而过的配角也要有名字，这是为了在细节上体现叙事医学的"关注"元素。如果"这个胆囊炎患者"在文本中从头到尾就是"这个胆囊炎患者"，那么读者就会感觉作者眼里的患者只是疾病或者一个病案号，而非一个带有社会特征和性格特征的具体的人，作者对患者的关注度就显而易见的不足。

为避免泄露患者的隐私，一般用化名，再加上一些精简的关于职业、年龄特征的描写，像"林老师""老王""小梅"等就是很好的化名。"林老师"这个名字蕴含中年知识分子的意味，"小梅"这个名字本身就带着年轻女性的特征。

文中的医生也需要有名字或称呼，如"沈医生""罗主任"等。如果相近人物较多，又需要突出其中某个人物的特殊性和重要性，那么使用英文名就是一个小技巧，比如要在众多患者中突出一位年轻的女性患者，就可以叫她"Lisa"。读者一看到中文字列中这个显眼的英文单词，就知道是她。

护士在平行病历中也经常出现，"小兰"是年轻女性常用的名字，作为护士的化名很合适。"马阿姨""袁师傅"等称呼在医院护工中很常见。这些常用的化名会被自然而然地赋予一部分职业特征，再加上寥寥数笔的肖像描写，一个形象鲜明的配角就出场了。

患者家属常被冠以"老王的女儿""老王的妻子""老王的大儿子"等有亲

缘关系的称谓。如果这个称谓在文中只出现 1 次，还可以接受，如果这个人物需要多处出现，就需要起一个容易与患者建立联想的名字，如第一次出现时交代关系用"老王的妻子林奶奶"，后续就用"林奶奶"这个名字。

重要的人物需要取全名，而非一个代号。对同一个人物的称呼保持一致，以免读者混淆。谨慎地为人物命名，除了表示尊重，还可以压缩文本的信息量，如借助谐音、职业特点等方式给角色命名。这对需要控制文字数量的平行病历来说，非常重要。

五、平行病历中"标准人"的概念

在平行病历描写的疾病故事中，患者是需要重点突出的人物，尤其要对其进行浓墨重彩地描绘。

在叙事医学的临床实践中，叙事科普、叙事教学占了很大部分。从医学科普和临床教学的角度而言，作者对读者有讲授、教学的责任，因此需要突破技术壁垒，用叙事的方式让读者理解专业的医学问题。在解释疾病的过程中，就需要引入"标准人"的概念。

借用住院医师规范化培训中"标准化患者"的概念来阐释"标准人"的概念。

叙事科普作品中的"标准人"指这个患者身上带着同类患者最普遍的疾病特征：有着常见的身高，用着正常剂量的药物，做着常规的检查，有着发生比例很高的并发症，有着多数患者都有的心理问题，有着疾病最常见的预后。当然，不同的患者会有不同的社会特征和人格特质，而这正是叙事医学三大要素中的"关注"所要求医生细心体会的部分。

塑造这个"标准人"是为了更好地向读者介绍疾病的普遍特征，让故事携带大量医学信息，加深读者的疾病体验。在特定的环境中，让读者产生疾病体验感，从而体会到疾病对患者的影响，感知医生对病情的判断。

例如，笔者在《重生记》[9]中描写了一位年轻女性患者因室友患上肺结核而被传染的状态。她进行性消瘦、全身有多处病灶，在确诊前的几个月里反复检查、转诊。即使在疾病诊断的过程中有一定的悬念设定，但是这个疾病进程是多数结核患者会经历的，这就符合结核全身传播的"标准人"概念。

让平行病历中的患者角色在疾病状态上具备普适性和具体性，会更容易让读者产生共情，有代入感地理解这一疾病状态，理解医生对疾病的判断，也能在叙事科普中对更多的患者及潜在患者起到教育作用。

六、用诊断学为患者"画"肖像

在平行病历中描写患者形象时，需要毫无违和感地植入诊断学知识，这是肖像描写，也是科普的一部分，也是压缩文字的技巧，能体现出作者医学、文学双重功底。如红斑狼疮患者面部的皮损、服用糖皮质激素后的"满月脸""水牛背"，都可以成为其肖像描写的一部分；慢性肾功能衰竭患者因肾性贫血而面色苍白且有色素沉着，手上动静脉瘘附近有着迂回而纠结的血管；类风湿关节炎患者手指有着"天鹅颈"畸形，可以用局部的细节描写来表现。很多作者都没有意识到，可以用艺术手法去描绘诊断书里的这些知识。

以下是笔者在《血透君》[10]一文中对主角的肖像描写。

> 清早从停车场出来，走在穿过花园的路上，我看见"血透君"正坐在花坛上抽烟，翘着二郎腿，吐着烟雾，看见我过来，略微点一下头。微凉的秋天的早晨，他的衬衫没有扣上，眼屎也没有擦干净，一看就是没来得及洗漱，急着过瘾的老烟鬼。
>
> "早，"我简短而礼貌地问候他。"血透君"姓薛，算是老熟人了。他每周3次在重症监护室楼上的血液透析中心治疗，今天可能来得早了，就坐在花园里等。他的脸色，是那种气色不佳的青灰色，有很多洗不去的脏污和斑点。常年做血液透析的患者，肾性贫血加上色素沉着，几乎都是这样的脸色。

上文就是用"标准人"的方式来描写一位患者，用诊断学知识描写长期血透患者的肾性贫血面容，同时在他的社会特征和人格特质上做具体处理。在很多叙事护理类的平行病历中，作者会用医务人员和患者间的一问一答，类似剧本的表现形式去展现双方的对话。首先，这种剧本样文字的阅读体验不太好。如果在一问一答间穿插关于患者局部细节（如神态、肢体动作等）的描写，文本就会连贯、生动起来，文本质量也会得到明显提升。其次，肢体动作对信息的交流非常重要，有时候甚至起到决定性作用，语言携带着情绪，如果忽略了文字中的情绪，那语言的交流可以说是不完整的。

平行病历中关于人物的描写，除了上述方法外，还可以设置对照，如用一位疾病相同而依从性不同的患者来对照主角的疾病状态，或者用一位专业相同而年龄不同的医生来反映人生历练对医疗决策的作用。这种在医学科研设计中常用的方法，也可以在叙事医学文本中使用。笔者的另一篇文章《医生的年轮》[11] 就采用了设置对照组的方式，用高年资主任医生的医疗决策来与年轻医生做对比，从而表现职业成熟度在医疗行业中的重要性。

医生角色天然有着理性、平静和冷峻的性格特点，这是医生天然的"人设"，深入人心。因此，如果平行病历里的医生在某个时间出现极度热切、伤心和失望等非常态的表现，会有出人意料的效果，这就是作品中所谓的"击碎人设的弧光"。

上述这些处理人物的方式，作者需要多多练习才能掌握要领。当然，平行病历的文字最终能否具备广泛的传播力，文中的角色塑造是否成功，最终取决于作者掌握医学知识和运用文字的熟练度。

（本章节内容刊于《叙事医学》杂志，在发表基础上做了少许修改）

【关键要点】

1. 平行病历建议以第一人称作为视角，但是不反对作者用更高超的写作技法来表达核心要义。

2. 需要控制平行病历中角色的数量，充分展示医生与疾病、医生与自己、医生与同事、医生与社会这四重基本关系。

3. 给每个角色命名、用诊断学为患者作肖像描写、丰富患者的社会学特征都是在平行病历写作中强化医务人员对患者的关注。

4. 为了向读者解释疾病的普遍特性，引入"标准人"概念。让平行病历中的患者角色在疾病状态上具备普适性和具体性。

（殳儆）

第五节　平行病历的"客户端"思维

平行病历是一种实用文体，它是具备实际用途的。在实际应用层面，平行病历主要用于医学临床教学、医学叙事科普、医生个人品牌推广、公众交流、医患沟通、医生个人心理成长六个方面，在不同的应用场景上面对不同的读者，因此，针对读者群体和读者需求的不同，文字的写作方式就需要适当地调整和改变。如果文字只是作为医生个人日记，躺在抽屉里，收在电脑里，作用仅是个人的情感抒发和心理纾解，相关内容进入不了公众的视野；而为了传播而创作的平行病历，在开始写作的时候，就需要具备"客户端思维"。

细读和反思性写作，是叙事医学落地的两大工具，我们希望看到的结果是，写出的文字是值得被细读的，值得被医疗界以外的人群去阅读、传播、理解，哪怕是存在争议的。

从"非虚构类作品"的写作技巧层面来探讨，这类文体要达到比较高的水准，最重要的技巧是与读者平等、共振。这就需要作者不能沉浸于自我的世界，注重单方面自我的表达。医学案例对于普通人来说过于高冷，这是不争的事实。

临床案例教学的对象是医学生或者年轻医护人员；医学科普的对象是特定的疾病人群或者高危人群；医生与公众交流是针对非专业人员以外广大公众；医患沟通是针对患者群体。不同的群体，都有着不同的医学理解力和好奇心，所以写作的思维方法也不一样。唯有为了医生个人成长而写的医生日记较为简单，只求情绪抒发而不必做太多要求。

一、临床案例教学

医学生和年轻医护人员是案例教学的受众，很多临床带教老师喜欢用一个案例作为开场白来进行讲授。这是符合受众心理的教学方式。赫拉利（Yuval Noah Harari）在《今日简史》和《未来简史》中都写了一个很有意思的观点：人类文明的基础是我们这个物种的虚构能力[12]。宗教是故事，民族是故事，商业是故事，公司是故事，有关人类文明的一切，底层都是故事。故事是最符合人类心智的沟通方法。

援引到医学中来，医学本来就由一个个案例组成，案例本来就是患者的故事。带教老师都深有体会，你讲《体液代谢的平衡与紊乱》[13]中离子的转运和平衡，能把勤奋的好学生都讲睡过去，但是如果水电解质平衡的问题是通过紧扣着一个酮症酸中毒的临床案例来进行讲授，且等学生听明白了之后，再次回到案例中去解决一些问题，学生的注意力就立刻不一样了。

医学生喜欢爱讲故事的带教老师，喜欢老师讲解具体病例，通过生动的故事传递的知识常常能让学生在几十年后都清晰地记得。老师的经验是：理论知识借助生动的故事是更能被接受的学习方式。只是讲故事能力无法量化评测，又不被公认，这不可言说的经验，似乎不够体面。这正是叙事医学在医学教育中的地位——从未被公认，却从来都在用。

以下用一个叙事教学的案例作出说明。

【案例】

这个患者真奇怪，氧饱和度低成这样，还啥事没有！

"兄弟，你帮我来做个术前评估。呼吸科已经有人来会诊过了，但是我觉得没有说服我，你再来帮我评估一下。"消化科的沈医生是我同届的同学，已经工作超过15年了，现在是各个专科的主力军，常规会诊，主管医生不会指定谁来看，除非他觉得病情让他一头雾水，其他人会诊也没有解决问题，才会打到"弟兄牌"。

"OK！说一下状况。"我一口答应他，我深知这兄弟内科功力不弱，他觉得纠结的状况，也不会太简单。"77岁的老太太，胆道结石，需要做ERCP手术，但是有明显的低氧血症，从其他医院转诊过来。你帮我评估这个低氧血症能不能做ERCP手术。"

"血氧水平会随着年龄下降，你都还给生理老师啦？！"我笑话他。看血气分析，可是内科医生的基本功夫。

"问题是，我觉得这患者很奇怪，就是奇怪，所以叫你来看，来给我好好看看。"高年资的医生蛮起来，也是很蛮，我在电话那头笑。"感觉奇怪"是一个高年资医生很特别的直觉，那是不能随意放过的。于是我去消化科会诊他的"奇怪"患者。

邱阿姨（化名）坐在床前和女儿聊天，如果不说，我根本看不出她就是那个"低氧血症"的患者。

"我没有什么不好，心脏没有病，没有气管炎，还可以爬楼。"她连续而清楚地回答我。的确不像是一个呼吸功能有大问题的患者。但是氧饱和度夹子夹在她手上的时候，显示的数字是90！一个缺氧到接近危险的数字。

我心里嘀咕了一下，把夹子夹到自己手上试了试，这种氧饱和度夹子有时候会出点小状况。99！我的氧饱和度很好，明显，今天是错怪了这个夹子，它没有出状况。机器的检测结果是可信的。没有气管炎；没有心脏病；没有呼吸困难；没有端坐呼吸；没有紫绀；没有浮肿；没有心脏杂音；没有肝脏肿大；没有不舒服……我问了一遍病史、查了一遍体检，好像什么问题也没有。难怪沈医生要奇怪了。低氧的确是有，氧饱和度夹子显示的数值一直没有超过90。

看我又调整了一下夹子的位置，沈医生摊摊手，"是不是很奇怪？"我点点头，承认他"奇怪"得有道理。呼吸衰竭低氧血症的五大原因分别是：吸入气氧浓度不足、通气障碍、弥散障碍、通气－血流比失调和动静脉系统间分流。

现在，前面 3 种已经被病史、查体排除得差不多了。

"拿储氧面罩来。"我对床边的护士说。单纯的通气–血流比例失调可以被吸入纯氧纠正，而分流不行。我加大了氧流量，同时使用了储氧面罩，使得吸入氧浓度接近 100%。

"我很好，医生你们在试验什么？"邱阿姨戴上面罩，一头雾水。氧饱和度夹子的数值往上窜升了一点，但却没有达到预想中的 100%，而是停在 95% 左右徘徊。"分流？"我看看沈医生，他马上把听诊器送到我眼前。"心脏没有杂音，我已经听过了，超声也做过了，心腔内并没有缺口。"我没有接他的听诊器，刚才已经听得够清楚，的确是没有心脏杂音，况且，超声的结果也明明白白。

举起患者的术前 X 线平片，对着窗外的光线细看，我发现一个阴影，左侧心影遮挡的后方脊柱旁出现一个不起眼的黑色阴影！"OK，可以了。"我对邱阿姨笑一笑，转身离开病房。

"可以了？"沈医生莫名其妙地跟出病房。会诊戛然而止，结束得太快太突然，他看着我问："就这样？""做一个肺血管的增强 CT，下午就知道结果了。"我故意不告诉他结果，顿了一顿，说："没事，她可以做 ERCP，你只管放心做。"

"如你所料，确实是肺部的动静脉分流。"下午，沈医生的电话来了，怅怅的语气，言若有憾，心则喜之。CT 上，在患者左下肺脊柱旁，清楚地看到一大团被造影剂强化显影的组织，仔细分辨脉络，可以看到是左下肺动脉分支与其中一支回到心房肺静脉的直接连通了。"这样的低氧，可以手术对吧？"沈医生同我核实一遍。

"慢性的低氧，不妨碍手术，你只管放心做。"我把上午的话再重复一遍，"手术后需要转给你做治疗吗？"他继续啰嗦。

"不用。"我简单利落地挂了电话，把最新的关于肺动静脉畸形的专题内容转给他，请他自己去了解。他会看的，我们医院的医生已经习惯了这种学习方式。邱阿姨已经 77 岁，耐受慢性低氧状态，这是她生活的一部分，也没有不良后果，一般不需要选择手术治疗，但需要告诉她定期复查 CT 以及有症状及时就诊。自此，"很奇怪"的邱阿姨的诊断告一段落。

我把她非常典型的 CT 图片存在手机里，准备在带教的时候给住院医师们讲述这个故事，我可能是有点职业病了，不过这确实是一个很有意思的教学案例。这不算是一个常见病，在临床思维培训中，当遇见少见疾病、临床信息不足、后续治疗效果不能证实初诊的判断，或者医生经验不足的条件下，一般倾向于采用"逻辑分析与假设推理"的方法来诊断。

回溯到疾病的病理生理学机制进行思考就是其中一种。作为临床教师，通过让住院医师对案例信息进行分解，还原诊断与鉴别诊断思路的过程，有助于他们学习与养成规范的临床思维。

我最后弄清了患者诊断，这中间的经验可以传递给住院医师。也得感谢我的那位"兄弟"沈医生，值得表扬的是他保持"很奇怪"的直觉与非要搞清楚不可的执着劲。

对常规不能解释的医学现象保持警觉，并知道如何调动资源、寻求帮助也是成熟医生的一项能力。往大了说：这是现代医学的科学精神展现。

引用这个对缺氧原因进行临床论证的案例，有娴熟带教能力的医生就可以非常容易地设计教案了，例如，缺氧的鉴别诊断以及肺动静脉分流的知识强化（包括影像特征）都是很好的切入点。这个案例不是常见病，对年轻医生的吸引力来自于用正在学习的理论方法解决诊断上的悬念，认识一个少见疾病的病理生理表现，建立起和故事中带教老师一样的临床"经验"。

故事中的对话场景建立在两个高年资医生之间，医学信息的展现就像一个完形填空，在诊断行为上详细地展开，唯恐读者分辨不清患者的主诉、查体和辅助检查。而在诊断思路上，作出适度的隐含，这部分就是希望让学生用自己的逻辑去填补或者延伸。在结论部分顺利得出正确诊断，并在推理过程中完成自我学习，这是第一层次的教学案例。

在这个层次中，需要学生填补或者引申的内容应处在他们刚有认知但又是较为生疏的部分。作者必须清楚地知道，缺氧这个问题在学生视角下的认知过程：由简单到复杂，由病史查体可以排除的简单问题，深入到需要诊断试验来证实或者证伪的少见疾病。

全文最后一个段落，和常规的教学案例不一样，这是叙事医学的优势项，就是在具体情境中说明医学的职业精神。好奇、直觉、感觉、纠结……可以用很多形容词来描写消化科许医生对诊断的执着，这种探究精神经常会帮临床医生挽回很多做错的决策，也经常会在时间轴中让医生豁然开朗。身为一个带教老师，也是在向学生展示临床医生应该具备的职业精神，这是第二个层次的教学。因此，点题的结论是："这是现代医学的科学精神展现。"教学不应停留在"术"的层面，而应在医"道"上有更深层次的领悟。这部分的"客户端"思维体现在两位高年资医生的心有灵犀和相互切磋上，对于医道的"共振"促进教学相长。也是需要作者引导学生在医学宏观视角下去认识，这一步步往上走的路径是如何探索的。

用一个故事把几个相关的知识点整合，像集成电路一样整体输送给学生，无疑是一次成功的讲授。叙事医学在教学案例使用方法上的一个观点：在书写教学案例时，需要注重局部知识点的放大和细化。为了技术讲解部分能充分展开，与此相关的细节都要细致入微地展现出来，并且尽可能把场景写得具体些。可以适当忽略故事的平衡度、生动性，以免模糊了主题。

给学生看的叙事部分需要具备一些"冗余"信息，让干扰现场判断的内容更多一些，免得一看就是套路。作为带教老师，需要善用学生的能力和视角来构架最初的信息，医学生是一个诊断思维、基础知识和观察能力都刚刚入行的新手。不能直白地用文字透露给他，而要用文字构建一个复杂多维的迷宫，让他用自己的能力找到线索，找到通往迷宫之外的途径。PPT上呈现的理论部分，远不及用自己的临床思维追寻探案有意思，探索可以充分激发学生的兴趣。

从学生的视角来看，撰写叙事医学作品，更有助于医学人文精神的培育和成长，在案例的叙述中，必然要有对患者的深度关注，才能达到这样的直觉。患者的衣着和行为特征以及家属的行为特征……学生容易忽略很多细节。事后自己执笔来写，这些可能成为诊断证据的细微线索会在脑海中得到强化，这是经验的强化。自己写，比阅读，比听讲得到的强化效果更好。作品是否出色，是次要的，作者的职业成长是写作的主要目的。医学生未来也可能会成为带教老师，在职业生涯最初阶段就培养其书写平行病历的能力对未来的医学教学必有裨益。对医学生而言，叙事医学作品的书写，完成比完美更重要。

多年之后，"带教能力"本身也会成为教学的内容之一，来教给新的带教老师。教学能力的培养比培训医学生更难。但好在有些老师天生就对做老师有心得，这些带教老师大多数都是对语言表达甚有天赋的故事大王。带教能力的培养也可以用书写平行病历的方式来做基础场景的建设，甚至可以用同一个平行病历来做两种用途，带教医学生，也带教临床老师。

二、叙事医学用于科普

作为医生，科普能力是一项必备的职业技能，在极短的时间内用有限的几句话向文化程度不同的家属说明一项操作的必要性及其可能存在的风险和费用支出，要求家属签字。这是医生每天在临床工作中都需要做的"日常科普"。如胸腔闭式引流，向初中文化层次的中老年人告知，会是这个样子："穿一个粗的管子到胸膜腔里，把不应该在里面的水和气体通过一个装置放出来。"家属很有可能会提问："胸膜腔是什么意思？"作为医生，不可能时时刻刻拿着解剖图指给别人看，也没有必要说得非常专业精准。医生比较形象的解释会像这样："胸膜腔就像汽车轮胎内胎和外胎之间的缝隙，正常情况下应该紧紧贴合在一起，现在做这个操作就是让内胎和外胎重新贴合起来。"这些是日常的科普能力，医生面对的家属林林总总，职业、文化层次和人生经历各不相同，有效告知、让人理解是非常个体化的要求，知易行难。

从某种程度上来说，叙事是最好的科普。成年人的学习和理解，都是跟着需求来的，当没有面对具体的情景和具体的问题，很难从头至尾向一个人说明白与他现在根本无关的"高血压的药物治疗"；很难让一个理发师有耐心地听完关于"胸腔闭式引流"的专业解释；很难让不识字的农村老太太听懂抗凝治疗的风险。但问题是，他们都有可能会成为患者。对于这种几乎不能完成的任务，叙事成了可以走通的路。

如果与这位气胸的患者同病房，有一位罹患相同疾病的病友且他眼下正在接受胸腔闭式引流治疗；如果这位房颤的老太太有其他的老姐妹也患有一样的疾病，那他们相互聊聊各自病情，相互聊聊感受，会比医生单方面输出知识要容易理解得多。但是如果没有，作为医生，用既往某个病例来阐述你的观点，输出你的看法，也比通过白纸黑字告知要容易理解得多。

更加困难的科普，是与家属讨论患者的死亡问题。中国传统的文化风俗很避讳谈死亡。很多时候，在 ICU 门口，患者的家属才开始正式地、很严肃地考虑该如何面对这个必然会到来的时刻。这个内容，《叙事医学》教材[5]的第九章做了很详细的讨论。叙事医学是一种很好的科普手段，能最大限度地把疾病的特殊时刻"情景化""情节化"，让来自社会各个阶层的人群，在具体的故事里找到各自独特的感受。"生、死、爱"是文学永恒的三大热门主题，关于死亡的叙事，有小到日常医生执行知情告知谈话状态下的"借他人的故事说事"；有关于临终关怀、安宁疗护的科普叙事；也可以发展为长篇小说，真正的严肃文学。

"借他人的故事说事"是医生经常用的一种解释手法，在与患者家属交流死亡问题的过程中，家属一般因为社会风俗，有很多语言上的忌讳。所以医生有时候会这样对老张的家属说："上个星期去的老李，他们家后来就没有再接受连续性血液净化治疗，按照老李自己的意愿签字回家去了，前几天老李的儿子来办结账手续，觉得让老人安安静静地去，少吃点苦，挺安心的。"在这个例子中，其实医生的面前是"老张"的家属，说的却是"老李"，这完全是为了让家属不会感觉到生硬和晦气。也许现实中并没有"老李"，但这个选择是很多家庭对最后有创操作的态度之一，属于较为理智的选择之一，用这种方式说出来，更容易被接纳和仿效，事后患者家属也更容易释怀。

这样的平行病历，有时候甚至文字本身的观点是否正确并不重要，伦理选择很难有黑白分明的正确和不正确。在互联网上，可以看到文后的回应，这些回应说明作者的观点打动了部分读者，引起了共鸣、争议以及内心的情感反应，这种反馈可以视为有效的观点传递。

医生需要有共情能力，需要体谅患者家属抵触医生当面告知患者其绝症的诊断。但家属和医生的刻意回避、隐瞒，会让患者对医疗手段产生不信任，不合作。医生与家属应有一定程度的合作。作者与患者、与读者之间都要有共情，作者必须分辨两者的不同，层次分明、逻辑清楚、浅显易懂地把观点嵌入陈述过程中。通过这样的方式才容易把医疗中不易解释的道理通过故事情节送达读者的理解层面。叙事医学的作用就是用故事的悬念吸引读者的注意力，让医生有机会解释，让读者有耐心接受这些解释，有时间思考内心的问题。

医学科普想要借助互联网时代的传播优势，就必须适应速食文化的限制，用叙事的方式第一时间吸引手机用户的注意力，降低阅读的门槛。叙事科普面对的读者群是敞开的，这是故事携带的天然流量，一般的科普文章不具备这样的特性。未来，叙事科普会成为医学科普的新形态。这就要求医生细致体察患者群体的需求和心理，把故事写生动，把技术问题经纬般穿插到故事的细节中。

三、医生与公众的交流

医学有很高的技术壁垒。学习是一个爬坡的过程，在信息极其丰富的现代社会，公众的眼里"娱乐至上"。因此，针对公众的平行病历必须有吸引眼球的亮点，有悬念，有丰富而细致的细节。唯有如此，才能潜移默化地让读者体会到作者想要表达的观点。

医学案例因其中的曲折对公众有一定的吸引力，医疗剧的热播在一定程度上说明了这个问题。医疗决策在技术层面必须掺杂对概率的考虑，对个体化因素的判断，复杂的决策方式对公众来说有时候显得过于高冷。

再复杂的平行病历也有固定的套路：患者出现了什么问题？医生如何看待这个问题？双方如何达成共识？如何共同面对医疗的结果？几乎每一个面向公众的平行病历都需要有这几个关键步骤。公众会习惯性地把自己放在患者和未来可能成为患者的角色上，这几个基本问题，也就紧贴了叙事写作中的起、承、转、合。作为医生，不应沉醉于自己单方面的解释，而应该拿出这几个基本问题，反复问问自己，在一个普通读者眼里，这些问题解释清楚了没有。

站在医疗决策的角度上来说，医生内心的判断是如何建立的，这其中的最优解是怎么样的，退而求其次应该如何考虑，最差的结果是什么。这是公众非常好奇的点，用浓墨重彩的语言、行为、内心活动来把这些复杂的医学决策逐步推进，通过建立具体的场景，让所有的观点都有具体的落脚点，就成了写作技巧中需要去思考的问题。

叙事写作本就需要作者去考虑如何排序，如何切换场景，以案例《我的患者"发热待查"》[14]为例，患者经历了3次住院，其中有无数的检查，而故事是从第二次入院开始的，用在文字处理上，弱化了前期最最繁难的鉴别诊断，列出了几个可能性较大的选项。第二、三次住院都是去证实或者是证伪。这个切入的时间点，叙事者是经过思考的。作为病史陈述的话，当然不会是天然如此。

【案例】

我的患者"发热待查"

身为一个感染科医生，为患者解开"发热待查"这个难题，是我终身的使命。

老洪第二次住进感染科的时候，是从急诊科进来的，状态很糟糕，算来离上一次的发热住院距离不过是3个月的时间。真是蹊跷，身板蛮硬朗的老洪70岁出头，半年前还能脚步轻快地爬上佘山，3个月间发生了两次重症肺炎，CT片上云雾样的广泛渗出，这一次比上一次更加厉害。

这样的重症肺炎，留给医生治疗的时机并不多，如果一上来抑制病原体的方案没有用对，一两天时间，患者就会进入抢救状态，需要气管插管，用机器来辅助呼吸功能；如果仍然没有控制住，有一部分患者就再也回不来了。

商量了片刻后，我们给出的治疗方案包括细菌、真菌、病毒的广覆盖，待我在电脑上仔细翻阅了上一次住院的检查之后，连甲基强的松龙80毫克bid带丙种球蛋白都一起用上了。我们感染科医生心里都太清楚了：眼下的治疗方案——看似一个攻守兼备的阵型，可以面对千千万万种致病微生物，但其实还真没有那么强大。

查房前，主管床位的黄医生对我说："胡老师，老洪的痰基因测序的结果刚出来，真菌、疱疹病毒、肺孢子虫……"他把检验报告送到我眼前，带着一个很不明显的表情，心知肚明地看我一眼。机器是很死板的，一五一十把认出来的病原体读给你；而医生需要解读患者发生了什么。我向黄医生微微颔首，这结果"不太好"。什么病原体都能乘虚而入，说明老洪的抵抗力有很大问题。

我到病房的时候，老洪正用储氧面罩吸着氧气，胸廓像刚刚跑完步般快速地起伏着，身子斜靠在床上。看到我来，很有礼貌地坐直了，向我欠一欠身。老洪的儿子一边给他额头敷上冷毛巾，一边跟我打招呼："胡教授，这次的检查结果怎么样？是不是抵抗力特别差？这两个月，我们一直在家休养，别说出门，亲戚朋友都不大见的，不知道为什么还是传染上了肺炎？"

"昨天留的痰标本，化验结果应该很快会出来。"我端详了一下老洪的面色，又看了一下监护仪上氧饱和度的参数，不疾不缓地说。如果一上来就在老洪面前直接解释这个"不太好"结果，似乎对他的心态不利，所以我按兵不动，安慰式地拍拍老洪的肩膀，示意他深呼吸，用听诊器上上下下仔细听一下他的肺部，并没有很明显的啰音。

3个月前，住院详细的检查已经包括 PET–CT、淋巴结活检、骨髓活检、和全套的免疫系统检查。如果用两次检查获得的所有的证据来推导结论的话，老洪很有可能是恶性淋巴瘤。只是淋巴瘤的证据最隐匿，没有直接证据，很难定论，也不能凭着推测就给肿瘤化疗。老洪的诊断到现在为止，还是模棱两可的"发热待查"。

现在让他气急难受的重症肺炎很可能是在淋巴瘤打击下，免疫力下降后，感染了这些条件致病菌。本来杀伤力不强的微生物对着自身保护能力不强的患者，常常出现此消彼长的特征，显得非常致命。

"安心、安心，问题我们来找，你好好做雾化吸入。"我对老洪说。护士刚跟我告状，说老洪对雾化面罩特别有意见，嫌闷、嫌碍事，不愿意用。也是，一辈子不生病的人，对着无休无止的抽血、吸氧、注射、抽骨髓……内心的厌恶和畏惧会很孩子气地流露出来。

"好，你说要用，我就用。"70岁出头的人，像个小学生对着班主任老师，言听计从的样子，让他儿子都讪笑了起来。

比起上次住院来，这次老洪的体温退得还算顺利，CT上的大片炎症在3个星期内逐渐消散。隐匿的恶性肿瘤这一回事还是没有找到确切的证据——但这对患者来说，总是一个好消息。

"这次我们不说再见，只说拜拜。"快出院的老洪看见我很高兴，郑重地握一握我的手。满是茧节的大手温暖而有力。他出院那天，我在看门诊，老洪看我正在全神贯注应对一个接一个的"发热待查"，在门口露了个头，笑一笑，招了招手。我知道他是特意来和我告别的。他请病房的护士把一小袋土鸡蛋放在我办公室里，这是"他自己养的鸡生的、特别好的土鸡蛋"。

我知道老洪的儿子做着不小的生意，经济条件很好，土鸡蛋不算什么。但不知怎地，我也觉得这鸡蛋特别好。橘红色的壳有着柔和的光泽，一个一个乖巧友好地聚在一起。

出院后的患者就像汇入茫茫人海中的一个水滴，好在老洪是个配合度很好的患者，我知道他会按照出院时候的要求，慢慢减少口服激素的剂量，会在离家最近的医院复查血常规和CT。不知为什么，老洪在诊室门口露个头，轻松地笑一笑的样子，深深留在我的印象里。

老洪的难题在几个月之后，终于有了明确的答案，血液科的唐医生在门诊遇到我，对我说起老洪的情况。唐医生是一个星期前老洪从感染科转到血液科后的主治医生："胡教授，老洪留下话，让我告诉您，谢谢您一年来的帮助。"

"家里人昨晚把他接回去了，按照他自己的意愿，最后要走在自己家里。化疗的过程很不顺利，心衰、血压下降……走的时候，人已经不知道了。"语气十分平静，带着淡淡的遗憾。如同平静水面下的一股暗流。

啊！老洪走完了一年坎坷痛苦的求医之路，永远地归于平静了。我有一阵黯然神伤，不管我们有多么努力，诊疗技术有多么先进，药物有多少选择，疾病的顽固狡猾和善于伪装，始终会让医生充满无力感。这种感觉就像在子弹纷飞的战场上，我们使尽浑身解数，最终救不了自己的战友。我再也抓不住那双温暖有力，满是茧节的大手。

半个月前，老洪第三次到我的门诊来办住院的时候，抓着我的手说："胡医生，我现在相信，肯定得了很麻烦的毛病，你查到了一定要明明白白告诉我，不要让我做个糊涂人。"他砰砰拍了拍胸脯说："我是很坚强的，你不要瞒着我。"

他第三次住院了，再次高热。他忽然消瘦了很多很多，日常穿的衣服骤然变大了，套在身上显得空落落的。脸上通红，额头敷着冷毛巾。这一次肺部的症状不重，并没有明显咳嗽和气急。经过年初和3月份两次住院的折腾，高度怀疑但无法确诊的血液系统恶性疾病，更加无可回避地摆到了眼前，他似乎也做好了身心的准备，等待着这个坏消息。

"爸，你不要乱猜，抵抗力不好，胡教授上次就说了。"儿子皱着眉头劝慰道。老洪的儿子颇有实力，老洪手边的保温杯里，冬虫夏草、朝鲜红参之类的高档补品就没有断过。

"好。"我抓住他的手，明明白白地回答他。"但是现在，我们也还不能明确，需要再做一次PET-CT，也可能需要再做一次淋巴结活检。"我放缓了预期对他说。长时间诊断不明的病例医生也有很大压力，但这压力必须由我来独自化解，我知道患者需要安心和耐心。

初步的血液检查提供了一些线索，但发热患者的筛查就难在这里，几百组数据，都是略有异常，但是没有突出的特征性改变，可以解读出各种模棱两可的结论。这样的诊断结果始终不令人满意。确切的治疗需要板上钉钉的病理诊断。

"好，我听你的，你说要怎么查，就怎么查。"老洪的明理和信任，让繁琐的疾病筛查少了一重顾虑。第二天，做增强 CT 和 PET–CT 的时候，体温高到39.4 度。这是一年中，老洪的第六次 CT 和第二次 PET–CT 了。

"肝脏新增多发病变，小肠壁增厚、多处淋巴结肿大，考虑淋巴瘤累及。"PET–CT 的诊断报告又向最终的真相前进了一步。这不是一个好消息。在这漫长的发热的一年间，每次住院，老洪都听从我的建议，做淋巴结活检和骨髓穿刺，每次没有明确的结论。找到证据太难了，全身此起彼伏的淋巴结肿大，一会儿是纵膈内、下一次是腹主动脉旁、总不能开胸开腹来抓取这些肿大的淋巴结做病理检查吧。

每一次看到不能证实的活检报告，我都觉得有点对不住老洪的感觉。很痛，骨髓活检的那种酸痛，局部麻醉下手术摘取淋巴结的那种痛，老洪很能忍耐："就是没完没了的发热，太烦人了，也拖累子女。"中国的老年人时时刻刻惦记着孩子的生活，老洪也不例外，只有必须有创检查的时候，才叫儿子陪着签字。日常治疗的时候，只让"你去忙好了。"

"肝脏位置取不到，胸腔和腹腔也是，只有小肠位置上，可以用小肠镜来取到那个病变部位，你愿意再试试吗？"我郑重地问老洪。老洪的儿子在病床边，为他添上保温杯里的热茶，换一换敷着额部的冷毛巾。沉默不做声地听着我们的对话，脸色沉郁。

这个简单的问题，是感染科、血液科、消化科、内镜室、放射科多个学科讨论后，反复看片得出的结论。我们汇集了医院里最厉害的专科判断能力，最精准的操作高手，一起解这个难题。

小肠镜，它不是普通的肠镜，成人的小肠长达 5 米以上，术中要用双气囊将小肠一节一节套起来，使得已经很长的内镜，缓缓深入达到这个病变部位。

要在那样深入的肠道内成功取得组织，不遗留穿孔和出血，这个操作本身不是一般综合医院的消化科、内镜室可以做到的技术，在上海这样的国际性都市，也是屈指可数。老洪的儿子听我解释了这个操作的复杂性，一阵犹豫的面容，沉默地转头看向父亲。

"是！我愿意做，我要知道是什么病！"老洪不自觉地按一按自己的肚子。前一阵，在广谱抗菌药物使用频繁的那个阶段，他一直有腹胀，这是广谱抗菌药物的一个常见副作用。每顿只能吃下小半碗白粥。

8月23日，老洪去做了小肠镜。"这次我们会知道了，真的，我相信。"他不像去做检查，而像是准备要上战场。

"胡老师，那个患者空回肠交界处有环周的黏膜病变，已经取到病理样本。"黄医生告诉我："病理报告是淋巴瘤。"我们一直关注的那个结果终于有了：NK/T细胞淋巴瘤，EBER（+）。

我叹息一声。千方百计地筛查，迫切地想知道这个结果，此刻困难谜题已经揭晓，我却没有感觉有半分欢欣鼓舞。

老洪于我而言，已经不只是一个"难题"，我为他的疾病和预后而叹息。转科之前，我来不及到病房看他，办公室的角落里，依然有一小袋他叮嘱儿子一定要给我的"特别好的土鸡蛋"。

接下去，老洪转往血液科做DA-EPOCH方案的化疗，在病理结果明确之后，这成为一个目标明确的、目的清晰的治疗方案。这是我们千方百计去解"发热待查"这个难题最想得到的结果：清晰的疾病诊断，能够得到清晰的治疗方案。

唉！我深深地叹息一声。这3年多来，我们感染病科经过艰辛的诊断过程，确诊的"发热待查"患者中，淋巴瘤已经达100例了，很多患者治疗效果不错。能够缓解的淋巴瘤，患者有很长的生存时间和不错的生存质量。

但是疾病本身，有太多太多的不确定因素。清晰的治疗方案，也不一定能够得到我们想要的效果，老洪的这个病理分型，在淋巴瘤家族中预后最凶险。这让医生也一样充满无力感。

想起老洪，就觉得我们像队友一样，一起去完成一项困难的任务，即使最终失败，我们仍然相互信任和支持。我往窗外凝视片刻，鳞次栉比的都市、川流不息的人群，这是魔都上海的傍晚，夕阳从医院大门外斜射下来，把中山医院几个字长长地投射在门前的草坪上。平静片刻，继续把视线回到电脑前查看各种繁复的数据和趋势。

解决"发热待查"的能力，也代表了一家综合性大医院的临床实力，这是我身为一个感染科医生的终身挑战，也是我对这家百年名院的责任。

（原文刊于《中国医学人文》杂志2019年第2期）

正因为原始的技术病历是一个诊断困难的病历，在文字和情节处理的过程中，才需要借助文中的对白，先说一部分结论性的内容，先解释后续需要证实和证伪的方向。

四、小结

有很多平行病历不是写给特定人群看的，有些本身具有特定目的，在这个流量为王的时代，文字既然写成了，也传播开来了，当然读者是越多越好。面对复杂的读者群体，突破医学的技术壁垒，用大众都能理解的方式来写作，那是最能达到一文多用的效果。

一篇平行病历，例如上文《我的患者"发热待查"》，可以作为医学临床教案的"题干"，可以作为淋巴瘤诊断的叙事科普，也可以作为感染科品牌推广的文章。文字难度越低，就越能够承担复杂的职能。

（本章节内容刊于《叙事医学》杂志，在原文基础上做了少许修改）

【关键要点】

1. 平行病历是一种实用文体，在不同的应用场景上，应该针对特定读者需求，对文字做适当的调整。

2. 平行病历用于临床案例教学，应具备适当的学术难度，考虑学生的接受能力，激发学习兴趣。

3. 平行病历用于科普，应尽力降低技术难度，用情节解释读者的各种具体需求。

4. 针对大众读者的平行病历对文字的要求很高，需要作者进行专业训练。

（殳儆）

第六节　降低平行病历中的技术壁垒

叙事医学具有两道天然的壁垒，一道是医学本身的技术壁垒，另一道是写作技巧的文字壁垒。叙事医学写得好的作者，大多是文字表达能力较强的医务人员，这类作者既对临床案例有技术层面的深刻理解，又能够将案例放置在具体的情景中，用文字清晰地描述出前因后果，并且逻辑上层层推进，直至最后的反思和感慨。只有同时越过上述两道壁垒，叙事医学的文字才有可能达到值得传播的标准。即使是突破了医学的技术壁垒和写作技巧的文字壁垒，要写出深刻、复杂、多面的叙事性文字来，仍然需要思考和提升。这对于专业从事新闻写作的记者而言尚且需要专门学习以及在不断的思考中精进，更何况是未经文学写作培训的医务人员。

叙事医学文章的读者群体十分广泛，有医生、患者和对医学认知程度不高的普通读者，一篇具备广泛传播特质的叙事医学文章，必须让广大普通读者能够看懂，不觉深奥，不会产生一头雾水的生涩感觉。这就需要作者在文章中不动声色地科普，非常巧妙地解释技术难点，在文章整体的构架下尽量控制医学的技术壁垒，换句话说就是，为了阅读的快感，须采用文学的方法来化解医学本身的技术难度。与此同时，还需要贯穿着作者对意义的深刻理解，这是学起来难，精准更难的事情。

一、简化和裁剪技术病历

（一）处理具体临床证据

医学对于普通公众来说，最云山雾罩的最初感觉，是大量的检验报告、影像资料和数据结果。这对缺乏医学背景的普通读者来说，专业名词的概念和认知都不甚清晰。即使手里拿着自己的化验单，也不能判断上面的数值是否正常。因此解释诊断依据的内涵和价值，成为作者写作的一个难点。

如果完全绕行病史、体格检查、检验报告和影像资料等医学证据，不在叙事医学平行病历中体现出来，只出现医生对证据的判断，会让平行病历显得过于单薄和失真，简单粗暴地以医生的视角和眼光来评价"正常""无殊"，事实上是绕过了医疗行为最初对基本证据的采集和研判过程。感染科医生都懂得，对一个患者炎症的判断，各种炎症指标的动态变化的意义经常会高于一个单独的检验结果。呼吸科医生都懂得，低剂量 CT 检查报告上的"毛玻璃"样结节，有一部分在薄层 CT 上就可以排除肺癌的可能性。

医生"懂得"不等于读者理解，所以在平行病历中，这部分内容是需要展示的，而展示的能力，在一定程度上反映出了医务人员的医疗水准和能力。

事无巨细地描述体检的阳性体征，肯定没有必要，也会影响到故事的可读性，没有多少读者会为了一个刚开头的故事而阅读一堆检查报告。因此，必须使用语言技巧来裁剪和简化部分事实。例如，用诊断学的方法来写人物肖像就是其中一种方法，把类似"满月脸""天鹅颈畸形"等具有典型疾病诊断意义的症状体征，插入故事中对患者外貌的描写，就可以简化对疾病典型查体结果的描述。

而对于脑出血等 CT 影像较为直观的影像学资料，直接使用图片表达的影响也不大，因为出血灶大小在视觉上是非常直观的，普通人虽然不像医生一样需要精确地测量和计算出血量，但是直观判断"多"与"少"问题却不大。此时，采用图片表达就比文字描述来的更直接。如果确实需要采用文字来描述，类似于鸡蛋大小、一元硬币大小，这样的描述方式要好过专业写实的数字描述。

关键的诊断证据需要重点描述，比如肿瘤大小，如果是平行病历的重点内容，那么技术诊断的 TNM 分级，就需要以叙述性的文字来解释肿瘤处于大众认知的哪一期。类比、展示具体数字及引用图片这些方式都可以用。关键节点上，使用医学名词来描述也不是不可以，但是一定要短小精悍。

在平行病历《我的患者"发热待查"》中，小肠镜下取活检，是获取标本进行病理诊断的有创性检查，因此作者给了一个特写镜头来解释什么叫做小肠镜[15]。

> 小肠镜，它不是普通的肠镜，成人的小肠长度超过 5 米，术中要用双气囊将小肠一节一节套起来，使得已经很长的内镜，缓缓深入达到病变部位。要在深入小肠内成功取得组织且不出现穿孔和出血，这个操作本身不是一般综合医院的消化科、内镜室可以做到的，就算在上海这样的国际性都市，也是屈指可数。

这段描述性文字，分层说明了小肠镜是如何做的及其技术难度和操作风险。其目的是为了体现医生和患者下这个决心都很不容易，为了尽快诊断，动用了综合医院强大的技术实力。但因这是这篇平行病历的关键技术问题，才给出这样的特写镜头。

一般的科普部分不能太长，最好是毫无违和感地出现在文字的铺陈之中，文字尽量简化，不应让读者感觉到有人在刻意旁白，做技术解释。如果相关的医学科普内容太多，嵌入故事之中显得很突兀的话，可以听取文字编辑的建议，折叠部分相似的内容，或者在故事之后，加入整段解释性的文字，减少对故事完整性的影响。

（二）描述临床诊疗逻辑

医生基于临床证据作出判断的内在逻辑，对大众来说是一个理解的难点。这也经常是平行病历写作中的悬念所在，撰写疑难诊断的案例，难就难在这里。医学是个黑箱，医生面对复杂证据，心里必定会反复思量，分析证据的有效性，评估诊断正确的概率。写好疑难的诊断，须向大众展示医生为何判断有困难，难点在哪里？为什么其中的不确定让医生感到不放心？医生如何推导出最大的可能性？这与侦探小说异曲同工。

对于第一人称写作的方式来说，相对比较容易处理的方式是使用医生的心理活动来描述其中的诊断逻辑，直接告诉读者医生是如何考虑的，临床证据在医生眼里是怎么样的　种呈现。《我的患者"发热待查"》中的诊断逻辑就使用了多种方式。

> 查房前，主管床位的黄医生对我说："胡老师，老洪的痰基因测序的结果刚出来，真菌、疱疹病毒、肺孢子虫……"他把检验报告送到我眼前，带着一个很不明显的表情，心知肚明地看我一眼。机器是很死板的，一五一十把认出来的病原体读给你；而医生需要解读患者发生了什么。我向黄医生微微颔首，这结果"不太好"。什么病原体都能乘虚而入，说明老洪的抵抗力有很大问题。

"发热待查"需要区分感染性和非感染性发热，需要在肿瘤、风湿热、感染中作出鉴别诊断。骨髓穿刺、PET-CT和组织病理学检查都是比较关键的诊断技术。这里用到了主诊医生的心理活动，他的判读是患者自身免疫功能存在很大问题，免疫功能是核心问题，而从检验结果得到的感染诊断，是表象，是结果，而不是根本原因。

此外，这里不仅仅有主诊医生的心理活动，还有主管床位医生的判断，他虽然年轻一些，但是也判读出了和主诊医生一样的结果，两个人具有相当高的默契。文中使用文字铺陈的方式解释了这些证据的模棱两可是疾病本身的特征。使用医生之间的对话阐明了感染科医生如何寻找病原体证据的诊断思路，与此同时判断了患者的基础免疫条件。

对于这些难点，尽管降低了理解的难度，有时候也不能指望读者完全理解，毕竟绝大多数读者不是内科医生。但是要尽可能说透，说不透的地方至少要让读者感觉到，医生是在多方位考虑的，在大结局尚未揭晓之前，哪一个判断看上去都有成立的理由，医学没有简单直白的华山一条路。在描写诊断逻辑的过程中，是非对错的判断都不能太简单。

（三）治疗处理方案的选择和疾病未来的预判

医生建议的治疗方案以及对于疾病的预判，具有很大的专业性，这也是需要降低难度向读者表达的重要内容。不然读者对于类似肿瘤的靶向治疗、抗感染的重锤猛击等专业度很高的术语，是无法理解其内在含义的。通常，人的阅读习惯会直接忽略非常难的技术点，但如果这个难点是文章的重要内容，就会导致其对文字的内涵理解不当。所以专业性很强的治疗方案需要用类比、隐喻等方式做文字处理。

例如，《我的患者"发热待查"》中写到患者的抗炎方案时做了如下处理。

> 商量了片刻后，我们给出的治疗方案包括细菌、真菌、病毒的广覆盖，待我在电脑上仔细翻阅了上一次住院的检查之后，连甲基强的松龙80毫克 bid 带丙种球蛋白都一起用上了。我们感染科医生心里都太清楚了：眼下的治疗方案——看似一个攻守兼备的阵型，面对千千万万种致病微生物，其实还真没有那么强大。

这个片段中没有给出抗菌药物、抗真菌药物和抗病毒药物的具体品种和用法，因为大部分读者不需要弄懂具体到抗菌药物品种和规格的技术细节。对于这个治疗方案，作者给出的比喻是"攻守兼备的阵型"。这就把复杂的抗感染方案用文字降到了大众能理解的层面。

前后文中解释了为什么用这样的方案，在初次选择抗菌药物方案时采用广覆盖的理由是病情危急程度和患者免疫基础，这是目前指南推荐的治疗方案。这些不仅仅是写给普通读者看的，平行病历在专业感染科医生眼里也应该是严谨的。要做到这样，首先要认识到，读者中会有极少数挑剔的眼睛，他们精于感染的诊断和治疗，对指南运用纯熟，是医学技术能力的核心守卫者，故事写到他们看得下去，才是做精；普通读者能基本理解了诊疗的前因后果，故事的解说就已经到位。

二、层层推进，搭建理解的台阶

临床思维能力是医生职业能力中的重要部分。在向公众解释诊断逻辑的过程中，一步到位解释通透一般来说不太可能，也没有必要。谜底揭晓得太容易，说明题干太简单。悬而未决是诱导读者阅读的诀窍。

层层推进地用递进式的方法解释诊断逻辑就是疑难案例的书写技巧。这种递进的方式可以引发读者问最重要的3个字："后来呢？"读者在层层推进的过程中，始终把这3个字放在嘴边，悬念的设置和推进就成功了。侦探小说经常会用到这种技巧。因此在故事的叙述上一通到底，以时间线为轴，像技术病历一样的编年史处理方式是不行的，需要倒叙、插叙以及隐含部分谜底持续推进。

在《我的患者"发热待查"》中，患者 3 次住院，但故事是从第二次住院开始的，专业人员看得出来，第二次住院过程的重点是在处理患者的重症肺炎上，重症肺炎的临床诊断、病原学诊断都成立，治疗结果也良好，在临床判断上，这次住院的诊疗甚至是简单明了的，是"治愈"出院的。那写这次住院的价值是什么呢？

答案是：搭建读者理解疾病的台阶。在第二次住院的时候，第一次住院的疑惑、检查、预后已经成为了过去时，鉴别诊断有一部分已经解决，暂时得到的结论是：模棱两可的"发热待查"，恶性淋巴瘤可能，没有找到淋巴瘤的直接病理证据。

不要小看了这个不是结论的结论，在这之前医生需要排除很多问题，在诊断逻辑上，就是架设好了第一级台阶；而第二次住院是在此之上的第二级诊断台阶。第二次住院的结论是：患者的确存在免疫力低下的表现，所以容易被毒力不高的病原体感染，发生严重的肺炎。在这里，医患之间的交流提供了丰富的细节，住院的结果仍旧恍若是一个皆大欢喜的痊愈，但是疑惑已经在那里，读者心里产生疑问："后来呢？"

这之后的内容才是全文的重点环节，即患者最后的诊断如何精准地落实到病理学层面上去。如果没有之前两级台阶的铺叙，骤眼看，那也不过是一个 PET-CT 和一个小肠镜解决问题的结果。实际上，这中间的高低起伏，病情折磨人之处，不只在患者身上，也在医生纠结的愁肠里。

医生在自我的内心活动里，表达了自己的情绪，也表达了诊断的复杂程度。

在这漫长的发热的一年间，每次住院，老洪都听从我的建议，做淋巴结活检和骨髓穿刺，每次没有明确的结论。找到证据太难了，全身此起彼伏的淋巴结肿大，一会儿是纵膈内，下一次是腹主动脉旁，总不能轻易开胸开腹来抓取这些肿大的淋巴结做病理检查。每一次看到不能证实的活检报告，我都会觉得有点对不住老洪的感觉。

鉴别诊断本身属于文字中的高冷类型，各种证据是如此错综复杂，要让读者理解，必须要加入对问题有说明作用的种种细节。这中间，需要相当多的细节，然后把细节编织成网，而规则是医学的硬道理。

三、适可而止的简化技术内容

普通读者是冲着故事来的，不是冲着难度来的，简化部分难度太高的技术内容，就成了留住读者的必需手段。作为作者应该理解，医学的难度对不同专业的医生，尚且很难完全跨越技术壁垒，何况普通人。那跟故事理解关系不太大的技术难点，就不是难点，直接放在桌面上就可以了。

《我的患者"发热待查"》案例中明显的例子是，在写到病理检查结果的时候，直接给出了"NK/T细胞淋巴瘤，EBER（＋）"，在写到血液科化疗方案的时候，直接给出了"DA-EPOCH方案"。即便是医生群体中，能够具体解释这是什么意思的也不太多，因为血液科本身存在很高的技术屏障，这部分内容并不是内科医生中的"通识"课程，而是专科性很强的诊断和治疗，大部分内科医生是不熟悉的。

向普通读者解释这个类型的淋巴瘤恶性程度很高，治疗效果不佳，就可以了，这个结果已经在插叙中写到，患者治疗不久后就死亡了。这部分的技术内容去详加解释，并不能为发热待查的诊断增色，还会显得过于高冷，过于执迷技术。

平行病历中这样的技术内容并不少见，处处解释，处处详尽科普，不是解决之道，需要忽略跳过的地方，应坚决地放弃解释。

（本章节内容刊于《叙事医学》杂志，在原文基础上做了少许修改）

【关键要点】

1. 叙事医学具有两道天然的壁垒，一道是医学本身的技术壁垒，另一道是写作技巧的文字壁垒。

2. 为了便于读者理解，医务人员需要用各种方式妥善处理技术难点，降低理解的难度。

3. 疑难诊断的病历，在文字部分可以借鉴悬疑小说的处理方式。

（殳儆）

第七节　平行病历的三重审核机制

叙事医学的主体是医学，医学病案需要质控，需要标准化，平行病历也需要建立一定的审核机制。但目前尚缺乏统一的审核标准。笔者就目前平行病历的一些问题提出基本的三重审核原则。

平行病历书写的主要目的是提高医务人员的自身人文素养。但是在一定范围内传播的平行病历，会产生现实的影响，因此在进入流通渠道之前，必须要经过审核，以免对病历中的人物造成伤害。这是非虚构类写作的写作伦理，也是医学"不伤害"原则的延伸。所谓"进入流通渠道",并不是指仅在公众号上发表的文章、在医院刊物上刊登的科普案例、叙事教学或巴林特小组活动交流的案例,因为使用过程中有交流、互动和向外传播的可能性,因此也是已经进入流通渠道的案例。

一、技术审核

病历天然的要求是要有逻辑性和严谨性,但是当病历变成了故事之后,作者对逻辑性和严谨性的考量却经常会因为文字表达而走形。注重情绪表达而对于诊断逻辑关系陈述不清,是初学者经常犯的错误。时间线描述不清楚,会让读者对病程产生理解上的困难。这与作者文字水平也有很大关系。就像刚开始学驾驶的新手司机对距离感缺乏敏锐度。

故事的读者很多不是医疗界的工作人员,对医学的了解不深,因此作者必须要把技术难度降低,把技术语言尽可能地口语化。在这个通过降低难度来解释的过程中,会在不经意间产生歧义并带有主观判断,且这个歧义经常很难被作者本人发现。

疾病的全部诊疗过程可能涉及多个专业以及医院其他部门(如手术室、导管室和细菌室等),而平行病历的作者身为一名医务人员,对医学其他相关专业,医院其他部门的了解不可能全部非常专业。跨专业表达不够精准严谨的平行病历,会给读者留下粗糙敷衍的印象。例如《重生记》[9]这篇平行病历,其中牵涉到 T 细胞斑点检测(T-SPOT)[16]在诊断上的意义,这也是文章中重要的技术节点,必须非常严谨地阐明,其中的技术点不能允许有任何细节上的差错。

语言表述的能力有局限,降低技术难度时解释不到位,作者本人的专业能力局限,是作者在书写平行病历过程中犯技术差错的原因。当然还有文字上的疏忽等原因。因此,为了保证平行病历的准确度,平行病历需要的第一重审核是严格的技术审核。技术审核的审核人可以是一个,也可以是多个,需要医学技术处于成熟阶段的专业人员,对专业把握度较好的医务人员。审核内容包括故事中所有的技术名称的表述、技术内涵的把握、诊断逻辑的合理性、治疗是否符合指南以及故事是否合乎情理。

这一道审核的结果,决定了平行病历的准确度。这是作为病历的基本要求,平行病历的"及格线"。

二、伦理和法律审核

平行病历的书写，在技术层面上有一个难点，就是规避患者隐私。故事需要关于患者的诸多细节，可以说情节的合理性建立在这些细节之上。但是保护患者隐私又是医务人员必须执行的职业操守。很多作者用化名，用虚化患者身份信息的诸多方法来隐去患者本人信息，但这是有一定难度的，比如写到重大工厂安全事故的伤者，在某个时间、某个区域内，只要有一定程度的暗示，诸多细节都会指向一个特定的、大家都知道的具体人物。这几乎是无法完全避免的后果。这样的信息公开，有时候会让现实中的患者受到有形或者无形的伤害。这是平行病历最常遇到的问题之一。

平行病历在写到工伤事故、交通事故的时候，难免牵涉到赔付的法律规则问题。写到患者医疗支付困难的时候，难免需要陈述一些与商业保险、法律条例有关的内容。写到与器官捐献相关故事的时候，牵涉的伦理、法律内容则更加细化，而且几乎每个捐献故事都有相关的内容，正是因为保证器官捐献公平公正、有利无伤的规则十分严格，器官捐献故事才有感人肺腑的力度。关于医疗纠纷的描写，经常也会牵涉与医疗鉴定相关的诸多流程和规则。患者的故事，是在国家法律法规下，处于伦理和文化的大背景下发生的。

与此同时，平行病历是写特定时间、特定区域内的病案故事。医学技术本身在动态地进展，近年来的速度尤其迅速。医疗相关的法律法规，也是动态变化的，而作者是站在现在的时间点，写过去发生的事，未必能够准确地表达出技术和规则的迭代，时间空间错位也是平行病历不严谨的表现。需要在后期的审核和修改中调整过来。

写平行病历时还有一个容易犯的错：不客观。非虚构类写作天然带有写作者自身的情绪和观点，作为一个参与者，作者容易从自己的利益出发，美化医疗目的、美化医生人格；作者主观的行为干扰到了患者的表达和行为，文字的表达可能会偏激。这可能不一定是作者的本意，但作者自己很难察觉并且纠正。

规避隐私的困难、法律法规严谨和专业、时间空间的改变以及作者的情绪观点片面，是平行病历容易在法律、伦理、人文等方面踩红线的原因，个人的经验能力当然也是一个方面，但是大多数平行病历的作者都是年轻医务人员，所以在这些方面踩红线而不自知的情况时有发生。平行病历的伦理审核人，可以是一个，也可以是多个，以医务、法律、人文经验和能力都比较强的医疗行政人员为首选。

越是可能传播广泛的平行病历，在这一重审核的要求上就越严格。所谓覆水难收，在互联网时代，出现在大众视野中的故事，是否会引爆话题是很难预测的，造成的后果也难预测。因此这一道伦理审核，是医学严谨性的体现，也是医学人文的体现。

这是即将进入广泛传播渠道的平行病历的安全启动程序，不可或缺。

三、文学和文字审核

医务人员绝大多数没有接受过文学写作训练，在故事的表达上难免良莠不齐。错别字、表述不清导致"发热"歧义几乎是常态。而对于故事来说，基本构架不全，起、承、转、合的基本形态走样，也是初学者不可避免会犯的错误。目前，对平行病历的要求、格式、框架都还不甚清晰，医务人员在个人探索的过程中各自用自己理解的方法去表达和表述，这是一种常态。这些在专业文字工作者的指导下都是可以改善的。因此，文学编辑做专业审核是必不可少的。

公众号的审核略微简单粗糙；而纸书在出版的过程中，存在诸多严格的标准规范，包括不写药物和机器的商品名、准确表述宗教相关的内容、不写和案例有关的真实地名和医院名、不能涉及为医院或者专科做广告宣传等，出版社的要求既严格又现实。是值得所有作者好好审视的标准。

四、自我修改

目前很多医院都在推平行病历的写作，写的人多，而符合审核条件且具备审核能力的指导者非常缺乏。建议作者本人暂时不要把刚刚写成的作品发布出来，时间是很好的"滤网"，写完的平行病历放一段时间之后，遗忘机制启动，这个故事对作者来说成为了一个新故事，作者本人再次阅读的过程中就容易发现技术漏洞、表述上的考虑不周、错别字和语法错误等问题。

自我修改很大程度上是一个自我提高的过程，也是平行病历在缺乏专业审核人员的情况下，一种不得已的做法，如果有条件，还是有必要在自查之后，再由他人重新进行技术、伦理、文字这三重审核。

审核给出的是平行病历的基准线、安全线、合格线。因此，经过三重审核的平行病历，在基本面上，应该是一个"不错"的故事，而未必是一个"好"故事。

平行病历的审核机制除了医学部分外，也应该借鉴非虚构类作品的审核方式。叙事医学的先天特征就是写实、纪实，故事需要秉承医学对疾病的严谨、保守的态度，坦诚面对不确定的未来，不要刻意为了主题而追求结果。带有强烈倾向性的观点也要注意分寸。

另外，随着时代的进步，互联网上出现了具备平行病历一部分作用的图片叙事和医学短视频叙事，这些内容的基本审核也是综前所述，需要三重审核，图片和视频的审核需要更加细致和严谨。刺激眼球的手术图片、技术参数和个人信息没有处理过的 CT 片、可能隐含患者隐私信息的床头牌、医院标识等都有可能在各种问题上"踩线"。

审读的前提，是在教导医务人员写作平行病历之初，就要让作者明白，平行病历不是单纯的故事，当它产生大范围影响力的时候，波及的范围不止是作者和作者单位，患者很有可能是无辜受波及的人。

平行病历作为一种非虚构类作品，在现实传播中，无论怎么样去规避，还是有可能伤害到其中的主要人物。因此，作者和审核者都需要有强大的共情能力，不只为了表达而表达，不只为了自己而表达，时时刻刻需要考虑到医学中的"尊重、公平、有利、无伤"原则[17]。

（本章节内容刊于《叙事医学》杂志，在原文基础上做了少许修改）

【关键要点】

1. 平行病历需要有同专业的医务人员进行技术审核，技术审核提高平行病历的准确度。

2. 平行病历需要伦理和法律审核，以体现医学的严谨和人文性质。

3. 平行病历在传播之前，文字编辑给予专业审核是不可或缺的步骤。

（殳微）

第八节　平行病历的虚与实

"平行病历里的内容，是否需要完全真实？"很多平行病历的作者问过这个问题。平行病历从文体上来说属于"非虚构写作"，是基于真实发生的病例，采用文学写作的手法，利用讲故事的叙事方式将病历重新结构化的一种写作方式，写作中需要注重人物的语言、心理及行为等细节描写。"非虚构写作"在新闻界，是我们日常阅读的各种媒体文本的主流形式，它不仅要描写清楚事件过程，还要融入作者自己的观点。

一、作为骨架的技术病历要真实完整

叙事医学是医学和文学之间的交叉学科，平行病历的本质既是病历也是故事，就病历而言，关于医学技术部分的内容必须是真实、完整的。每个疾病故事都以真实病例为原型，资深医务人员通过看故事能够完整地还原病例的技术部分。真实的技术病历可以视为平行病历的技术骨架。

写出完整的病历的故事要求作者具有扎实的临床医学知识以及娴熟的文字运用能力，这也契合了叙事医学兼具医学和文学双重属性的本质。评价平行病历质量的重要标准之一，就是能否被反向还原为病历。很多平行病历，文字不错，富有感情，也能看出作者有过深入思考，但是技术病历部分结构紊乱、片段化、时间混乱、逻辑推理不清楚，这样的写作已经达到了对作者本人的思考和促进作用，但是作为被细读的文本，是有欠缺的。所有关于医学人文和职业精神的讨论都是以病历完整呈现为基础的，是他人可参与的，不然平行病历就变成作者对个人精神世界的探索和表达，失去了传播价值。

用有限的篇幅构建一个疾病故事的全景图不容易，对医生而言，诊断从来就不是"华山一条路"，需要有鉴别和排除；治疗方案也不是唯一正确的，而是有很多个体化的选择，无法用是非对错来简单评价，与患者的沟通因人而异，更不会有统一的结果。疾病故事的全景图包括现实达成的医疗结果以及在医生内心假设的诸多虚拟结果。优秀的病历会对具体诊疗经过有细致的鉴别和分析，一个好故事应该把实际和假设的结果同时呈现在读者眼前，让读者看见"看不见"的结果是作者临床工作能力和文字运用能力的双重体现。因此，尽管病历上的鉴别诊断和后备方案在现实中是虚拟的，但也是真实医疗活动的组成部分，需要在故事中呈现出来，以展示技术病历本身的立体感。

很多医学生因其从业时间短，对医学的理解不够，做不到对医疗活动有纵深的观察和理解。很多医生表达不出来，是因为观察能力或文字能力有所欠缺，写不出立体、细致入微、有镜头感的场景来，而写平行病历的目的就是锻炼医生这方面的综合能力。"求真"本身是个渐进的过程，需要持续练习。

二、情节和人物需要有一定程度的虚构

让医学故事在流通渠道上传播的前提是作者必须遵守行业准则，医生有保护患者隐私的义务。患者的故事一旦在流通渠道内传播，就可能对患者生活造

成困扰，甚至对私人生活产生不良影响，这是医务人员在写作和传播时需要避免的后果。

既要真实，又要保护隐私，那就只能用虚构来屏蔽患者的部分真实信息。

撰写平行病历时的虚构完全遵守实用主义原则，如果疾病与患者的性别、年龄、地域、知识阶层和宗教信仰等无关，那就艺术化地处理此类信息，甚至反转。以免读者根据相关信息对应到患者本人，对其生活造成不良影响。

平行病历中最好不要出现医院、城市的名称。所有这些都是为了在保护患者隐私的同时，刻画出更细致入微的情节来让故事显得真实。在写作过程中，为了保护患者隐私，可以把患者的身份由中年中学女教师处理成中老年女性退休公务员，衣着打扮、言谈举止、心理状态都随之调整，以适应这个角色的特征，叙事部分的内容也作出微调，平行病历不同于新闻报道，其内容部分"失真"通常可以基于上述理由。

所有即将面向大众传播的平行病历，都要做好患者的隐私保护。让患者签字同意并不是一种很好的处理方式。患者的疾病信息传播后的后果有不可预测性。医护人员应竭力不给患者造成治疗和心理上的问题。平行病历写作者的责任和义务不仅是当下，还延伸到未来。

平行病历的主要获益者是作者本人，话语权和治疗的主动权也都在医方，作者是这组关系里的天然优势方。因此，竭尽所能让患者不受舆论困扰，是医生必须履行的义务。这也是在媒体上传播的平行病历不同于虚构故事的根本原因。越是被广泛传播的文字，越要做好隐私保护。

因为隐私保护而被切割的部分事实，在故事的构思中，仍然需要逻辑连贯，所以加入部分虚构事实，也成为不能避免的写作手法。

三、真实的医学感知贯穿其中

平行病历的主体是讨论和感悟医学精神、反思医疗行为。为了实现对医学案例客观公正的观察以及对患者信息的精准采集，大多数平行病历都以第一人称的视角来进行写作，这是多数初学者的写作习惯，这样的写作技巧也最为简单。

以第一人称为叙事视角，还可以随时穿插医生的内心活动。另外，虽然疾病故事是虚实结合的，但是医生对疾病的感知和对医学的理解是真实的，这就保证了感悟与反思有了坚实的落脚点。

平行病历作为故事，有3个最重要的层次：事实、情感、意义。仅仅阐述清楚事实，清楚呈现技术病历是不够的。作为事件的亲历者，医患双方的情感变化毫无疑问应该贯穿其中，而反思部分则是平行病历的精神内核。

借用平行病历《两全》[6]来说明以上问题，这是一个在互联网上掀起轩然大波的真实案例。2017 年 10 月，浙江省某医院心内科医生的父亲突发急性心肌梗死，葛医生嘱托同事为父亲进行急诊经皮冠状动脉介入治疗，自己则继续坚守工作岗位。事后，医院对该事件进行正面宣传时遭受了非议。大众不理解的是，坚持工作，把孝道放在一边，符合人性吗？

作者是这个事件的"吃瓜群众"，对医院的宣传稿和互联网上的舆论都有自己的看法，于是根据真实案例虚构了《两全》这个故事，其中所有的人物和情节都是虚构的。但是凭借 20 多年的临床工作经验，这个故事的逻辑基础和病历是扎实的：其一，医生不能为自己的至亲治疗的原则是常见的职业道德规范之一，因为感情会影响判断力，影响医疗公平性；其二，葛医生把自己的角色转变成家属，信任并配合同事的工作，也是职业精神的体现；其三，大型综合性医院的导管室十分繁忙，专门从事心脏电生理的专科医生数量有限，葛医生几乎没有其他同事可以替班。

动笔之前，作者应该对世俗的认知和医生的职业精神有着最基本的认知，从这个起点出发才能用人物、故事、对白来论证自己的观点。

这个虚实结合的故事发表后，得到了当地医生的广泛认可。有个医生通过网络留言告诉作者，他就是当天参与救治的医生之一，这个故事几乎是真实事件的再现。

因此，"求真"原则并不是要求作者在文字上复刻真实事件的所有细节，而是构建一个"事实"，让关于医学人文精神的讨论具备坚实的地基。

四、伦理问题的处理

对于"非虚构写作"来说，写作的伦理问题是不得不考虑的关键问题之一，它无法决定你写作的好坏，但是可以决定你写作的存在价值[18]。诚实和不要干扰当事人的生活，是所有写作伦理中最应该被强调的两条基本原则。

故事是从叙事中挑选精华的部分，把它们和其他材料分离，并把它们组织起来形成意义。作者就是挑选者，同时也是故事中的角色之一，因此挑选事实的过程是带有个人主观视角和观点的。非虚构写作的叙述角度，是站在医务人员自己的视角，而不是当事人的视角，因此要如履薄冰，要怀有敬意。

平行病历对医务人员"有益"，医务人员是主动方，握有话语权和解释权，越是如此,越是要顾及患者的切身权益。

同时医务人员也是"采访者",在参与故事的过程中,可能带有一定的目的性和诱导性。比如在某些心理交流过程中对患者的干预使其感觉被"治疗"、被"观察",而出现行为失真和语言上的刻意。在写作过程中,故意美化医学,医疗行为的动机,也是失真的一部分。因此,各医院宣传部门在公众号里推出的"成功案例"不应该被视为平行病历或者叙事医学实践,因为其写作的动机存在功利性,是利己的。

为了保证写作伦理的严肃性,作者在专门的章节里论述了平行病历需要有三重审核机制,即技术审核、伦理审核和文字审核。创作完成的平行病历,在传播前需要接受审定和评议。贸然进入流通渠道,为吸引关注度而无意间对患者造成伤害,是违背叙事医学基本职业精神的行为。

医学是严谨的,文学却充满想象空间。文字是自由奔放的,可以虚构、嵌套和引申。在遵循医学原则的基础上,对人物、情感、社会、文化的描写有着广阔的想象空间。平行病历并非文学,也不是新闻,自由的写作者完全不用被约束在现有平行病历的框架里,而应作出更多尝试性的突破,实践叙事医学的在地化发展。

(本章节内容刊于《叙事医学》杂志,在原文基础上做了少许修改)

【关键要点】

1.平行病历对应的技术病历,要表达得尽量真实完整。

2.为了保护患者隐私,部分信息可以做艺术化处理。

3.作者对医学的反思应来自真实体验,作为平行病历写作的受益方,写作时需要谨慎评估医学伦理问题,传播前需要进行谨慎的审核。

(殳儆)

参考文献

[1]陈思和.文本细读与比较研究主持人的话[J].当代作家评论,2007(1):64.

[2]罗兴萍.文本如何细读:陈思和文学评论的特点[J].文艺争鸣,2009(7):93-97.

[3]黄平."细读"、经典与人文精神:以陈思和学术思想为中心[J].当代作家评论,2010(4):52-57.

[4]郭莉萍,朱利明,黄蓉,等.中国叙事医学专家共识(2023)[J].叙事医学,2023,6(6):381-411.

［5］郭莉萍. 叙事医学［M］. 北京：人民卫生出版社, 2019.

［6］殳儆. 两全［J］. 中国医学人文, 2017, 3（11）：59–61.

［7］殳儆. 亲爱的 ICU 医生［M］. 北京：人民卫生出版社, 2021.

［8］BOOTH W C. The rhetoric of fiction［M］. Chicago：University of Chicago Press, 1961.

［9］殳儆, 王筝扬, 胡必杰. 重生记［J］. 协和医学杂志, 2018, 9（6）：574–576.

［10］殳儆, 贾俊君. 再现现实的"灰度"［J］. 叙事医学, 2022, 5（3）：198–203.

［11］殳儆, 王筝扬. 移步换景, 用患者的视角写场景［J］. 叙事医学, 2020, 3（2）：128–132; 136.

［12］HARARI Y N. Sapiens：a brief history of Humankind［M］. New York：Harper Perennial, 2015.

［13］朱蕾. 体液代谢的平衡与紊乱［M］. 上海：上海科学技术出版社, 2021.

［14］殳儆. 结局［J］. 中国医学人文, 2019, 5（2）：50–52.

［15］中华医学会消化内镜学分会病理学协作组. 中国消化内镜活检与病理学检查规范专家共识（草案）［J］. 胃肠病学, 2014（9）：549–553.

［16］MEIER T, EULENBRUCH H P, WRIGHTON–SMITH P, et al. Sensitivity of a new commercial enzyme–linked immunospot assay（TSPOT–TB）for diagnosis of tuberculosis in clinical practice［J］. Eur J Clin Microbiol Infect Dis, 2005, 24（8）：529–536.

［17］杜治政, 许志伟. 医学伦理学辞典［M］. 郑州：郑州大学出版社, 2003.

［18］KRAMER M, CALL W. Telling true stories：a nonfiction writers' guide from the Nieman foundation at Harvard University［M］. Cambridge, MA：Harvard University Press, 2007.

第三章
叙事医学与医患沟通

第一节　医患沟通的重要性

了解什么样的人生了病，比了解一个人生了什么病更重要！

本质上，疾病是人的身心或自我，即意识、身体、心理与世界的关系正在经历一种他（她）并不想经历的状况。起界定作用的不是患者的身体状况、行为或有害的环境突发事件，而是患者自身的主观感受和价值判断。在现代医学里，疾病又是根据仪器检查和化验数据而定义的，此时，"疾病"可以脱离"患者"的主观感受而独立存在。而健康的概念是对疾病内涵的反证。健康一般是指一个人在身体、精神和社会等方面都处于良好的状态。世界卫生组织（WHO）定义，健康不仅是躯体没有疾病，还要具备心理健康、社会适应良好和有道德。因此，现代人的健康内容包括躯体健康、心理健康、心灵健康、社会健康、智力健康、道德健康和环境健康等。因此，从疾病和健康的定义来看，医学的本质是防病治病，维护或恢复人的生理、心理和社会功能。

一、医学模式的转变

医学从其产生起至今，经历了5个阶段的医学模式。最初的神灵主义医学模式阶段，由于古代生产力发展水平低，科学知识贫乏，往往把病因归咎于某种超自然的神秘因素，以占卜、祭、祈祷为主要的医学干预手段。进入自然哲学医学模式阶段，随着社会生产力的发展，人类逐渐认识自然现象，并努力用自然主义的观点解释疾病的病因，产生了朴素辩证的整体医学观，对疾病有了较为深刻的认识。在机械论医学模式阶段，认为生命活动是机械运动，当时，把人比作机器，认为疾病仅是这架"机器"某部分机械失灵，并用机械观来解释一切人体现象，但忽视了人的生物性、社会性以及复杂的内部矛盾。医学发展进入生物医学模式阶段，由于自然科学和医学高度发展，生物学家、医学家提出了进化论、细胞学说，发现了微生物等致病因素，这些科学事实使人们对健康与疾病有了较为正确的理解，从生物学角度明确了病因。随着生物医学模式阶段医疗技术的飞速发展，技术巨人日渐傲慢，医学的人文属性日渐式微。但是，哪怕是医学进入精准医学时代，试管婴儿、手术机器人、质子重离子治疗和造血干细胞移植等技术广泛应用于临床，在旧有的、新生的疾病面前，"偶尔治愈、常常帮助、总是安慰"这句话依旧适用。基于对医学人文缺失的反思，医学模式进一步发展到生物－心理－社会医学模式阶段。生物－心理－社会医学模式认为健康与否，或疾病是否发生，还包括社会、行为和心理等因素。因此，它将心理作用、社会因素同生物作用有机地结合起来，揭示了3种因素相互作用导致生物学变化的内在机制，形成了一个适应现代人类治疗、预防、保健的新医学模式[1]。

二、医患关系的模式

不论医学模式如何发展，医学离不开医患关系。医患关系是以医生为主体的医方，包括医生、护士和医技、后勤、管理人员等，与以患者为主体的患方，包括患者及其家属、监护人、单位组织、保险机构等，在诊疗、护理等过程中形成的人际关系，是一种基于医生帮助患者有效处理疾病和健康问题的社会关系。基于临床决策和沟通互动的方式，医患关系有萨兹－霍兰德（Szasz－Hollender）模式和以马努尔（Ezekiel J. Emanuel－Linda L. Emanuel）模式等分类。萨兹－霍兰德模式中，医患关系分为主动－被动型（父母－婴儿关系）、指导－合作型（父母－儿童关系）、共同参与模式（成人－成人关系）[2]；马努尔模式中，医患关系分为家长式、信息式、解释式和商谈式4种[3]。不论这些不同的模式如何分类，都是基于沟通方式的不同而确定的。

三、医患沟通的定义及作用

医患沟通是医与患信息传递的方式，是医疗中的基本现象。狭义的医患沟通是指医生在日常诊疗过程中，与患者及家属就伤病、诊疗、健康及相关因素（如费用、服务等），主要以诊疗服务的相关内容和方式进行的沟通交流。而广义的医患沟通是指各类医务工作者、卫生管理人员及医疗卫生机构，还包括医学教育者，围绕医疗卫生和健康服务的法律法规、政策制度、道德规范、医疗技术与服务标准、医学人才培养等，与社会各界进行的沟通交流。临床实践中，良好的医患沟通是医患双方围绕诊疗服务、健康及心理和社会等相关因素，以患者为中心，以医方为主导，将医学与人文相结合，通过医患双方各有特征的全方位信息的多途径交流，使医患双方形成共识并建立信任合作关系，指引医生为患者提供优质的医疗服务，达到维护健康、促进医学发展的目的。

沟通各有千秋。生活在世间的每个人都需要与外界沟通，同样的内容，不同的表达方式，会带来截然不同的影响，有效的沟通会给我们带来成功和快乐，帮助我们保持和改善人与人之间的关系。这也是"良言一句三冬暖，恶语伤人六月寒"的意义。因此，无论是在和谐医患关系建立的过程中，还是在病史采集、病情告知（特别是坏消息告知）、共同协商诊疗方案的过程中，医患沟通是医疗实践必不可少的环节，对提高医生专业知识、技术和技能，提升职业素养，减少和缓解医患矛盾等都具有重要意义。同时，沟通是一门艺术，早在1989年，世界医学教育联合会在《福冈宣言》中指出："所有医生必须学会交流和人际关系的技能。缺少共鸣（同情）应该看作与技术不够一样，是无能力的表现"[4]。

有良好的医患沟通，才有良好的医患关系；有良好的医患关系，医患沟通也才能更有效。而通过叙事医学提升医生的叙事能力，通过改善沟通形成医患互信，将成为医学真正落地成为人学的一种途径。

【关键要点】

1. 医学的本质是防病治病，维护或恢复人的生理、心理、社会功能。

2. 良好的医患沟通是医患双方围绕诊疗服务、健康及心理和社会等相关因素，以患者为中心，以医方为主导，将医学与人文相结合，通过医患双方各有特征的全方位信息的多途径交流，使医患双方形成共识并建立信任合作关系。

3. 有良好的医患沟通，才有良好的医患关系；有良好的医患关系，医患沟通也才能更有效。

4. 通过叙事医学提升医生的叙事能力，通过改善沟通形成医患互信，将成为医学真正落地成为人学的一种途径。

（朱利明）

第二节　医患沟通的内容

站在医生的视角，医患沟通是通过医患双方的互动，医生借此了解患者的病史，知晓患方的诊疗意愿，为患方解释诊疗中的疑问，告知诊疗相关的各类信息，与患方讨论进行医患共同决策等。因此，医患沟通根本上是向患者及其家属传达疾病的相关信息，对其进行疾病和死亡教育，帮助他们作出合适的判断与决策，这既有利于疾病的治疗，又能增加医患间彼此的信任，让患方在健康与疾病、生存和死亡的剧烈冲突面前收获心安。医患沟通是诊疗必需的，且是极其重要的环节。归纳医患沟通的内容，无非是信息沟通和情感沟通[5]。

信息沟通的内容主要有三方面：一是疾病诊疗相关的基本信息和疾病信息。诊疗所需的基本信息包括姓名、性别、年龄、民族、籍贯、住址、职业和婚姻等。疾病信息包括患者就诊最主要的症状和体征，以及症状性质、严重程度、发作频率、持续时间、变化情况、伴随表现、可能的病因和诱因、前期诊疗经过等；其他还包括完善临床病历所需的可能与诊疗相关的既往史、系统回顾、个人史、月经史、婚姻史、生育史和家族史等。二是疾病诊疗和预后康复信息，包括诊疗目标和意愿，疾病诊断治疗方案及主要治疗措施，相关辅助检查的目的及结果，相关治疗可能引起的严重后果，药物不良反应，手术治疗方式、手术并发症和防范措施等，危重时或病情变化时的告知，疾病的预后，如何进行康复，费用预估及说明，住院期间注意事项等。这些都是患方关心的问题，医生除了主动告知外，还应对患者反馈的疑问进行解答。三是与疾病诊疗有关的其他信息，包括患者的家庭关系、文化背景、教育背景、宗教信仰、生活习惯、经济条件和心理承受能力等。这些隐私性信息与医疗行为没有直接关系，但基于疾病诊疗的需要，在很多时候有助于进行合理决策，因此，医生需要通过直接询问或侧面交流以及观察分析的方法来了解掌握。除此之外，沟通的内容还有疾病防治的相关知识、社会支持的有关信息和获取渠道等一切与疾病防筛诊治康相关的内容。

沟通除了信息传递，还是情感交流的方式，因此在医患沟通过程中，除了对患者及其家属进行必要的疾病信息沟通外，还应注意与患方进行情感沟通。在沟通的过程中，医生要时刻注意患者和家属的情绪变化，甄别、分析变化的原因，通过沟通交流及时把医生对其的关心关爱传达给患方。医生要应用叙事医学三焦点中的情感焦点[6]，关注患方的疑惑、忧虑、愤怒、悲伤等各种负性情感，及时对病情或心理相关的问题进行解答，让患方充分理解疾病，并通过沟通和充分的患者叙事让他们释放负性情感，帮助患者缓解疾病带来的心理压力。对患者情感的关注及介入可以让医生成为像患者朋友一样的角色，快速建立起医患互信的合作伙伴关系。

【关键要点】

1. 医患沟通根本上是向患者及其家属传达疾病的相关信息，对其进行疾病和死亡教育，帮助他们作出合适的判断与决策，这既有利于疾病的治疗，又能增加医患间彼此的信任，让患方在健康与疾病、生存和死亡的剧烈冲突面前收获心安。

2. 信息沟通的内容主要有三方面：一是疾病诊疗相关的基本信息和疾病信息；二是疾病诊疗和预后康复信息；三是与疾病诊疗有关的其他信息，包括患者的家庭关系、文化背景、经济条件和心理承受能力等。

3. 医患沟通除了信息传递，还是情感交流的方式。医生要应用叙事医学三焦点中的关注情感焦点，关注患方的疑惑、忧虑、愤怒和悲伤等各种负性情感，及时进行教育性和支持性心理干预，通过沟通和充分的患者叙事让他们释放负性情感，帮助患者缓解疾病带来的心理压力。

（朱利明）

第三节　医患沟通的基础

良好的医患沟通需要医生的努力，因此，作为医疗过程中诊疗信息的掌握者和诊疗主导者，作为帮助患者恢复生理、心理和社会功能的专业技术人员，必须知晓医患沟通所需要的医学基础、伦理学基础、法学基础、心理学基础和社会学基础[5]，并掌握其中有利于医患沟通的各种要素。

一、医患沟通的医学基础

医患沟通最重要的是医学基础。多数情况下，患者前来求诊最主要的目的是解决生理（躯体）问题，作为医学专业技术人员，必须充分掌握医学知识，不断提高诊疗思维能力，持续积累临床经验，这既是获取最佳诊疗结果、个人职业发展的需要，更是医患沟通的基础。

20世纪中期以来，医学取得了巨大的进步与发展，人类对疾病的认识和理解不断深入，诊断和干预技术、药物不断涌现，大多数的疾病都有相应的手段进行医治，甚至取得了治愈的效果。但是，人体犹如浩瀚的宇宙，到目前为止还不能被清澈见底地一探究竟，因此，现阶段医生对患者的帮助也还是有限的。

正是医学的不确定性、局限性和阶段未知性，有的疾病处于不能诊断或能诊断但无法治疗的状态，而能诊断能治疗的患者在诊疗过程中又会出现程度轻重不一的并发症、药物毒性，或者出现病情进展、不可治愈的情况。比如三期的结肠癌，通过肠镜及活检、CT 和（或）磁共振、体格检查等进行临床和病理诊断，通过手术对结肠病灶进行根治，通过术后的辅助化疗杀灭体内已存在的微小转移灶。但是，即使如此，患者在诊疗中还会面临一系列的问题，比如肠镜活检失败无法进行术前病理诊断，因人为和非人为因素不能精准确定小结节的性质导致分期不准确，术后出现吻合口瘘、出血等并发症，化疗导致骨髓抑制、神经毒性、过敏性休克等毒副作用，以及伴随的基础性疾病，如颈动脉斑块脱落导致脑梗死的风险。即使顺利渡过诊疗期，患者也还面临着抗肿瘤药物耐药、短期内复发转移，甚至疾病快速进展导致死亡的可能。掌握这些疾病规律，以及对疾病诊疗有丰富认识的医生可以在与患者及其家属沟通的过程中，帮助患者认识自身的疾病状态、预后和个体的社会性影响，分析了解诊疗的目标、手段、花费、价值、局限和风险，同时进行疾病和死亡教育，让患方提前做好身体、心理、社会等各方面的准备，以便和医生、家属等一起进行医患共同决策。此外，处于疾病状态时的患者往往存在负性情感，这时，医生应该对患者的病情进行针对性的个体化分析，给予合理的希望，以帮助患者提高诊疗和预后等方面的信心。

二、医患沟通的伦理学基础

医学是复杂的社会活动，需要伦理学去把握行进的方向，并为它辩护。伦理学是关于道德的学问，医学伦理学是由医学和伦理学结合而成，是一门研究医学道德的科学，是运用一般伦理学原理，研究和指导医疗卫生领域的道德现象、道德关系、道德问题和道德建设的学说和理论。它既要研究"医学中的伦理问题"，又要研究"伦理学中的医学问题"[7]。比彻姆（T. Beauchamp）和邱卓斯（J. Childress）提出了"尊重、有利、无伤、公正"的现代生命医学伦理学四原则，确定了现代医学临床实践的基本伦理要求。在医患沟通中，医生必须充分贯彻和应用现代生命医学伦理学四原则。

尊重原则是指要尊重患者的自主决定权、知情同意权，尊重患者的尊严、人格和隐私。

有利原则是指在诊疗过程中必须实施有益患者的诊疗行为，对疾病的诊治要准确、有效，有多个选择时要择优；同时，基于患者是社会人的理念，有利原则还要体现患者家属的利益和社会公益。

无伤原则是指在诊疗活动中，医生不能有意给患者带来必要害之外的伤害，即不能有伤害患者的动机和意图。同时在实施医疗干预时，要尽可能争取必要害的最小化，只有收益大于伤害且伤害处于能接受范围内的诊疗措施才是合乎伦理要求的。

公正原则有两方面，一是患者获得基本医疗卫生保健服务的权利完全平等，也就是患者能老有所养、病有所医；二是非基本医疗卫生权利合理差等，也就是说在医疗资源相对匮乏的情况下，医生在进行医疗资源分配的时候要采取比例均等的原则，即合理差等[8]。但在临床诊疗中，时常会出现生命医学伦理学四原则自相矛盾的情况。

【案例】

梁主任劝说了无数遍，家里人还是坚持不能告诉患者真相，他们觉得，要是让患者知道自己已是肺癌晚期了，按她的性格肯定会崩溃，他们也无法面对患者。但因为患者不知情，治疗中出现了难题。

患者不适合靶向和免疫治疗，骗她做了一次化疗后消化道反应明显，恶心、呕吐，吃不下东西，痰血的症状没见好转，身体却日渐消瘦和乏力。患者说什么都不肯再输液了，同时死活不肯下转到社区卫生服务中心接受后续的治疗，非要留在这家三甲医院让梁主任帮她止血，而且决不能再用让她产生呕吐的药物。

案例中，家属坚决要求隐瞒病情，患者对罹患晚期肺癌不知情，拒绝化疗的同时不肯出院，还要医生解决肿瘤相关的症状。隐瞒病情符合家属的利益，看似避免了家属的麻烦，但导致患者拒绝积极的抗肿瘤药物治疗，不利于达成延长生命、改善症状的治疗目标，不符合有利患者的原则；虽然尊重了家属的意见，但对患者隐瞒不符合尊重患者自主决定权、知情同意权的尊重原则。如果同意患者继续在三甲医院住院，符合了尊重患者的原则，但患者拒绝积极的抗肿瘤药物治疗，却在有限的医疗资源下影响其他患者住院治疗，不符合公正的原则。这个案例反映的就是生命医学伦理学四原则自身的矛盾，为解决自相矛盾的问题，我们要引入叙事医学伦理。

叙事医学伦理认为，伦理应该是医生对患者的责任，医生在其实践过程中，应该主动应用伦理学方法解决患者的现实困境。叙事医学伦理认为，疾病对患者来说不仅仅是身体的病痛，疾病还决定着患者的未来、患者与他人的关系、患者的生活意义、患者对自我的认知。叙事医学伦理要求，医生倾听患者叙事，反思自己在患者叙事中的角色和位置，要求医生不能置身于患者的生命故事之外，这样的反思也有助于医生与患者及其家属的合作，也能保证在进行诊疗时能听到每一个声音；为了达到这样的目的，医务工作者要具备叙事能力；医生要进行叙事实践，叙事过程是关系建立的最佳途径，通过叙事可以培养医生的道德敏感性，可以使他们认识到并关注日常工作中的"微伦理"行为[1]。叙事医学是关系医学，叙事医学伦理引导四层关系的建立与改善，尤其是医患关系，因此，在包括医患沟通在内的临床诊疗中，医生必须遵循"充分吸收患方疾病故事、诊疗方案有科学依据、最适合患者个体、充分尊重患者意愿、与患方达成共识"的叙事医学伦理五原则。

前述案例中，家属坚决要求隐瞒病情，实际上有经验的医生会预知可能的后果。因此，针对家属不告知的要求，医生要向家属了解患者以前情绪崩溃的原委，分析判断患者的性格特征，要了解患者对目前疾病的看法和要求，向家属分析告知或不告知可能的利弊，什么诊疗措施是有科学证据且适合患者个体的；若要告知，那由谁来告知，是否有避免或减轻患者负性情感的告知技巧；若仍不告知，在患者拒绝化疗后该采取什么措施最有利于患者；同时，这一切的前提是要向家属传递充分尊重患者意愿的原则。简而言之，要家属知晓诊疗的各种路径、利弊和应对措施，并在建立最佳关系的前提下医患之间围绕患者利益形成诊疗共识。

三、医患沟通的法学基础

医患沟通还需要法学基础，即要遵循我国现行的医事法。"医事法"是由国家制定或认可，由国家强制力保证实施，调整因医事活动而形成的各种社会关系的法律规范的总称。医事法通过各项权利和义务的规定，调整、确认、保护和发展各种医事法律关系和医药卫生秩序，其根本目的是保护和增进人民健康，促进医疗卫生事业的发展。我国的医事法贯彻三项基本原则，一是维护公民健康原则；二是预防为主原则；三是利于医学发展原则。医患沟通必须在法律的框架内进行，法律为医患沟通中的双方提供了必要的保障，同时确定了医患双方的法律权利与义务。

四、医患沟通的心理学基础

医疗是特殊的行业，不仅患者及其家属有特殊的心理活动，医生因肩负重任，也有其独特的心理特征。绝大多数情况下，病痛中的患者表现出来的都是负性情感，抑郁、焦虑、怀疑、否认、孤独、依赖和愤怒是常态。正是有这样的心理，患者会产生特殊的需求，包括获取生命安全与身心康复的需求、被尊重和被关爱的需求、知晓自身病情的需求、确定合理医疗支出的需求、确保隐私得到保护的需求等。不同患者间存在心理特征和心理需求的多样性，哪怕是同一个患者，在疾病的不同阶段，面对不同的诊疗效果，甚至在外界环境改变时，也会产生不同的心理变化。因此，医生在医患沟通中要了解患者的疾病故事和疾病背后的故事，知晓患者的需求和心理状态，通过有效沟通建立和谐的医患关系，顺应患者心理进行个体化处置，这样才能对诊疗产生积极的影响。

五、医患沟通的社会学基础

每个人都有社会角色，医生角色强调了社会属性与救死扶伤的职责，而患者一般是弱者角色，具有特殊性。患者角色包括以下几个方面：一是患者可以免除一般社会角色的职责，免除程度可视疾病的严重程度而定；二是患者一般无需为自己患病承担责任，因为其本身就是疾病的受害者，无需对此负责任；三是患者有义务力求康复；四是患者应寻求可靠的技术帮助，与医生配合，共同战胜疾病；五是患者康复后有义务承担病前的社会责任。在社会现实中，患者在适应患者角色的过程中常常会出现角色适应偏差，医生要在实践中对此进行甄别，并给予积极应对。

【关键要点】

作为医疗过程中诊疗信息的掌握者和诊疗主导者，医生要知晓医患沟通所需的医学基础、伦理学基础、法学基础、心理学基础和社会学基础。

（朱利明）

第四节　医患沟通的原则

在医患沟通中，医生要遵循平等与尊重原则、依法与知情同意原则、诚信与友善原则、理解与宽容原则、合作与引导原则。这些原则也是应用叙事医学理念建立医患互信的合作伙伴关系的基础。

一、平等与尊重原则

沟通是双向往来的，因此沟通需要平等和尊重，否则就是向下的命令和向上的献媚，就失去了沟通的基础。医患关系是特殊的人际关系，医患双方建立医患关系就像社会上偶遇的两个人一样，必然存在教育、文化、收入和观念等方面的差异，同时医疗信息的不对称性天然存在，因此在这些差异和不平等下更需要遵循平等与尊重原则，这是良好医患沟通的关键，也只有这样，才能建立叙事医学强调的医患之间是"人与人"而非"人与病"的关系，即关联性。

平等是有效医患沟通的基础。由于职业的特殊性，医生在医疗活动中居主导地位，但这并不意味着医生一方就可以高高在上俯视患者，心存施舍的心态。基于生命、健康、人体的复杂性，也不意味着医生是绝对的权威，患者一方必须言听计从。在医学知识上患者一方可以处于劣势地位，但在人格尊严上，医生和患者是平等的。在平等的视角，患者一方要尊重帮助自己的医生，而医生对任何一位患者都要一视同仁，尊重每位患者的人格尊严和生命、健康的诉求。在人格上医与患之间是互相平等的，医患沟通才能有效进行。

尊重是有效医患沟通的前提。尊重建立在平等的基础之上，需要医患双方共同遵循。患者一方对医生的尊重本质是对医学科学的尊重和对帮助自己缓解病痛的人的尊重，但这种尊重不应有不切实际、超出科学认知的期待，不应把医生奉为生命和健康的万能之神，而是以平和的心态、真诚的态度在沟通中表达对医生的尊重。在医生眼中，则一定要知晓患者是罹患疾病、身有病痛、心理脆弱、处于抑郁焦虑等状态的"弱者"，要知晓患者因为罹患疾病影响了社会价值和个人形象，他们常常有病耻感和无力感，要知晓患者本能而又迫切地需要得到各方的尊重，尤其是医生的尊重。因此，为了达成有效的沟通，尊重患者成为医生基本的工作要求和行动准则，比如保持和蔼可亲、彬彬有礼的形象，使用"您""请"等表示尊重的字眼和正确的称呼，及时回应患者的疑问，做好患者隐私保护等，尊重应该在医患交往的各个方面体现出来。

二、依法与知情同意原则

医患关系也是一种法律关系，因此在患者沟通中必须要有法律意识，遵守现行的《医事法》，确保医生和患者双方的权利和义务。如果在医患沟通中不遵循法律法规，医生的职业生涯将得不到保全，患者的生命与健康也得不到保障。在患者的权利中，知情与自主选择是患者的基本权利，因此知情告知和知情同意是医患沟通必须遵循的程序。

知情同意是医患共同决策的最重要内涵，其基本内容是医生在为患者作出诊断和拟定若干治疗方案后，必须如实向患者提供包括诊断结论、决策方案、方案利弊、治疗不良反应、可能的医疗意外、疾病预后、医疗费用等方面的信息，促使患者一方充分了解疾病、医疗、预后和费用等，在深思熟虑后自主作出诊疗选择，并表达接受或拒绝某种诊疗方案的意愿和承诺，虽然医生在一定程度上作为社会价值观的代言人，但还是要以患者一方的意见为主，首先要确保患者的利益。医生在得到患者一方明确的选择后，才可以实施诊疗方案。

知情同意原则是确保患者权利的法律基础，但如何让患者一方知情同意是医患沟通的难点和重点。在医患沟通中，医生要抛弃"父权式"的沟通方式，避免为患者做主、独断专行的行为。在医患沟通中，医生也要融入自己的社会责任，对"患者做主"的决策方式进行干预，不任由患者进行不科学、非理性的诊疗决定。在医患沟通中，医生不能暗示或误导患者一方在知情同意书上署名，不能有意无意夸大其词，刻意渲染诊疗风险，故意强调不良预后，不能把知情告知当作自己逃避责任的手段。在医患沟通中，医生要尊重患者的自主权，耐心、细致、负责、充分地告知和解释有关病情、医疗、预后、费用等方面的信息，通过恰当的沟通技巧使患者一方充分理解医生的告知内容，协助他们作出合理的判断，鼓励他们与医生协作配合、一起理性决策。

三、诚信与友善原则

医患诚信是指医患双方在临床诊疗活动中要诚实守信，不能存在欺瞒和失信的行为。医患诚信的要求即是疾病诊疗的需要，也是建立医患互信的合作伙伴关系、进行有效医患沟通的需要，对保障患者的生命和健康有重要的作用。诊疗过程中，医患诚信不是单方面的，而是医与患两方都需要做到诚信，即医者要有职业诚信，患者要有就医诚信。医生一方在诊疗过程中，一切行为都要从患者的生命健康需求出发，实事求是，才能赢得患方的信任与配合，医患沟通才能顺畅。相反，如果医生利用自己专业人员的身份壁垒和医疗知识壁垒对患者进行欺瞒，不按规范诊断治疗，引导患者进行不必要的检查检验和用药，无端增加患者的经济负担，在信息发达、群众文化程度普遍提升的现状下，很容易被患者一方发现端倪，造成患方的不信任，不仅为双方的沟通埋下隐患，还可能引发医疗纠纷。而患者一方也是如此，对医生问诊中需要了解的信息尽可能完整、无保留地如实告知，这样才有利于医生了解疾病的诱因和促进因素，以及发生发展的全过程，有利于医生作出正确的诊断和治疗。反之，如果过度防备，有意隐瞒病史病情，或是故意刁难医生，则是对自身生命健康的不负责任，也不利于达成有效的医患沟通，甚至诱导医生也产生防备心理，为双方的沟通埋下隐患。

友善包含善待亲人、他人、社会、自然的意义。医患关系中，在医和患眼里彼此都是非亲非故的他人，医与患如果都本着善待他人的理念在医患交往中行为处事，则可以和谐医患关系，对诊疗过程起到"润滑"的作用。但是在诊疗中，由于医生处于主导地位，医生的友善态度显得更加重要，往往对医患沟通起着决定成败的作用，因此医生要善于共情，主动释放真诚、平和、关切的友善态度，并恰当地表达出来，以赢得患者的尊重和善意的回应。

四、理解与宽容原则

理解是指人际关系中双方通过互相了解，能够设身处地地进行换位思考，并能谅解对方的一种美德。理解是人与人之间相处的桥梁，是通往心灵深处的使者，是化解人与人之间矛盾的解药，彰显的是人性的光辉与温暖。医患之间是平等的关系，是合作伙伴关系，但在医患互相理解这一原则中，医生首先要理解患者。患者罹患疾病后身心受到折磨，此时的他们更需要关怀和温暖、照护和帮助，但如果遇到的医生态度生冷，肯定不会对医生产生信任和好感。因此，医生要掌握医患沟通中患者的心理基础，在医患沟通中应用共情和他见，这样才能真正做到理解患者。共情是体验他人内心世界的能力，在医患沟通中，医生要借助患者的叙事，深入患者内心去体验他的情感和思维；要借助自己的医学知识和经验，更好地理解患者问题的实质；还要把自己的理解传达给患方，以影响患方并取得反馈。他见是站在上帝的视角看待自己和患者的一切，也就是跳出自己看自己。这样才能以理性的态度辨析问题的本质，并有针对性地作出调适和改变，促进医患和谐沟通。

宽容是指在人际关系中允许他人自由行动或判断，耐心而毫无偏见地容忍与自己的观点或公认的观点不一致的情况。通俗地讲，宽容是宽宏有气量，不计较、不追究，能包涵、能原谅；宽容是行动，更是一种良好的心态，也是一种境界，能够宽容别人的人都有宽广的胸怀。日常诊疗活动中，不管是患者也好，医生也好，时常充斥着各种各样的负性情感以及由此产生的不利于沟通的因素，比如患者知晓疾病坏消息后的否认、愤怒和抑郁，比如在疾病发展不可预知情况下的焦虑、忧愁和哀伤，不被亲友和他人理解时的郁闷、无助和孤独，比如丧失社会和家庭价值创造能力后的恐惧、愧疚和失落。而医生，更多是躯体和心理重压导致的职业倦怠，出现情感、态度和行为的情绪性耗竭。比如对工作缺乏热情，态度消极，情绪烦躁易怒，对周围的人和事漠不关心，对患者和同事缺乏耐心，自我评价持续下降，不断丧失成就感。但是，如果医生对这些负性的情绪有所了解和警惕，能有深层次的理解和预见，以宽容和睿智的态度去妥善处理，选择合适的时机和方式去进行沟通，同时知晓自身的问题，学会放下和化解，能够"看透一切，包容一切，以喜悦的心情看待事物的本来面目"，那就能收获患者的信任、理解和工作中的成就感、被尊重感。

五、合作与引导原则

医患关系曾被误解为消费关系，实质上医患之间是合作伙伴关系。在与疾病作斗争的过程中，为了收获生命与健康这个共同的目标，他们是同一战壕里的战友，医与患密切配合，通过医患共同决策实现最理想的诊疗结果。虽然客观上存在信息差异，以及强与弱、健康与病态、主动与被动的客观差异，但医与患这对战友是平等的。目前的医学模式已从生物医学模式转向生物－心理－社会医学模式，在临床诊疗的决策过程中，父权式、患者做主式、患者和家属参与式的临床决策不断在弱化，医患共同决策的模式得以提倡和应用。因此，医生要肯定并接纳患者角色由被动接受向主动探讨、共同决策这一合作角色的过渡。而患者一方也要摒弃在医疗活动中自己是花钱买服务的消费主义想法，要把医生看作是帮助自己维护健康，脱离疾病，达到康复，或者延长生命，改善生活质量的可以信赖的合作对象。医患双方只有这样才能形成良性的合作机制，有利于改善诊疗结局、提高医疗质量与安全、减少医疗支出等，而医生也能从良好的合作关系中收获成功和良好的个人声誉。

在医患合作过程中，医生要充分尊重患者的合作意愿和诊疗意愿。但事实上医患之间是什么样的关系只有医生会去思考，一般人群哪怕罹患疾病就医后，也极少会考虑他（她）与医生之间会是什么关系。患者的个人意愿往往体现在疾病诊疗方案、费用支出等与疾病诊疗康复密切相关的地方，同时，由于患者一方缺乏医学知识，关于诊疗的个人意愿也时常出现偏差。因此，医生不仅需要进行合作关系的引导，还要进行疾病诊疗各环节的引导。一是在医患沟通的过程中向患者传达他们之间建立的是平等合作关系，引导患者乐于合作、真诚合作；二是进行疾病相关的科普教育，能让患者详尽告知医生需要获取的疾病诊疗信息内容，如症状、体征、诱因和诊疗史等，同时在患者描述模糊、信息传递不清的情况下引导患者一方进行确认，以作出准确的诊断和治疗决策；三是客观准确地告知患方疾病性质、可选择诊疗手段、可替代的治疗方案、诊疗的花费、疗效和预后等，同时医生作为社会价值的理性代言人，通过恰当的引导，帮助患者一方理解疾病相关的各种情况，以达成医患共同决策。

【关键要点】

1. 在医患沟通中，医生要遵循平等与尊重原则、依法与知情同意原则、诚信与友善原则、理解与宽容原则、合作与引导原则。

2. 医生在医患沟通中遵循的五项原则也是应用叙事医学理念建立医患互信的合作伙伴关系的基础。

（朱利明）

第五节　语言性和非语言性沟通

医患沟通的本质是信息交流。说话可以交流信息，但默不作声也传递了信息，举手投足也展示了态度，因此沟通有语言性沟通和非语言性沟通两个方面。

一、语言性沟通

语言性沟通强调所说的话和所写的字（语言）应当是被发送者和接收者都能准确理解的；同时要进行反馈和确认，以了解所表达的信息和对方所接受的信息是否相同的。在医患沟通的语言性沟通中，有几点需要医生关注。

（一）用词要讲究

医患沟通接触的对象各式各样，可以是文化层次高的大学教师，也可能是从未上过学的老人，而且医学用语很多情况下晦涩难懂，因此词汇的选择要因人而异、因人择词，尽量要通俗易懂，让绝大多数人能理解。同时，患者正承受病痛，急需他人的支持和帮助，因此医生讲出的话要文明、轻柔，要让人感受到温度和力量，杜绝伤害性、侮辱性的词语。另外，病痛中的患者心理脆弱，对未知的未来忧虑、恐惧，因此医生在沟通中要尽量避免直接使用"死""遗嘱""癌"等词汇。

（二）说话清晰又简洁

任何高效的沟通都必须简单、简短、重点突出，尤其是在医疗领域，如在急诊等紧急医疗救援场景中。一方面说的太多会导致重点不突出，患者或者家属稀里糊涂搞不清楚状况；另一方面信息量太大不利于患者和家属理解疾病现状和诊疗措施。这些都是无效沟通的原因。还有，对听力不好的或者听不懂普通话的人（往往是老年人），医生要注意辨识，并要愿意凑近，提高声音多说几遍，或者用他们听得懂的方言解释，或者让家属代为转述。医生所做的这一切目的都是让患者能听明白。

（三）善用语音语调

语音语调可以让语言丰富多彩，通过语音语调变化可以表达情绪，比如热情、关心、愤怒、失望和失落等。医生要学会通过患者和家属的语音语调变化了解他们的情感变化；同时，医生的语音语调变化也在向患方传递着信息。因此，医生还要注意自身的的情绪反应，一方面是从职业化视角要控制自己的负性情感，另一方面是通过语音语调的变化传递出因患者故事而变化的情感，展示对患者的关心和关爱。

（四）在语言性沟通中注意语速

对于医生而言，比较理想的语速是不快不慢，适宜自然，同时要避免不恰当的停顿。这样的方式在常规情况下有益于患者和家属理解诊疗信息，树立医生稳重的形象。但是，医生要学会分清缓急，在医疗紧急情况下，若还是不合时宜地不快不慢，会让患者和家属理解为怠慢。

（五）用幽默适当营造轻松的沟通氛围

围绕疾病的都是负性情感，而笑有助于减轻与压力有关的紧张和疼痛，帮助患者释放紧张感。因此，医生要善于在合适的场合、合适的时机用幽默的语言调侃事、调侃自己，轻松愉悦的气氛有助于患者转移注意力，树立乐观的精神状态面对疾病。当然需要注意的是场合、患方性格及医患关系亲密程度，避免弄巧成拙，让患者或家属觉得是在取笑他们。

（六）言语诚恳可信

医生要实事求是，讲出的话要经得起病情变化和医学科学的验证，不清楚、没把握、缺乏循证医学证据的不轻易开口。基于医学的不确定性，给患方坦率但不确定的答复反能取得信任。而信口开河、搪塞会把患方引向歧途，反而让患方不信任，甚至引起纠纷。

（七）注意沟通时间和话题的关联性

与患方沟通一定要看准时机，选择患者和（或）家属愿意听、可以听、听得进的时候进行医患沟通，千万不要在患者有明显躯体症状，注意力容易被转移的时候沟通。在沟通开始前，可以事先征求患者和家属的意见，比如"我可以和您聊一会儿吗？"或者先和患方聊聊他们关心和重视的其他话题，适时切入沟通话题。

二、非语言性沟通

非语言性沟通是沟通中不可忽视的组成组成，与语言性沟通如影相随，互相影响。因为非语言性沟通常常是自发流露出来的，被认为是潜意识的表现，难以掩饰、又存在模糊性，有时候对沟通结果起决定性作用。非语言性沟通包括沟通双方的表情、躯体姿势、声音、手势、眼神及其相互间的距离和肢体的触碰。同样的一句话，结合不同的非语言性行为，会产生不同的含义和效果。因此，在医患沟通过程中，医生要注意自己的非语言性行为，同时要学会观察患者一方的非语言性行为，对捕捉到的含义信息要鼓励患者一方用语言表达出来。对非语言性沟通，我们需要重点注意面部表情及眼神、身体姿势和外表三个方面。

（一）面部表情及眼神

面部表情是指通过眼部肌肉、颜面肌肉和口部肌肉的变化来表现各种情绪状态。一般来说，眼睛和口腔附近的肌肉群是面部表情最丰富的部分[9]。在日常生活中，人们总是会不自觉地基于他人的面部信息对其诸多特质进行推断，该过程被称为"面孔社会知觉"（social perceptions of faces），其推断结果会形成对他人的印象，进而影响人们真实的社会行为决策的结果，如政治选举、经济决策和法律判决等[10]。面部表情有愤怒、厌恶、幸福、悲伤、惊奇和中立5个基本类别。除了一般的表情，在医患沟通中医生还需要注意患者一方的微表情。微表情往往是在人想压抑自己感情时产生的，这既无法伪造也无法抑制[11]。微表情通常在1/25~1/2秒之间不受控制地变化，并且出现频率较低，微表情能有效帮助人们识别沟通对象的真实意图，但未经过训练的个体对其识别能力并不高[12]。

表情蕴含了丰富的情感，在沟通过程中，对方面部肌肉松弛表明心情愉快、轻松、舒畅，肌肉紧张表明痛苦、严峻、严肃。伤心时嘴角下撇，欢快时嘴角上扬，惊讶时张口结舌，愤恨时咬牙切齿，忍耐痛苦时咬住下唇。眉目传情、低眉顺眼表示顺从，眉头舒展表示宽慰，眉头紧皱表示怀疑和紧张。眼神同样重要。正眼视人显得坦诚，视线躲闪显得心虚，乜斜着眼显得轻佻，眼睑下垂表示顺从或抑郁，四处张望表示心不在焉；另外，目光还可以表达期待或焦虑、赞同或拒绝、厌恶或喜欢、央求或命令、讽刺或同情等；而眼泪更能够表达悲伤、欢乐、委屈、思念等情感。这些都需要医生掌握并分析、判断和作出相应的反馈。

（二）身体姿势

除了表情和眼神，身体姿势的变化也是一种非语言性沟通，通过它让对方明白我们想要表达的意思。事实上，身体的每一个部位都可以传达信息和表达情感，这就是身体姿势的价值。身体前倾、眼神接触及适当适时的点头或摇头，表示你在认真倾听。医生同时通过点头和摇头表达自己对患者观点的认同、赞许和否认，这样的身体姿势反馈还可以鼓励患者继续表达下去。另外，在沟通的过程中，医生要与语境相配合地抬头看患者，或者在患者描述他身体某个部位问题的时候进行相应的追随观察，以此表达医生正认真仔细地进行诊疗，也表达对患者的尊重和理解。相反地，切忌自顾自低头做事，没有配合这些动作而只是听，会让患者感觉你轻视他的诉说而影响信任关系的建立。

除了头部动作，手的动作同样重要。在语言性沟通的基础上，配合适当的手势会让沟通更加有效。双手展开的舒展状态，表示有信心、能控制；在作出决定的时候快速有力地击打桌面，表示一锤定音和战胜疾病的决心；在患者克服困难达成某个目标时给个大拇指则表示赞扬和鼓励。还有，通过手的身体接触，可以表达温暖和关怀。比如进行轻柔的触诊加上细心地检查，让患者感觉踏实；比如在患者情绪激动的时候将手放在患者肩部，或轻拍患者的手背，可以起到安抚的作用；比如主动协助活动不便的患者变换体位、搀扶下床、示范性地叩背咳痰，既是诊疗和帮助，又是情感的传递；还比如冬季检查患者前搓搓手、捂捂听诊器，检查完后帮助患者整理衣物、掖掖被角等，都是建立互信关系的有益行为。除了和患者接触时的身体姿势，医生平素的坐姿、行走的步伐、工作中的动作等，都会被患者一方看在眼里，成为他们评判医生能力和素养的信息来源。因此，医生要养成良好的习惯，包括端正的坐姿、龙行虎步的行走姿态、干练的做事动作等，给人以沉着、稳重、冷静、威严的感觉。

（三）外表

外表是人的容貌姿态等。虽然是外在表现，但深刻反映着人心灵深处文明修养的程度。通过仪表，不但可以看出教养的深浅，也能看出医生所在单位的精神面貌和管理水平。在任何沟通中，仪表是人际交往注重的第一印象。医生服饰整洁、态度和蔼、举止得体，患方会觉得医护亲切、值得信任，自己受尊重；同时整齐的穿着也暗示做事细心、精神状态良好；容易取得患者一方的信赖，一定程度上能增强患者战胜疾病的信心。反之，衣冠不整表示心理健康欠佳或社会适应不良，这对患者一方同样适用。

1. 服饰方面

医生上岗时应穿工作服。工作服应干净整洁，尤其是领口、袖口、胸口位置，可以旧但不能脏，扣子齐全不松动。医生要遵照医院感染管理控制要求养成勤洗手的习惯，除接触污染性切口或肛门指诊或特殊传染性疾病诊疗等防护需要，不能戴着手套工作或触诊患者，以免患者误解。在夏季，穿半袖工作服时不宜将里衣袖外露。工作服口袋应平整，不可存放用过的脏口罩等物品。

2. 修饰方面

医生上岗时一般不允许佩戴耳环、手镯、戒指、项链和别针等饰物，但适当的外貌修饰可以让自己充满活力，容光焕发，展示良好的职业形象。女性医生不允许浓妆艳抹，刻意追求打扮。发型要大方，不梳披肩发；头发保持秀美整齐，没有头垢头屑。男性医生要经常修面，不留小胡子、大鬓角。无论是男性还是女性，都要克服不良习惯和小动作，如皱眉、眯眼、咬唇、做怪脸、撇嘴和吃零食等。

3. 个人卫生方面

医生要注意个人卫生，经常修指甲并保持指甲清洁，不宜涂指甲油。还要保持身上清洁无异味，上岗前忌吃葱、蒜、韭菜之类有异味的食物。上岗前要注意整理容貌、着装，维护自我形象。宜在值班室避开患者进行，不能当着患者的面打领带、提裤子、整理内衣、照镜子、修指甲等，抠鼻孔、剪鼻毛、剔牙缝、检查裤裙拉锁更要避开患者的视线。这既是对患者的尊重，也是对自我形象和人格的尊重。

【关键要点】

1. 沟通有语言性沟通和非语言性沟通两个方面。

2. 在语言性沟通中，医生要用词讲究，说话清晰简洁，善用语音语调，适当注意语速，用幽默适当营造轻松的沟通氛围，言语诚恳可信，注意沟通时间和话题的关联性。

3. 在医患沟通中，医生要注意自己的非语言性行为，同时要学会观察患者的非语言性行为。

（朱利明）

第六节　医患沟通的若干技巧

沟通反映了一个人的交流能力，良好的沟通需要情商和智慧；除此之外，医患沟通还是医生的职业需要。因此，了解和学习医患沟通的一些技巧，对建立良好的医患关系，确保诊疗顺利进行具有重要价值。

【案例】

"你'滚'回家去好了！"

如果有人对你说这句话你会有什么样的情绪反应？你能想象这是一位医生冲着患者说出来的话吗？你想知道患者听了这句话后的反应吗？

不管是什么样的对话场景，不管对方是谁，如果有人对我说这句话，我必定怒火中烧：任谁有资格让别人滚呢？可事实上，这句话就是一位医生在查房的时候对他的患者说的。这位医生说完这句话后，非但没有引起患者激烈的情绪反应和医患纠纷，不想出院的患者讨价还价一番后最终还是乐呵呵地去办出院手续了。

这位医生是某三级医院的内科大夫，为人大大咧咧，平时说话言语夸张，不论与谁，时不时说些当真不当真或者被认为不着调的话，而且嗓门极高，但是，他对患者却是非常上心，在同事和患者中有极佳的口碑。患者是第二次来住院，交往了一段时间，了解这位医生的脾气性格，对诊疗也很满意，这次住院经过系列处置后已经符合了出院的指征，但担心回家后会有反复，就赖着不肯出院，所以才有"你'滚'回家去好了！"这句话。医生在很夸张地吼了这句话后，又非常详细地交代了患者回家的注意事项，同时也留了联系方式，患者心安了也就听从了医生的意见。

这是个比较贴地气的案例，"滚"字蕴含的情绪一般是斥责和愤怒，在医患沟通的常态中基本不可能出现，但这个个案足以说明医患沟通常因人、因沟通语境、因双方交往时间、因沟通对象认知、因关系亲疏以及沟通的前因后果等多方面影响而产生不同的效果。这就告诉我们，在医患沟通中要把握各种信息，掌握好沟通技巧。

医患沟通的一般技巧包括态度性技巧、行为性技巧和语言性技巧三方面。态度性技巧要求医患沟通时要真诚，懂得尊重对方，在沟通过程中要学会共情，善于站在沟通对方的视角看问题、想问题，并给予理解和应对。行为性技巧的关注点一是要倾听，倾听不是简单的听对方讲，而是沉浸式地、能让对方感受到他的沟通对象认真且耐心地关注着自己的所言所语；二是要注重非语言的沟通交流，非语言沟通多种多样，但能细微而又真实地传达信息。语言性技巧是沟通的最主要手段，沟通双方一来一往要善于提问，会做回应和解释。作为医生，还要通过语言沟通给予患者疾病科普和健康指导，乃至生命教育。

2007年9月，内蒙古自治区卫生厅发布了《内蒙古自治区医疗机构医患沟通制度（试行）》（内卫发〔2007〕75号）文件，这份文件对医患沟通的内容、方式、方法和技巧、记录、评价作出了明确的规定，反映了官方对医患沟通重要性的认识。文件在沟通的技巧方面，提出了1个技巧（1份耐心）、2个掌握、3个留意、4个避免、5个注重的要求。

1个技巧（1份耐心）是要求注重技巧，多听患者或家属说几句，尽量让患者和家属宣泄和倾诉，对患者的病情尽可能作出准确解释。

2个掌握分别是掌握病情、检查结果和治疗情况，掌握患者医疗费用情况及患者、家属的心理状况。

3个留意是留意沟通对象的教育程度、情绪状态及对沟通的感受；留意沟通对象对病情的认知程度和对交流的期望值；留意自身的情绪反应，学会自我控制。

4个避免是避免使用刺激对方情绪的语气、语调、语句；避免压抑对方情绪、刻意改变对方的观点；避免过多使用对方不易听懂的专业词汇；避免强求对方立即接受医生的意见和事实。

5个注重是注重态度，要端庄大方、热情负责；注重语言，要通俗、清晰、明了，有情感，避免使用模棱两可、同音异义或专业术语；注重语调语气，语调要适中，语气温和；注重目光、表情、手势等的配合使用，如用微笑、注视、点头等表达安慰和鼓励；注重患者的身份、地位、职业、文化程度等，多鼓励，多解释。

"12345"的医患沟通技巧从宏观到微观层面都提出了要求，有很强的指导意义。除了前述这些，在医患沟通的技巧上还有以下几点需要强调。

一、学会观察

沟通的第一要务是了解沟通对象的基本情况和沟通反馈信息，而观察是获取这些信息的重要渠道。开始沟通时，医生要留心观察患者及其家属的外貌、举止和神态，留意他们的衣着和打扮，携带的物品等；如果是在病房内，或者家庭医生上门服务，还有观察病房或家居的摆设及整洁程度。另外，还要观察患者和周围人之间的互动模式和关系的紧密程度等，由此可以收集很多患者生理、心理以及社会交往等方面的信息。一般来说，通过观察以下几个方面的细节就可以对患方做一个概括性的评估，包括患者的个人状态、容貌、个人卫生状况、皮肤、口唇、头发、眼神、语言、举止和情绪状态等；身边的辅助仪器和设施，例如拐杖、轮椅、便器和吸氧设施等；患者附近的物品、食物、书本、药物、影音设备和宗教物品等；身边的人，诸如妻子/丈夫、子女、祖父母、朋友、邻居、保姆和护工等，以及他们的语言、举止和情绪状态，彼此之间的互动等；其他包括患者家居环境住房条件、基本设施和卫生状况等。而在沟通过程中，医生要观察患者一方的言行举止，我们能够从他们的微动作、表情等获得反馈，能让我们把控沟通的行进节奏和停顿节点。通过观察，还能让我们更加准确地判断患者一方的情绪状态，及时进行必要的安抚。观察也是一种自我监控的方式，医生能从患者一方传递的信息中判断出此时的沟通行为是好是坏，成效如何。通过不断的观察，我们可以收集沟通环境中有利于医患沟通的各类因素，有了这些因素，也就是沟通的信息源，我们就能串起沟通思维链，以便应对沟通过程中的各类突发情况。

二、善于倾听

作为医生，要达成良好沟通，建立良好医患关系的前提是能倾听患者的声音。倾听是接收语言及非语言信息，确定其含义并对此作出反应的过程。在沟通中，倾听不是简单地只听患者一方所说的词句，还应注意其说话的音调、语气、面部表情、身体姿态和动作行为等。倾听不仅是精神上的集中，还要肢体语言的配合。比如身体微微前倾，保持眼神的接触和交流；请其落座，同时自己调整座位，开放坐姿，表明已准备充分的时间听对方讲述；不论是站与坐，不要形成俯视的视角，要保持平等的视觉位置，如在病床前，可以搬椅子入座，还可以坐在床沿上，必要时可以蹲在床前与卧床的患者平视。在倾听的过程中，最好有适当的肢体接触，如握住患者的手，或拍对方的肩部等，表达一些语言无法表达的深层理解和关心；要保持注意力集中于患者的讲述内容，以微微点头、目光接触、专注的表情让患方感受到你的关心；沟通中，除非必要，不要随意打断患者的讲述或随意改变话题，顾左右而言他；对诊疗过程中的细节和具体内容，不要急于判断对错或是否合理，不轻易表明自己的鲜明观点；另外，要适当地表示鼓励和肯定，作出适当的回应和反馈，鼓励对方继续说下去，向患方表明你能理解他们，并帮助他们更清晰地表达自己的内容和感受。倾听不仅仅是听到患者和家属所描述的字和句，更要聆听和感受患者一方的乐观、沉默、愤怒、迟疑、焦虑等心理和精神状态；同时，医生个人要丰富自己的人生阅历，正确思考死亡和生命的意义，在沟通过程中展示出尊重和关爱生命的价值观。

三、会用肢体语言

之前已多次阐述了医患沟通中肢体语言的重要性。需要强调的是，肢体语言的应用需要适宜，否则会适得其反。一方面是要有适当的目光接触。我们要注意视线的方向和注视时间的长短，一般以平视为宜，注视时间过长会导致紧张、不自然，过短显得缺乏诚意或心虚，因此，目光接触要恰当、有礼貌。同时，目光适宜停留在对方的嘴、头顶或脸颊两侧，切忌死死盯住对方的眼睛让其感到窘迫；也忌讳目光忽左忽右、游移不定，给对方不受重视、很随便的感觉。在表达安慰的时候，目光要充满关切；给予支持时，目光要显得有力量；进行解释时，目光要蕴含着智慧。第二方面是沟通距离。医患距离应根据熟悉程度和具体情况把握；正常情况下双方之间要有适当的距离，一般一臂的距离比较合适，避免了面对面直视导致的压力和尴尬。当医护人员对患者表示安慰和安抚时，距离可近些。同时医生和患者之间的年龄、身份、性别和受教育状况不同，也应该有不同的距离和方式。第三方面是身体接触。适当的接触可以表达一些用语言不能表达的关心和理解，如为拍背、搀扶、握手安慰等，但是要注意尺度和性别界限。

四、注意提问

医患沟通中，通过提问获取诊疗信息是主要的途径，也是医生掌握沟通进展的方法。一是善用开放式或封闭式的问题。开放式的提问对答案没有暗示，是需要自由回答的问题。希望患者一方通过解释、描述或比较等来说明病情变化、诊疗过程、诊疗结果、个人意愿和感觉。通过开放式的问题可以获得丰富的资料、找到沟通切入点和患方关注点，建立融洽的沟通气氛、评估对方的表达能力等。开放式问题一般用在沟通开始时，可以使沟通快速进入状态。同时开放式问题允许患方表达自己的情感和担忧，可用于深入探索患方的思想和感受。常见的问题比如"您感觉怎么样？""您现在有什么难受的？""您对自己的病情了解多少？""您怎么看待自己的病情？"相反地，封闭式问题的答案比较有限和固定，通常的回答为"是"或"不是"。封闭式问题一般用于确认信息、控制沟通方向、节约沟通时间及帮助患者作出决定。在结束谈话前，可以用封闭式问题来进行总结和评估。

为了系统有效地获得准确的资料，提问遵循从一般问题到特殊问题的原则。比如沟通开始时问"得病以来什么情况让你感到难受？"了解后再问"是憋气让您感到很紧张吗？"从一般到特殊的提问进程是获取全面信息，再精准辨析的过程。另外，在沟通提问中要避免诱导性和暗示性的提问。这两种提问可以给患者提供倾向性的特定答案，问题的措词已暗示了医生所谓的"理想"答案，患者一方或碍于情面，或不想让医生失望而不愿意否定，最终导致沟通信息的不准确传递。同时，在沟通提问中还要避免使用诘难性提问，比如"你们为什么拖到现在这个样子才来？""叫你早上服2片，晚上服3片，为什么不听？"诘难性提问常使患者和家属产生对抗和防御心理。再有，提问要有针对性，最好是一问一答，切忌一大堆的问题一股脑儿抛出来，让患者找不到重点，无所适从。提问的时候也要注意变换提问方式，避免形式单调给人以审问的感觉。在患者一方回答后适当穿插表达关切、赞许、支持、表达同理心的点评，比如"是啊，换了谁都会受不了的。""看得出您当时很难受，但您挺过来了，真不容易！"

五、静默、复述和澄清

在一般的沟通过程中，很多人都担心双方讲着讲着就没话了，这种状态可以称为冷场或静默。冷场会产生尴尬的氛围，破坏有效的沟通。但医患沟通中，因为诊疗信息的爆炸式传递，以及意外、坏消息所致的情感变化，患者一方静默是常态。作为医生，要理解患者一方的静默，要把自己融入到患者静默的沟通情景中，同时可以把自己反馈性作出的静默当作一种技巧。另外，要允许患者一方适当的静默，知晓静默绝对不是发呆、闷或者是没有话题，而是留给患方有思考的空间和过程。为避免双方在静默中感到不舒服，要注意适当控制静默的时长，并且在静默时保持给予对方眼神、身体接触或其他方面适当的支持，而非左右观望、无所事事。

听到的不等于听进去的，听进去的不等于理解的。医生在沟通中还要适当地把患者的话中重要的字眼重复一遍，保持原句的意思，让患方确认你已经听到了他（她）讲话的内容，知道你对他（她）说话内容的理解程度，同时核实你的理解是否准确。反过来也可以要求患者一方这么做，以确认双方沟通信息的一致性。不要对患方的想法和讲述内容早下判断，如有不清楚的地方要问详细，将一些模棱两可、欲言又止的陈述弄清楚。另外，一些模糊词语的意思在不同的人看来有不同的理解，如大、小、很痛、严重、很快、经常等，需要进一步澄清、具体化，才不至于造成误解。

六、融入疾病和死亡教育

医患沟通既是获取信息的过程，也是告知、教育的信息输出过程。在沟通过程中，医护人员若能适当地提供一些有关信息，解答一些问题，纠正一些错误的观念，讲解一些有关诊疗、护理、情绪处理的知识，会使患者和家属感觉到有所帮助。另外，适当应用解剖模具、教育性短片、宣教手册和典型案例等，都可以帮助患者和家属准确、有效地获得疾病的诊疗信息。对于预后不良的患者，医患沟通的过程是死亡教育介入的契机。但死亡教育涉及生死这样的终极话题，有时要改变一个人的既有观念，因此不适宜在还未很好建立医患关系时就死亡话题进行交流。一般地，适宜在疾病诊疗和预后等信息告知后，在患者思考死亡问题时顺势开始死亡教育。通过死亡教育，目的是引导患者对生死进行思考，理解死亡是不可抗拒的自然规律，消除患者对死亡的恐惧、焦虑等心理现象，教育患者坦然面对死亡；同时做好心理上的准备。因此，需要医生有丰富的经验和人生阅历，能以专家的身份进行指导和帮助。

七、总结与分享

在医患沟通中，结束一段谈话或试图转换话题之前，要将之前所沟通交流的内容用简单总结的方式重复一遍，这有利于提醒患者和家属备忘，既可以强调沟通的重点内容，确认患方理解，还可以让医患双方确认前一话题的结束，并顺利转换话题。比如"刚才我们谈了……（总结之前的谈话内容），您也谈到了自己最为担心的是……（希望接下来重点讨论的主题），关于这一点能多分享一些吗？"除了患者诉说，医生也可以分享一些个人感受或个人经验，有助于让患者一方认为医生能理解他们的处境，容易拉近医患双方距离。但分享要与现场的沟通情境相配合，医生要以真诚的态度、可信的语言讲述出来，否则会让患方认为你的了解太表面，分享不真实。同时，分享时也不要将自己的个人感受及经验强加于患者一方。医生个人的分享只是对患者故事的反应，是建立信任的桥梁，实质上最重要的是促使患方说出自己的感受。

八、展示同理心

沟通中，要想真正了解别人，就要学会站在对方的视角来看问题。因此，同理心极其重要。同理心泛指心理换位、将心比心，即设身处地地对他人的情绪和情感的感知、把握与理解。同理心主要体现在情绪自控、换位思考、倾听能力以及表达尊重等与情商相关的方面。同理心一般被赋予以下含义：我怎么对待别人，别人就怎么对待我；想他人理解我，就要首先理解他人，将心比心，才会被人理解；别人眼中的自己，才是真正存在的自己，学会以别人的角度看问题，并据此改进自己在他们眼中的形象；只能修正自己，不能修正别人，想成功地与人相处，让别人尊重自己的想法，惟有先改变自己；真诚坦白的人，才是值得信任的人；真情流露的人，才能得到真情回报。需要注意的是，同理心不仅是能够理解对方的思想和感受，而且还能够表达出来，让对方感觉到被了解和接纳。在医患沟通中，具备同理心的沟通是高层次的沟通，而非简单的一句"嗯，我明白。"或"我能了解你的心情！"再有，应用同理心不等于完全赞同对方的想法或抱怨，而是保持自己的原则，站在对方角度给予合理化建议，并非是无原则的赞同，或不着边际的安慰。我们要知道，医患沟通不只是获取信息，更是建立互信伙伴关系的手段和过程，而信任关系的来源在于同理心。因此，医生要在医患沟通交往过程中逐步体现出自己的同理心，真诚对待患者，倾听、体谅、尊重、宽容患者，如此患者也就会越真诚和信任有加，最终形成良性循环，实现医患和谐，在疾病、健康和死亡面前建立互信的合作伙伴关系。

九、语义重构

在医患沟通中，患者的言语往往是负面的，常会在沟通中流露失落、悲观、厌世的情绪，当然有时也是一种试探，希望自己听到的信息得到确认或了解其他方面信息。因此，我们不能只是陈述现实，或者以错误的方式回应，比如在患者的负性情感面前逃避、默认、随声附和或怜悯，比如用"您这样想是不对的""不会啦，没事的没事的……""您应该积极乐观起来……"这样批评或空洞的言语企图扭转患者的想法。正确的做法是我们要重构语义改变患方对现实的理解，把患者负面的话语用正面的方法重新叙述，增加患者的信心和应对能力。比如患者说："我现在很虚弱。"我们则可以回应："最糟糕的时候已经过去了，您现在比之前好多了，我们还有一些办法可以用。"比如患者说："我是晚期癌症，没有希望了。"我们则可以回应："人活这么大，哪有不生病的，但老有所养，病有所医，家里人都这么关心您，这也是福气啊！"

临床中，这些技巧的应用会提升医生的医患沟通效果，但大道至简，真正良好的医患沟通源于根植于医生内心的叙事能力。

【关键要点】

1. 医患沟通常因人、因沟通语境、因双方交往时间、因沟通对象认知、因关系亲疏以及沟通的前因后果等而异。因此在医患沟通中要把握各种信息，掌握好沟通技巧。

2. 医患沟通的一般技巧包括态度性技巧、行为性技巧和语言性技巧三方面。态度性技巧要求医患沟通时要真诚，懂得尊重对方，在沟通中要学会共情。行为性技巧的关注点一是要倾听，二是要注重非语言沟通。语言性技巧要善于提问，会做回应和解释，同时医生还要给予患者疾病科普、健康指导，乃至生命教育。

（朱利明）

第七节　治疗性沟通在沟通困难情境中的应用

医患沟通中时常出现沟通困难情境，从而影响医患关系和临床决策，成为医患矛盾和医疗纠纷的诱因。沟通困难情境尚缺乏确切的定义，国内有学者认为，临床中困难的沟通情境通常包括与否认、愤怒、焦虑、抑郁、烦躁、恐惧、哭泣、悲哀或绝望的患者沟通，向患者传达负性信息，回答比较敏感或难以回答的问题，与感觉缺失患者的沟通，与急症、危重、临终患者的沟通，与患者家属的沟通，处理患者及其家属的投诉等[13]。也有学者综合各方观点，将临床沟通困难情境界定为在特定的时间、角色和环境中，医护人员在执行合乎伦理规范的临床活动中，所遇到的沟通层面不满意的问题情景[14]。

随着医学模式从生物医学模式向生物 - 心理 - 社会医学模式转变，护理模式也渐趋现代化，随之出现了治疗性沟通的概念。治疗性沟通最早于 1993 年被介绍到国内，作者编译了《Communication in Nursing Practice》一书的部分内容[15]，认为治疗性沟通是一般性沟通在护理工作中的具体运用。一般性沟通是发出者通过一定途径将信息传递给接受者，接受者在接到信息后，向发出者提供反馈信息，以使发出者了解接受者的反应。而在治疗性沟通中，信息发出者是护理人员，信息接受者是患者，要沟通的信息是护理专业范畴的事物，其目的是为满足患者的各种需要，对患者的身心起到治疗作用。这个定义强调了沟通对身心的治疗作用。

医患之间的沟通不只是护患沟通，还包括了医生与患者和（或）家属的沟通，医院管理者与患方的沟通等，因此，治疗性沟通的定义应该扩大为人与人之间的治疗性对话，旨在促进问题的解决、学习与成长。它与一般沟通的区别在于治疗性沟通是有计划、有意识地影响患者，沟通过程中要选取安全并且能协助患者自我察觉的治疗性语言，对患者的身心起到治疗作用[16]。

基于此，沟通困难情境需要治疗性沟通技术来解决，这个技术要融合"以患者为中心的服务"理念，要求与患方共同构建叙事医学所强调的合作伙伴关系，以此开展共情沟通。以下对部分沟通困难情境如何进行治疗性沟通进行例举。

一、治疗性沟通在病情告知中的应用

病情告知是指医生将患者疾病相关的信息，如病因、诊断、鉴别诊断、治疗和预后等告知患者和（或）家属。一般地，属于沟通困难情境的病情告知内容往往是难以医治、预后不良、存在重大致残致死可能的情况。医生在进行这类病情告知前需要有所准备。一方面要清楚了解患者经过相关检查检验及鉴别分析获取的疾病诊断材料，以及可能的病因、治疗的手段和措施、可能的并发症和毒副作用、预期的花费、一般的预后等疾病信息。另一方面要掌握患者对病情了解的程度，明确患者所罹患的疾病到底会对患者和其所属的家庭带来什么样的重大不良影响，预估病情告知可能会给患者带来什么应激反应？第三方面要清楚准备告诉患者什么？计划怎么去告知？而在病情告知的过程中，需要把握因人而异、逐步告知、留有希望、真实坦诚、与家属互相配合的原则。到目前为止，就重大病情告知（坏消息告知）已形成了较多成熟的模式，具体将在坏消息告知章节中阐述。

二、治疗性沟通在处理"共谋"中的应用

"共谋"是家属及家属要求医生共同向患者隐瞒病情的现象。"共谋"在晚期癌症或安宁疗护患者家属中常见。"共谋"的原因主要是家属害怕告知实情后患者会恐惧绝望，加速病情的恶化，甚至出现自杀自残等极端事件；家属害怕面对真相揭露后的压力，不知道如何处理患者的应激情绪。在前述的压力下，家属否认死亡或恶化的威胁成为处理危机的方法，以"掩耳盗铃"或者"鸵鸟政策"维持以往平静的状态。在一定程度上，这是家属的自我防御策略，以此保持暂时的心理平衡。但"共谋"的做法掩上了沟通的大门，一方面导致患者无法完成心愿，焦虑和沮丧随之而来；另一方面，家属眼见自己的"共谋"导致患者产生不良情绪，在患者故后感到压抑、哀伤、自责，陷入情绪的泥潭而无法自拔。医生作为患者诊疗的实施者、医患沟通的直面者、患者－家属之间的第三方，应清楚地知道病情真实告知对诊疗的重要性和对患者身心社、精神的重要性，要处理好"共谋"。

处理"共谋"首先要与家属进行会谈，鼓励家属表达内心的情绪和感受，让家属说出不予告知的顾虑，探寻"共谋"背后的真正原因。然后明确告知家属医生的观点，分析不予告知的利弊，一起讨论隐瞒可能付出的代价。其次要

给予家属必要的教育和帮助。家属往往缺乏告知患者病情和处理患者应激情绪的方法技巧，也可以告诉家属，病情告知由医生进行，这是医生的责任和常态工作。再次，在得到家属的允许后与患者单独会谈，了解患者的感受，进一步评估患者对病情的认知。在与患者会谈时，要应用共情分享患者的感受，让患者的愤怒、烦恼和孤独得以发泄，只有在得到理解和安慰后，患者需求才能得以显现。最后，作为第三方，掌握各种信息后再与家属沟通，告知了解的情况，尽可能取得家属的合作。与家属商讨最适患者现状的告知策略并逐步实施，实现病情告知。

三、治疗性沟通在处理愤怒情绪中的应用

愤怒是患者面临死亡或不良预后或疾病持续恶化时常见的情绪反应。当患者无法否认噩耗后，随之而来的心理应激反应就是愤怒，患者常常毫无理智、毫无理由地向周围的人，如亲朋、病友、医生发泄情绪。每个人都有愤怒的经历，在愤怒的时候如果压制愤怒情绪，或硬碰硬地反驳，往往导致愤怒情绪不断螺旋式升级。但是，如果我们客观认识愤怒情绪的正当性，承认和接受愤怒，协助愤怒者辨识引发愤怒的主要原因，鼓励愤怒情绪的宣泄，那么愤怒将逐渐消减。基于这样的认识，对患者愤怒情绪的处理应采用类似的原理。面临患者愤怒情绪时，要将患者的发怒看成是一种有益心理健康的正常行为，要尽量让患者表达他们的愤怒情绪，让他们有宣泄情感的机会，而不能采用批评、反驳或对抗来压制患者的愤怒。医生还要做家属的工作，让家属理解患者愤怒的原因和处理技巧，要求家属给予患者宽容、关爱和理解。同时，不论是医生还是家属，都要在适当的时候陪伴患者，不至于让患者认为是因为他的生气而离开。患者在愤怒的时候，容易出现极端的情况，医生和协同家属一起注意预防意外事件的发生。

四、治疗性沟通在预后对话中的应用

如果医生能精准地告知患者的寿命，患者就可以自行决定如何度过余生，考虑如何解决后事。最重要的是，患者选择或接受的治疗可以与自己的目标和偏好更为契合，比如避免严重影响生活质量的高强度治疗，而选择更多的家庭照护和陪伴，以提高死亡质量。即使是海量数据可以被纳入预测模型应用的今天，对个体预后的精准判断仍旧极其困难。一方面是疾病的预后因素复杂，个

体的差异巨大，即使群体预后可知但个体预后却无法精确计算。另一方面是有效治疗手段的推陈出新，让医生面临更多不确定的预后因素，更加难以评估生存时间。患者总是表述他们不怕死，但真正让患者惶恐不安的是在死亡之前，他们不知道会遇见什么。也因此，预后成为害怕谈及的话题。

患者终有一死，医生面临这样的患者，还是需要适时介入这个话题，通过与患者对话预后，了解患者的思想及感受，借机找出他们特别关心的重点，帮他们卸下重担，了却心愿。一是在预后对话中要避免精确的答案，要学会说"不知道"，尽量避免给出确切的时间长度。即使患者已被告知只有"几周"或"几个月"可活，也要让他们明白这只是一个平均数或中位数，所谓的这个时间不是一定的。二是要问患者为何想知道生存的时间，通过探寻背后的原因，知晓患者关注的内容，以给予相应帮助。事实上，很多提问的患者也知道医生并不能准确预测他的生存时间，所以要引导其说出自己真实看法。而有些患者反复询问，只是希望寻求保证没那么坏。医生知晓患者讨论预后背后的原因，可以找出患者真正关心和担忧的问题进一步讨论，或者让患者提前做好准备，计划余下的时间。三是转移关注点，让患者做最坏打算，但抱最大的希望做好后事安排。预后不佳已然如此，与其焦虑、紧张和恐惧还不如坦然面对。要协助患者将焦点从"恐惧、担忧未来"转移到"活在当下"。四是保持希望，帮助患者建立可以滚动向前的目标。根据患者实际情况帮助他们制定出切实可行的初始目标计划，并协助实现；然后，再帮助患者设定下一个可实现的目标。如此滚动向前，可以帮助患者重新树立起能够控制自己生活的感觉，逐步完成遗愿清单上的心愿。

【关键要点】

1. 临床沟通困难情境界是指在特定的时间、角色和环境中，医护人员在执行合乎伦理规范的临床活动中所遇到的沟通层面不满意的问题情景。

2. 治疗性沟通是有计划、有意识地影响患者，沟通过程中要选取安全并且能协助患者自我察觉的治疗性语言，对患者的身心起到治疗作用。

（朱利明）

第八节　告知坏消息

【案例】[17]

那天，我把坏消息告诉他

5月5日，立夏，万物繁茂，有一颗蒲公英却随风悄然散去。虽早知会如此，但也是黯然。蒲公英的绒球散了，四散开来漫天飞舞不知所终，但它犹如精灵，定植在了我的记忆深处，尤其是改变人生、改变心灵的那一天！

他是我们医共体公共卫生管理办公室的主任，那天傍晚和我约定，下午那个新型冠状病毒 IgM 抗体阳性的患者如果核酸检测结果阳性，就打电话告诉我，如果是阴性，发个短信告知就行了。

晚上 10 点 40 分，他的电话铃声猛然响起。虽然信息报告、患者隔离、排查登记院内接触者、就诊区域消毒等都已完成，但若真是核酸阳性患者，还有许多的事需要折腾，我顿时紧张起来。

"朱院长，患者核酸检测结果是阴性的……"他说着停顿了一下，"另外还有点事情。"

医院里事多，我怕又出了什么岔子，"啥事？要紧吗？"我追问。

"我左腿肿了，今天量了一下，比右腿粗了 1 厘米。"他语气低沉，我马上就知道他为什么要和我说这个事了。

2019 年 1 月，他确诊左足底恶性黑色素瘤，我帮忙安排了专家手术和术后的辅助治疗，他现在说单侧腿肿了，不妙啊！

"还有没有其他异常的感觉？"我追问。单侧下肢水肿，最常见的原因是深静脉血栓形成，其他还可能是局部炎症、淋巴管炎等，但对于他，还要考虑肿瘤淋巴结转移压迫血管、淋巴管，或者是癌性淋巴管炎，癌细胞堵塞了淋巴管，引起远端肢体的肿胀。不管是哪一种情况都不好，但如果注定要生病而又能选择罹患什么疾病的话，我相信没有人会去选择肿瘤。我很希望是下肢静脉血栓引起的肿胀，没等他回答，继续问道："胀痛有没有？左腿皮肤温度有什么变化？别急别急，会不会是下肢静脉血栓啊？"

"没什么感觉，就是有点肿。"

"没事，明天一早我帮你检查一下，另外再做个超声看看。"我说得很轻松，但是不祥之感还是从心底里漫了上来。

他小我 10 个月，原来是我们医院所在镇卫生院的院长，因为医共体建设成了一家人。之前我也是认识他的，倒不是因为医疗业务上的联系，而是因为他照片拍得不错，我们互相加了微信，并给对方发在朋友圈的照片点过赞。在医共体建设前，他确诊了这个病，之后到我们医共体工作，但这中间还是有点小插曲：我担心他因为罹患了恶性肿瘤，在公共卫生管理负责人这个既重要又繁忙的岗位上不好好干，一度持反对意见。但我的担心是多余的，到岗后他非常好地展示了工作能动性、工作责任心和超强的工作能力，他也成了我值得信赖的好朋友。

我早早地到了办公室等他，但到 9 点多他还没有出现，难道没有来上班？打电话一问，原来是带着医院健康学校的讲师到市癌症康复会讲座去了。"离开你世界就不转了吗？"我心里嘀咕。

淋巴结转移一般有循站转移的规律，但我没有触摸到腘窝和腹股沟淋巴结肿大。"没摸到什么东西，我想是左下肢深静脉血栓的可能性比较大！"我有点高兴，迫不及待地向他宣布。面对一般的患者，我通常不会在没有确定证据排除其他诊断的情况下随意告知患者结果，但对他，我愿意把任何一丁点儿的好消息及时告诉他。还有什么比给予人希望更好的心理抚慰呢？

"没事没事，再去做个超声确定一下吧！"我说得无比轻松，但他并没有表现出一丝欣慰。

我手头虽然有不少活，但还是亲自陪他去检查，我要第一时间了解情况。

"腘窝和腹股沟有淋巴结，但都是长椭圆形的，而且很小，结构也没什么问题……左下肢静脉血管壁弹性不大好，内径有点宽，但没有看到血栓，我再往上查查。"超声科主任盯着屏幕边滑动探头边告诉我们他所看到的情况。

"不过……"当超声探头滑到左侧髂窝时，他回头看了看我，视线又回到屏幕，细看不语。屏幕上显示着一个肿块的切面，测量出来的数值有 4.5 厘米。我明白他为什么不说下去了，谁都不愿意告诉别人坏消息，更何况是同一个单位的熟人。

我也不愿和他直视，余光瞥见他面无表情地躺着，眼睛直勾勾地盯着天花板，仿佛是一具没有灵魂的木偶横陈在检查床上。超声科主任转过座椅递给他几张面巾纸，然后朝向我解说肿块的形态以及和周边血管的关系，我猜想他绕来绕去就是不想说超声诊断结论。

"行，我看到了，一会儿打张报告吧。"我打断了话题，我担心主任嘴里会突然冒出"转移"这两个字，我不知道他听到了会有什么反应，我也还没有想好怎么向他解释。

"嗯……看到个淋巴结，不确定是好的还是不好的。淋巴结肿大的原因很多，一会儿再去查个增强 CT，也趁这个机会全面复查一下吧。"我欺负他不是临床医生出身，暗自希望他最好听不懂。他没有言语，低头用力擦着留在身上的超声耦合剂。

下午 2 点，我从电脑上看到了增强 CT 图像，转移淋巴结的存在确定无疑，除了左侧髂窝，肝脏、腹膜后也有转移。

向患者告知坏消息本就是医生常态的工作，于我而言，作为从业 20 多年的肿瘤科医生，也算掌握了不少技巧，可现在面对着一个非常熟悉、已结成深厚情谊的同事时，我却彷徨了："我开不了口，不知道怎么去和他说？"

我想了几个方案，比如让他去其他医院就诊让别的医生告诉他，或者趁现在检查报告没有出来先找个理由暂时隐瞒一下，再或者把这个难题抛给他的家人……但这些念头一闪而过后都被我否定了。困境若已来临任凭是谁都无法逃避，那还不如和他坦言病情，毕竟我们还是好朋友，还可以以此为契机聊聊他未成年的孩子、年迈的父母，和他割舍不下的生活故事！只有走进去了，才能更好地帮助他走出来。

那一天，我们一起艰难地走出来了。再后来，我记得的都是他的不甘和顽强，还有他朋友和家人的努力与陪伴。虽有太多遗憾，但更有无数美好。

《叙事疗法》的作者马丁·佩恩说过，故事为我们提供了诠释经验的架构，而诠释让我们成功地积极参与到故事之中。一旦叙述中包含了创造和新的领悟，新的意义便随之诞生，并成为人心灵的一部分。从此，它将渗入到人的意识中，也影响个体建构生命意义以及未来生活，甚至有可能成为个体的重要信念。我想，这应该是告知患者坏消息的终极技巧了。

一、患者知悉坏消息后的心理反应

肿瘤已经转移，不能开刀；治疗效果不理想，肿块大起来了；现在用血紧张，手术得延迟了；这个进口药品现在医院缺货，不知道其他医院有没有；你这个病手术后还要长期服用药物；儿子明天放假结束，我希望今天出院回家，让老公照顾我，但医生说我还不能出院；真不幸，我感染了艾滋病；我的病情恶化很快，估计只有 1~2 个月的时间了；我得了低位直肠癌，手术的话要把肛门切除，然后在肚子上挂个粪袋子……疾病和疾病诊疗多变，病中的患者无时无刻不在获知坏消息。坏消息一般是指与人的愿望完全相反的消息，在医疗中，所谓的坏消息是普遍认为难以医治、致死致残、预后不良的疾病相关重大情况。

患者获悉坏消息后，往往会产生应激心理反应。掌握这些应激反应有助于辨识患者的心理状态，有针对性地给予帮助。患者知悉坏消息后的心理反应分为五个时期，分别是否认期、愤怒期、协议期、抑郁期和接受期。在否认期，患者不愿意承认，怀疑医生的诊断，可能反复在不同医生、不同医院处就诊，存在诊断错误的幻想。在愤怒期，患者愤恨命运不公，焦躁易激动，常常会无理取闹、拒绝治疗。进入协议期后，患者思考未知的未来，内心忐忑，不得不承认罹患恶疾的事实。第四个时期是抑郁期，患者情绪低落，悲伤抑郁，无助感、自卑感明显，在这个时期患者易发生自残自杀等极端事件，医生需要与患者共同关注和防范不良事件的发生。抑郁期过后是接受期，患者接受事实，情绪逐渐平稳，开始理性安排下一步的治疗、身后事等。患者得知坏消息后五个时期的心理反应一般需要经历 1~2 周。

二、将坏消息告知患者本人的利弊

是否要将坏消息告知患者本人是个纠结的问题。反对者多数是家属，他们认为将坏消息告诉患者，既没有好处，还会加重患者的精神负担，导致病情恶化；他们还认为，在疾病面前，家属也有承担责任的义务，对患者的治疗有决定权，家属可以承担疾病带来的压力；还有些反对者见到过这样的情况，患者知晓疾病实情后选择了不治疗，因担心自己的亲人也如此而反对告知。事实上，不愿意告知患者坏消息的核心原因只有两点：一是坏消息告知是个麻烦；二是不知道如何告知坏消息。说坏消息告知是麻烦，其实是因为害怕患者在知晓坏消息后失去希望，不愿意看到他们悲伤的情绪，不知道怎么获知患者的感受，不知道在患者知晓坏消息后如何回应患者的疾苦，不知道如何控制患者情绪爆发的应激场面，担心成为患者愤怒情绪的转嫁者。但是，不少人，尤其是医生支持告知患者坏消息。一是他们认为告知坏消息是履行尊重的原则，患者有"知"的权利；二是他们认为实际上无法隐瞒病情，患者对自己的身体有自知之明；三是只有患者清楚病情才容易沟通，才会配合诊疗；四是患者知晓病情后才可以自行安排各种后事，提前做好准备；五是如实告知病情也是尊重生命的体现，可以给予患者机会安详地离开，是重要的人权；六是患者临终时的表现是家属走出衰伤的重要力量，有助于家属的衰伤辅导。因此，坏消息告知应成为临床实践的一部分[18]。

受传统文化及家庭成员在医疗决策中参与度高等因素的影响，在我国是否进行坏消息告知比较复杂，医生要要依据个体化的临床情境加强与患方的沟通，与家属共同进行告知决策。

三、坏消息告知的模式

在告知坏消息前，医生要贯彻 5W1H 原则，即：Why，明确为什么要告知坏消息；Who，要确定告诉谁，谁来告知；When，什么时间告知最恰当；Where，在哪里告知比较合适；What，告知患者什么情况；How，如何告知。到目前为止，坏消息告知已形成了较为成熟的模式。

WHO 确定了坏消息告知的阶梯式原则，具体如下：医生应预先有一个计划；告知病情时应留有余地，让患者有一个逐步接受现实的机会；循序渐进，分期逐步告知；在告知病情的同时，应尽可能给予患者希望；贯彻诚信的伦理原则，不欺骗患者；告知过程中，应让患者有充分宣泄情绪的机会，并及时给予支持；告知病情后，应与患者共同制订未来的生活和治疗计划，并进一步保持密切的医患接触。ABCDE 沟通（告知）模式[19] 和癌症告知的 SPIKES 模式[20] 都基本贯彻了 WHO 阶梯式告知的原则。

SHARE 模式[21] 是日本学者在 SPIKES 模式的基础上，基于对癌症患者和肿瘤学家的深度访谈，通过定性和定量研究及系统综述设计的、具有东方文化背景的坏消息告知模式。SHARE 模式的名称来源于病情告知时的 4 个要素：S（Supportive environment）、H（How to deliver the bad news）、A（Additional information）、RE（Reassurance and Emotional support）。告知过程分为如下 5 个阶段。

第一阶段是告知前的准备，包括提供能保障患者隐私的空间并当面交流，确保与患者有充分的沟通时间，提前向患者预约会谈的时间，向患者传达会谈的重要性。

第二阶段是告知开始阶段，包括通过简单地提及身边的事情、季节问候，或者患者关心的个人事情来缓解气氛，并通过表情等进行非语言的交流；医生就症状和病情的发展经过、本次会谈的目的等进行回顾，确认患者对于病情的了解程度；告知时对亲友也要给予同样的关照，认识到既要照顾患者又要照顾到亲友的重要性；如果有其他的医护人员一同在场，要征得患者的同意。

第三阶段是坏消息告知阶段，首先要给予患者足够的心理准备；传达坏消息时既要通俗易懂又要明确无误；告知过程中，接纳患者的各种负性情感，给予适度沉默，让患者有宣泄的机会；在患者情绪激动的时候，要慰藉由于告知坏消息而引起的情感波动；医生在解释说明的同时，也要评估患者的理解程度，通过确认、总结保证患者理解；坏消息告知后要就现在谈话的进展征询意见；详细传达病情信息，解释发病的原因等，并询问有无疑问和需要商讨的地方。

第四阶段是与患者就今后的事宜进行协商。告知诊疗策略、方案的可选项、存在的问题、疗效可能性、不良反应可能性等，并传递推荐的方案信息；再就预后进行说明；坦诚向患者说明可以向其他医生征求第二意见，在作出治疗的选择时，患者希望谁有选择权；关键是这个时候的告知，要给患者留一线希望，既要传达哪些目标是无法实现的，又要传达哪些是可以努力改善的；除了病情告知，医生还要给患者提供可以利用的服务和支援信息，如医疗咨询、社会服务等信息；再就患者今后的日常生活和工作事宜进行协商。

第五阶段是对告知会谈的回顾总结。医生要对会谈的要点进行总结，并将有关解释说明的书面材料交给患者；告知患者，今后医生将尽职尽责把治疗和照顾进行到底，绝不会抛弃患者，并对患者的情绪进行接纳。

四、坏消息告知的九步检查表

综合前述的告知模式，可将告知步骤、关键的注意要点和技巧制成可参照的九步检查表，以便对照执行。

1. 合适的氛围

医生要营造一个有利于沟通的、舒适的氛围，比如在安静无闲人的专用谈话室告知病情；告知时可以让患者一个人在场，也可以有一位家属陪同，而医生这一方也可以是主治医师一人或（和）责任护士/护士长/下级医生两人一起，虽然可以一对一、一对多，但不适宜有太多人在场；同时，告知前为避免外界干扰，要将手机设置成静音；告知前根据情况作必要的自我介绍，了解所有参与人的姓氏和与患者的关系；让所有人就座，有条件的话可以为患方倒水，尤其是患者本人。

2. 提供前兆

为降低坏消息给患者带来的心理冲击，医生在告知时要避免不做铺垫地直接进入告知主题，应该诱导式、有所铺垫地开始话题，以便让患者对谈话的内容有心理准备。告知的医生可以问患者："你知道自己的情况吗？""你想知道吗？还是只告诉家里人"之后，可以委婉地表述："很遗憾，结果不像我们想的那样好……"这个时候对患者而言，疾病罹耗已明未明，但冲击波已开始显现，医生需要注意静默技巧的应用，不要在还未确定患者能听进去的情况下一股脑儿把告知信息都倒出来。

3. 作出明确的诊断

经过前兆阶段，患者往往心里有所预期和准备，但忐忑不安，希望知晓具体的情况。这时，医生应该用确定的专业术语告知诊断或预后等坏消息，并以尽可能通俗的语言进行说明和解释。这个阶段医生要注意观察患者的语言性反馈、非语言性沟通信号，关注患者的心理反应，鼓励患者的情绪表达，并让患者就困惑的问题进行提问，通过解释缩短患者认知和事实之间的差异，借机详细讲解病情，进行患者教育。当然，教育要根据患者需要知道的内容因人而异、灵活表达。

4. 表达悲伤

医患沟通需要共情，告知坏消息更需要如此。医生在作出明确诊断后可以这样表述："告诉您这个消息我也很难受，我也希望不是这样的。"让患者体会到作为坏消息的捎信人，告知其坏消息对医生而言也是一件很难的事，医生也不希望患者罹患如此重大的疾病或遭遇如此糟糕的预后结局。在讲述中，医生可以用适当的应用停顿、皱眉的微表情、"唉"等感叹词，展示出有血有肉、有情有感的一面，让患者感受到他不孤独，医生和他是一个战壕里的战友。

5. 身边人的支持

坏消息告知后，要让患者知道我们要为患者提供各种支持和帮助。在掌握患者疾病背后故事的前提下，即使坏消息告知时亲属在场，医生也可以代述并强调患者的亲人们会给予他支持和帮助。除此之外，还要确认有没有其他能够给予支持的亲友，提醒患者集合最大的力量。除了患者亲友，也要明确告知患者医生也是帮助他的重要力量。在患者出现情绪反应时，医生可以通过递纸巾、拍手背、握手、搭肩、必要的沉默等方式，让患者体会医生给予的支持。另外，在告知前后，知会服务该患者的医护团队同事该患者的情况，以配合应对。

6. 精神的支持

告知患者预后进入安宁疗护阶段，身体症状的控制是给予患者最大的人文关怀；而对一位刚刚知晓罹患恶性肿瘤的患者，给出治疗对策和路径，解释治疗的方法，判断有效的概率，能给患者带来生的希望和必胜的信心。每个人的幸福阈值都不一样，而幸福阈值的高低取决于每个人自己的内心，因此，患者可以在比较中调整阈值。一是用成功的案例鼓励患者树立勇敢、顽强、乐观的精神；二是用一些更糟糕的案例说明患者尚有比较理想的机会。宗教是患者获取精神支持的来源之一，医生也可以作必要的了解，允许患者寻求宗教的精神支持。

7. 给出切合实际的希望

失去希望是一切痛苦的根源。因此在坏消息告知时，要在不利的局面中寻找一切有利的因素，同时要让患者知晓这些因素是真实且客观存在的。有了这些因素，再通过努力，可以达到契合实际的目标。寻找的有利因素可以是患者疾病相关的，比如"您得的是弥漫性大 B 细胞性淋巴瘤，虽然恶性程度比较高，但现在治疗手段非常多，效果也很好，有一部分患者是可以治愈的"。还可以是与医生相关的，比如"我们医院有专门的团队开展安宁疗护，有各种疼痛控制技术，我们一定会有办法帮您解决疼痛的问题"。也可以是家庭社会因素，比如"您看您家里人多好，人们常说久病无孝子，但您的孩子一直尽心尽力陪护着您，一直在帮您想办法。虽然我们不是很确定接下来病情会如何变化，但我想有您的孩子在，您的愿望一定能实现"。

8. 找出倾向的决策方式

罹患恶疾或处于安宁疗护阶段的患者往往会持续出现新的噩耗，每位患者的掌控力、需求又随病情变化、时间迁移而转变，因此医生应该在尊重患者自主选择权的前提下，在每次坏消息告知时询问患者各类医疗事务的决策由谁来确定。比如在坏消息告知后，可以询问今后如果病情进一步恶化，患者本人是否都想了解？如果不是患者本人来进行决策，那么由谁来做决定？医生和其亲友中的谁沟通比较合适？叙事医学提倡医患共同决策，因此决策方式的确定是多方沟通的结果，但医生既要贯彻尊重患者的原则，又要考虑符合我国国情和文化的需要。可以灵活采用仅家属知情的保护性医疗；或者家属先知情，渐进式让患者知晓病情；或者直接告知患者本人，家属作为商议人决策。

9. 安排随访

获知坏消息的患者最担心、最害怕的是被抛弃，寻找不到支持的力量。因此，除了家庭和社会的支持外，要让患者知晓如何找到医疗的支持力量。在坏消息告知的最后，要让患者知道什么时间、在哪里可以获取谁的帮助。比如"我的门诊时间是每周一下午、每周二上午，如无特殊情况我都会出门诊的，您可以来门诊找我""我们医疗组有三位医生，除了我和张医生外，在办公室忙碌的李医生也是我们团队成员。我们三人中每天必定有一位在病房，您有事找我们其中的任何一位都可以""晚上我们有医生、护士值班，您若有不舒服就摁铃，或者让家里人来叫我们。哪怕您有特别的事，他们也会第一时间联系我的"。安排随访阶段也是坏消息告知的总结阶段，医生要强调传递的信息，明确告知患者医生会尽责帮助。

坏消息告知是医生诊疗中面临的常态行为，叙事医学强调倾听、共情、在场，因此，在坏消息告知时要学会察言观色、有情有技、应对适度，但更要有叙事医学倡导的人文关怀的融入。

案例中，作者作为有经验的医生，遇见了更难的坏消息告知问题——告知对象是其熟悉的朋友。在这个时候，情感成为坏消息告知的最大障碍。案例作者面临的不只是坏消息告知的困难，还有化解患者和自己负性情感的责任，而能否胜任、能否有效化解成为难点。坏消息告知有程式化的模式，也有职业技巧，但医生只有结合叙事医学的理念，与患者建立互信的合作伙伴关系，才能化解坏消息告知中的各种困难。就像案例中作者说的那样："只有走进他的内心，才能更好地帮助他走出来。"

【关键要点】

1. 患者知晓坏消息后的心理反应分为 5 个时期，分别是否认期、愤怒期、协议期、抑郁期和接受期。

2. 受传统文化及家庭成员在医疗决策中参与度高等因素的影响，在我国是否进行坏消息告知比较复杂，医生要依据个体化的临床情境加强与患方的沟通，与家属共同确定告知决策。

3. 在告知坏消息前，医生要贯彻 5W1H 原则，即 Why，明确为什么要告知坏消息；Who，要确定告诉谁，谁来告知；When，什么时间告知最恰当；Where，在哪里告知比较合适；What，告知患者什么情况；How，如何告知。

4. WHO 坏消息告知的原则包括：医生应预先有一个计划；告知病情时应留有余地，让患者有一个逐步接受现实的机会；循序渐进，分期逐步告知；在告知病情的同时，应尽可能给予患者希望；贯彻诚信的伦理原则，不欺骗患者；告知过程中，应让患者有充分宣泄情绪的机会，并及时给予支持；告知病情后，应与患者共同制订未来的生活和治疗计划，并进一步保持密切的医患接触。

（朱利明）

参考文献

［1］郭莉萍. 叙事医学［M］. 北京：人民卫生出版社，2020.

［2］SZASZ T S, HOLLENDER M H. A contribution to the philosophy of medicine：the basic models of the doctor-patient relationship［J］. AMA Arch Intern Med, 1956, 97（5）：585-592.

［3］EMANUEL L L, EMANUEL E J. Four models of the physician-patient relationship

［J］. JAMA, 1992, 267（16）: 2221-2226.

　　［4］季建林. 医患关系的建立与沟通［J］. 中华神经科杂志, 2004, 37（2）: 180-181.

　　［5］尹梅, 王锦帆. 医患沟通［M］. 北京: 人民卫生出版社, 2020.

　　［6］郭莉萍. 以叙事医学实践促教学医院医学人文教育［J］. 医学与哲学, 2022, 43（6）: 36-39; 51.

　　［7］王明旭, 尹梅. 医学伦理学［M］. 北京: 人民卫生出版社, 2015.

　　［8］杜治政, 许志伟. 医学伦理学辞典［M］. 郑州: 郑州大学出版社, 2003.

　　［9］中国心理卫生协会, 中国就业培训技术指导中心. 心理咨询师（基础知识）［M］. 北京: 民族出版社, 2015.

　　［10］李雅宁, 田杨阳, 吴琦, 等. 面孔社会知觉中的表情效应［J］. 心理科学进展, 2021, 29（6）: 1022-1029.

　　［11］EKMAN P. Darwin, deception, and facial expression［J］. Ann N Y Acad Sci, 2003, 1000: 205-221.

　　［12］张人, 何宁. 微表情识别研究综述［J］. 计算机工程与应用, 2021, 57（1）: 38-47.

　　［13］刘均娥. 对护理沟通能力范畴的理解和认识［J］. 中华护理教育, 2007, 4（2）: 95-97.

　　［14］王炎, 许贵如, 李丽, 等. 临床护患沟通困难情境的识别与应对［J］. 护理管理杂志, 2016, 16（10）: 729-730.

　　［15］郝玉芳. 治疗性沟通简介［J］. 护理学杂志, 1993, 8（5）: 238-239.

　　［16］李嘉诚基金会"人间有情"全国宁养医疗服务计划办公室. 姑息医学: 晚期癌症的宁养疗护［M］. 汕头: 汕头大学出版社, 2008.

　　［17］朱利明. 那天, 我把坏消息告诉他［N］. 健康报, 2021-07.

　　［18］SU T, HE C, LI X P, et al. Association between early informed diagnosis and survival time in patients with lung cancer［J］. Psychooncology, 2020, 29（5）: 878-885.

　　［19］RABOW M W, McPHEE S J. Beyond breaking bad news: how to help patients who suffer［J］. West J Med, 1999, 171（4）: 260-263.

　　［20］KAPLAN M. SPIKES: a framework for breaking bad news to patients with cancer［J］. Clin J Oncol Nurs, 2010, 14（4）: 514-516.

　　［21］FUJIMORI M, PARKER P A, AKECHI T, et al. Japanese cancer patients' communication style preferences when receiving bad news［J］. Psychooncology, 2007, 16（7）: 617-625.

第四章
叙事医学的临床实践

第一节　把叙事医学的方法运用到问诊当中

问诊是医生通过询问患者或其家属，了解患者的症状、病史、家族史、生活习惯和社会背景等相关信息的一种诊疗手段。其主要目的是收集与患者疾病相关的所有信息，包括症状、体征和曾经接受的诊治等，以便针对患者作出恰当的诊治决策[1]。

问诊是采集病史的主要手段以及医学交流的主要内容和重要形式，问诊对疾病诊疗具有极其重要的意义，是临床诊疗的基础工作，也是医生需要掌握的最重要的基本临床技能。问诊主要通过语言交流达成，在问诊过程中，医生要鼓励患者表达对自身状况最关注的感受，以倾听、引导为主，辅以察言观色。通过问诊，医生可以了解病情，掌握患者发病的诱因、疾病的症状表现、发病经过、诊疗过程、治疗效果等信息，从而对患者的病情有一个初步的认识。通过问诊，医生可以发现疾病诊断的线索，如发病原因、病变部位和疾病进展等，为进一步诊断和治疗提供依据。通过问诊，医生可以获取疾病诊断所需的患者主观症状和病史信息，结合体格检查以及其他检查检验结果，作出准确的诊断。通过问诊，医生可以知晓患者对疾病的看法、诊疗意愿等，获取临床决策的重要依据，最终为患者提供合适的诊疗方案，以达到最佳的治疗效果。通过问诊，医生可以了解患者治疗后的病情变化、康复的情况，评估治疗效果、毒副作用以及患者的心理和依从性，为后续治疗提供依据，为康复提供指导。除此之外，问诊是医患接触的第一步，也是通过医患交流建立关系最重要的时机。一方面，医生在问诊过程中严肃、认真、细致、和蔼可亲的表现有助于树立良好的职业形象，赢得患者的信任，建立和谐的医患关系。另一方面，通过问诊过程中的交流、必要的释疑和科普，可以帮助患者消除对疾病的误解或恐惧，树立患者对疾病诊治的信心，增加患者诊疗的依从性。

问诊直接影响患者的满意度和诊断的准确性，问诊水平的高低，既体现医生的医学基础理论水平，又反映其交流技巧，彰显其人文素养[2]。叙事医学要求医生在临床实践中学会倾听、与患者共情、做到医者在场，还要了解患者疾病背后的故事、掌握患者的意愿、释放患者的负性情感。

一、在问诊过程中倾听患者

倾听是叙事医学实践的根基。在问诊过程中，倾听患者的诉说非常重要，是建立良好医患关系的基础。通过倾听，医生可以了解患者的病情、症状、感受和生活方式，从而为患者提供更准确的诊断和治疗方案。

医生需要耐心倾听患者的诉说，给予患者足够的时间和空间，尽量避免打断患者，让患者自由表达自己的感受和病情，充分地表达自己的问题和困扰。虽然在现实中，门诊问诊时缺乏倾听的时间保障，但关键的是医生要有倾听的态度，对患者要保证倾听的时间，门诊不能完成的，可以通过团队成员，或者在病房查房时实施。

在问诊倾听时，除了语言信息之外，医生也要关注患者的非语言信息，需要观察患者的面部表情、肢体语言和语气等，以更全面地了解患者的感受和情绪。非语言信息有时比语言信息更能反映患者的真实状况。关注非语言信息既是了解患者的需要，也是沟通的需要。关注后医生可以选择合适的机会告知患者，要让患者知晓和感受到医者关注他，为其精心、尽心诊治。

倾听不只是关注患者单向的语言和非语言信息，倾听的过程还需要医生适时地询问患者一些细节问题，以便更全面地了解患者的病情和症状。例如，可以询问患者的疼痛部位、性质和持续时间等，以便更好地评估患者的病情。适时地核实患者提供的信息，以确保信息的准确性和完整性，可以通过重述或询问其他相关问题来核实患者提供的信息。医生要从画外音、言外之意、细节中感受患者的情绪，理解患者的痛苦和困扰。

倾听患者还要鼓励患者提问，一方面是更好地了解患者的需求和疑虑，通过回答患者的问题，建立良好的信任关系，提高患者的治疗依从性和满意度。另一方面，鼓励患者讲述自己的故事，疾病故事有助于解决患者的问题。

二、在问诊中与患者共情

共情是体验他人内心世界的能力。在临床中，这种能力需要借助患者的叙事，深入对方内心去体验患者的情感和思维；需要借助医生的知识和经验，更好地理解问题的实质；同时把医生自己的理解传达给患者，以影响患者并取得反馈。共情需要理性，但不能代替患者做感性判断。

要做到共情，首先是倾听。只有通过倾听才能了解患者的所思所想、所忧所虑，精准地掌握患者生理、心理和社会特征是共情的基础。其次要进行积极回应。医生应尝试站在患者的角度理解他的感受和需求，给予积极的回应，这样的回应可以增强患者的信心，缓解其焦虑和恐惧。对于有疑虑或担忧的患者，医生应给予支持和鼓励，可以通过安慰、鼓励的话语或适当的肢体接触来传递支持和关心。再次要注意尊重隐私。医生要像保护自己隐私一样保护患者的隐私，在问诊过程中，确保患者在一个安全、私密的环境中表达自己的感受和需求。同时，医生应严守患者的秘密，不泄露其个人信息。在共情问诊中，医生还应通过眼神接触、微笑和适当的肢体语言等，传递出关心和同理心。这样可以增强与患者的沟通效果，让他们感受到医生站在自己这一边。

与患者共情是医学新模式下临床问诊的要求，通过与患者共情，医生可以更好地了解患者的感受和需求，并提供更加贴心的"以患者为中心"的服务。

三、通过问诊让患者感受医者的在场

医学人类学家 Kleinman 提出了"在场"理论。在场指与另一个人进行深度互动的过程，这种过程让我们对于另一个人的守护与陪伴，变得富有生气……所有那些互动和检查的过程以及治疗方式，加在一起，也就定义了何为"照护"[3]。Kleinman 以在场概念强调了在临床实践或家庭照护工作中，亲力亲为、关注与见证的核心意义，从而与卡伦的叙事医学理念中倾听、关注和解释等叙事能力相得益彰[4]。

医者的在场是叙事医学实践的"两工具"之一，要求医生在问诊过程中全身心地投入，关注患者的感受和需求，建立并营造一个轻松、和谐的沟通氛围，在互动交流的过程中给予倾听、积极回应、及时反馈、展现共情与同理心、提供诊疗的信息以及必要的健康和疾病教育，让患者感受医生持续的关怀与支持。

虽然医生或医生团队面对着无数的患者，但患者面对的只是一个医生或一个医生团队，处于疾病中的患者渴望被关注、关心、关爱、关怀，渴望成为独特的一个。据此心态，医生在问诊中巧妙应用语言、非语言的沟通以及实实在在的行动让患者感受到医生温暖的照护。

四、通过问诊了解患者疾病背后的故事

作为医生，问诊是了解患者病情的重要手段之一。然而，仅仅询问症状和病史是远远不够的。为了更好地了解患者，获取医患共同决策的各种因素，我们需要通过问诊深入探究患者疾病背后的故事。

虽然医生有职业权力了解各种可能与患者诊疗相关的信息，但要让患者理解和毫无保留地诉说疾病故事还需要一定的技巧，尤其是在初次问诊、刚刚建立医患关系的时候。因此，在问诊中了解患者疾病背后故事的第一步，也是最重要的一步，是建立信任关系。除了得体的穿着打扮和言谈举止、专业的医学知识和见解、具备岗位胜任力的学历职称、一定的品牌形象等，在问诊中医生与患者建立信任关系最主要的方法是耐心倾听患者的诉说，给予患者充分的关注和关怀，这种关注和关怀可能是一个"请"字、一个微笑、一个注视、一个蹙眉、一个点头、一次查体。只有当患者感到被理解和被关心时，他们才会更愿意分享自己的故事。

在问诊中，还要引导患者讲述。医生可以通过开放式的问题，如"你能否告诉我你发病时的感受？""你能描述一下你患病后的生活变化吗？""家里人怎么想的？""有什么压力吗？"来引导患者讲述。在时间有一定保障的前提下，切忌打断讲述中的患者，或者争取更多的时间让他们自由表达自己的感受和经历。这种情感表达也有很重要的价值。罹患疾病后，患者可能会表现出焦虑、抑郁和恐惧等负面情绪。医生需要关注这些情绪，并询问患者是否有任何心理上的困扰或压力，了解患者的情感状态有助于医生更好地理解他们的病情和需求。

另外，医生还要深入了解患者的生活方式和社会支持系统。医生可以询问患者的饮食习惯、运动习惯和睡眠习惯等，以便了解患者的生活方式是否健康，有时还能以此发现诊断的线索。此外，医生还可以询问患者的工作环境、家庭环境和社会交往等，询问患者是否有任何经济困难或其他生活压力，询问患者家人、朋友或社区有什么样的支持，评估这些支持是否有助于患者的诊疗与康复。

通过问诊深入地了解患者疾病背后的故事，将有助于医生更好地评估患者的病情和需求，为患者提供更加个性化的诊疗方案。同时，了解患者的故事也有助于医生更好地与患者建立信任关系，提高患者的治疗依从性和满意度。

五、通过问诊了解患者的意愿

从患者与医生接触到康复出院，临床决策无处不在，而患者意愿是诊疗决策的重要决定因素之一，因此，通过问诊了解患者的意愿是医生在诊疗过程中必须关注的重要方面。

通过问诊，医生可以了解患者的诊疗目标。初次问诊时，医生可以问"我能帮你做什么？""你希望我帮你做什么？""你来的目的是什么？"等来了解患者的基本愿望。诊断明晰了，通过问诊进一步了解患者知晓疾病和预后信息后的愿望，包括希望缓解的症状、改善的功能和生活质量、对治疗方案的态度、对药物不良反应的关注程度、对经济的考量以及对康复计划的期望等，充分了解患者对治疗的期望和担忧，与患者和家属共同商议治疗目标，这有助于医生提供更加贴合患者需求的诊疗方案。

在问诊中了解了患者的意愿，在制订诊疗方案时，医生则应尊重患者的选择。如果患者的意愿与医生的建议存在分歧，医生应与患者进行充分的沟通，了解其背后的原因，并尝试寻找双方都能接受的解决方案，但最终还是应以患者的意愿为准。

通过问诊了解患者的意愿，在这个过程中医生还要关注患者对治疗的信任度，并进行持续的沟通与反馈。患者对医生的信任度影响治疗的依从性和效果，医生可以通过问诊了解患者对自己能力的信心、对治疗的期待以及对医生的专业水平的认可程度。在整个治疗过程中，医生应及时了解患者的感受并反馈。这有助于医生了解患者意愿的变化，及时调整治疗方案，以满足患者的需求和意愿。

六、通过问诊释放患者的负性情感

叙事医学的三焦点之一就是情感。情感是人对客观事物是否满足自己的需要而产生的态度体验，包括喜怒忧思悲恐惊。但在罹患疾病后，患者的情感表现基本上是负性情感，包括否认、愤怒、焦虑、绝望、恐惧、孤独、失落、愧疚、无助和哀伤等。通过问诊，一方面可以了解患者的情感状态，另一方面通过患者的倾诉和医生的释疑、安慰，释放患者的负性情感。

在问诊中，医生要认真倾听患者的诉说，给予患者充分的关注和共情。问诊过程中不要打断患者，让患者自由表达自己的感受和情绪。这时医生可以了解患者的需求和困扰，从而更好地为其提供支持和帮助。同时医生需要适时地给予患者肯定和鼓励，如"你做得很好""你都成了其他患者的榜样了""你能坚持下来，超乎我们的想象"。这可以让患者感受到医生关注自己，会增强患者的自信心。

在问诊中，医生可以通过开放式问题引导患者表达自己的情绪和感受，例如，"你最近感觉怎么样？""你有什么担心的吗？"同时，医生鼓励患者宣泄自己的情绪，让其感受到被理解和被接纳。在患者表达负性情感后，医生可以适时地转移话题，以免患者的负性情感成为焦点。例如，可以询问患者一些轻松的话题，如家庭、兴趣爱好等，并巧妙地给予指导，避免让患者感到为聊而聊，告知通过这些方法可以帮助患者放松心情，缓解压力。

在问诊中，医生需要注意自己的身体语言和语气。保持微笑、眼神交流、适时的点头等身体语言可以增强与患者的沟通效果。同时，温和的语气和语调可以让患者感受到医生的关怀和支持。除此之外，医生一方面可以采用放松技巧、应对策略等帮助患者缓解焦虑和恐惧等情绪，另一方面通过问诊时的讲解和教育，帮助患者树立信心，解决最关注的躯体症状等问题，从根本上解决负性情感。

【关键要点】

1. 问诊是采集病史的主要手段以及医学交流的主要内容和重要形式，问诊对疾病诊疗具有极其重要的意义，是临床诊疗的基础工作，也是医生需要掌握的最重要的基本临床技能。

2. 叙事医学要求医生在临床实践中要学会倾听、要与患者共情、做到医者的在场，还要了解患者疾病背后的故事、掌握患者的意愿、释放患者的负性情感，这些要求都要应用在问诊中。

（朱利明）

第二节　用叙事医学建立互信的医患关系

一、医患关系是医疗人际关系中的关键

医患关系是基于医生帮助患者有效处理健康问题的一种社会关系，是医疗

活动中客观形成的医患双方以及与双方利益有密切关联的社会群体和个体之间的互动关系，是医生与患者在医疗过程中产生的特定医治关系，是医疗人际关系中的关键。从狭义角度看，"医"包括医疗机构、医生等；"患"包括患者、患者的家属以及监护人，即患方。医患关系从实质上讲是"利益共同体"，因为"医"和"患"不仅有着"战胜病魔、早日康复"的共同目标，而且战胜病魔既要靠医生精湛的医术，又要靠患者战胜疾病的信心和积极配合。因此，对抗疾病是医患双方的共同责任，医患之间是合作伙伴关系，只有医患双方共同配合，积极治疗，才能取得比较好的治疗效果。在疾病面前，医患双方是同盟军和统一战线，医患双方要相互鼓励，共同战胜疾病。维护医患这对利益共同体的良好关系，需要医患双方的共同努力。

二、良好的沟通是建立互信医患关系的前提

患者找医生求医问诊，医患关系即建立。为了职业发展、工作成就、患者利益，医生需要努力与患者建立互信的医患关系。

建立互信的医患关系，首先需要医生和患者之间建立良好的沟通与交流机制。医生应主动倾听患者的诉求，了解患者的病情和需求，同时用通俗易懂的语言向患者解释治疗方案、风险和费用等情况。在医患沟通过程中，医生应保持耐心，关注患者的情感变化，以获取患者的信赖。

同时医生应具备扎实的专业知识和丰富的临床经验，为患者提供科学、合理的诊疗建议。医生应认真对待每一位患者，严格按照诊疗规范操作，确保医疗质量和安全。同时，医生应承担起自己的责任，关心患者的病情变化和治疗效果，积极解决患者在诊疗过程中遇到的问题。

三、尊重与理解是建立互信医患关系的基础

医生和患者之间应相互尊重、理解，共同面对疾病。医生应尊重患者的自主权和选择权，充分了解患者的意愿和需求，同时为患者提供全面、客观的医疗信息。患者也应尊重医生的诊疗决策，积极配合治疗，共同维护身体健康。在诊疗过程中，医生和患者之间的相互尊重和理解能够增强彼此之间的信任感。

四、透明与公平是建立互信医患关系的重要保障

医生应向患者充分说明病情、诊疗方案、风险和费用等方面的信息，避免信息不对称导致的不信任。同时，医生不应索要或收受红包、礼品和回扣等不正当利益，坚守职业道德规范，在就诊先后顺序、床位等资源分配中公平、公正地对待每一位患者。透明的诊疗过程和公平的医疗服务能够赢得患者的信任和满意。

在建立互信的医患关系过程中，医生应关心患者的病情和心理状态，给予患者温暖的支持和安慰。在面对疾病时，患者往往感到无助和恐惧，医生的关怀和同情能够缓解患者的心理压力，增强其对医生的信任感。同时，医生也应关注自身的情感调节，将关怀与同情融入日常工作中。

五、互信医患关系的维系需要医生的持续努力

医生应善于倾听，尊重患者，鼓励患者表达；同时能以清晰、简练的语言向患者传递医疗信息；还应掌握非言语沟通技巧，以增强与患者沟通的效果。在日常医疗工作中，医生根据实际需要，向患者提供必要的医疗知识和健康指导，帮助患者了解自己的病情和治疗方案。通过患者教育，医生不仅可以增强患者的医疗知识和自我管理能力，还能增加患者对医生的信任感。

在诊疗过程中，医生应尊重患者的隐私权和自主权，不泄露患者的个人信息和病情。要主动采取必要的措施，保护患者的隐私，让患者在安全、私密的环境中接受诊疗。隐私的维护有助于患者建立对医生的信任，进而促进医患关系的稳固发展。维系稳固的医患关系还需要医生不断反思和改进自己的工作。医生应主动收集患者的反馈意见和建议，了解患者在诊疗过程中的需求和期望。通过反馈与改进，医生可以不断完善自己的诊疗服务，提高患者的满意度和信任度。

在医患关系中，难免会遇到各种冲突和矛盾。医生应具备解决冲突的能力，妥善处理患者的投诉和纠纷。医生应保持冷静、客观的态度，积极与患者沟通，寻求双方都能接受的解决方案。同时，医院也应建立完善的冲突解决机制，为医生和患者提供公正、合理的纠纷解决途径。

患者求医的根本是医生掌握解决患者实际问题的技术和能力，而医学知识和技能在不断更新和发展，医生应保持持续学习的态度，参加各种专业培训和

学术交流活动。通过持续培训，医生不断提高自己的专业水平和医疗技能，通过技术赢得患者的信任。

站在医院管理的角度，也需要通过各种手段增进和改善医患关系。

医疗质量与安全是患者最为关注的问题之一，也是医生、科室、医院赖以生存和发展的基础。医院和医生应加强医疗质量与安全的管理，提高诊疗技术和水平，降低医疗不良事件的发生率。通过提高医疗质量与安全，树立医生品牌和医院口碑，赢得患者的信任和满意。在提升医疗质量与安全，保障患者安全的过程中，医院应建立健全医疗制度，规范诊疗流程，严格落实十八项核心制度。作为医疗底线，在医疗质量安全上要加强监管，奖优罚劣，对于违规行为和不道德行为要严厉惩处，维护公平、正义的医疗环境。通过监管促进医生行为的规范化和自律性，减少不良事件的发生，确保患者能够得到安全、有效的医疗服务。除了需要有效执行制度外，医院应加强对医生的培训，提高医生的职业道德素养、专业知识、技能和沟通技巧，增强医生的责任感和同理心。

当出现医患矛盾和纠纷无法通过直接沟通解决时，医院可以引入第三方调解机制，协助医患双方进行公正、公平的协商，寻找双方都能接受的解决方案。通过第三方调解，医患关系可以得到有效缓和，减少矛盾激化和冲突升级。

六、叙事医学有利于建立互信的医患关系

叙事医学是医学人文落地的工具，强调医患沟通，改善医生与患者的关系，因此更关注患者的疾病故事和就医体验，甚至是情感体验，为改善医患关系提供了新的思路和方法。

叙事医学要求医生积极倾听患者叙述病情和生活经历，给予患者充分的表达机会。通过聆听，医生能够深入了解患者的需求、期望和担忧，从而更好地制订个体化的诊疗方案。同时，这种关注能够让患者感受到医生的关心和理解，增强彼此之间的信任感。

叙事医学的核心之一是共情，要求医生在诊疗过程中应设身处地地理解患者的痛苦和困境，表达出共情。同时，通过共情医生能够更好地理解患者的情感变化，为患者提供更贴心的医疗服务。共情表达有助于建立更为和谐、紧密的医患关系。

叙事医学要求主动为患者进行疾病教育。要求医生在向患者解释病情、治疗方案和风险时，应使用通俗易懂的科普语言讲解。要求医生应充分了解患者的认知能力和文化背景，提供个性化的健康教育，帮助患者更好地理解自己

的病情和治疗过程。精准的解释能够减少误解和焦虑，增强患者的信任感和依从性。

医患共同决策是叙事医学的来源之一，叙事医学要求医生尊重患者的决策，即尊重患者的自主权和选择权，与患者共同制订治疗方案。在决策过程中，医生应耐心解答患者的问题和疑虑，确保患者充分了解自己的病情和治疗方案。尊重患者的决策能够提高患者的满意度和参与度，增强医患之间的合作关系。在决策过程中，医生要鼓励患者积极参与诊疗过程，包括病情陈述、症状描述、治疗意愿等方面。患者的参与能够促进信息的全面收集和准确判断，提高诊疗的准确性和有效性。同时，患者的参与也能够增强自我管理和康复能力，促进医患之间的合作与互动。

在临床诊疗中，叙事医学要求医生关注患者的心理状态，提供必要的心理支持和疏导。通过适当的语言和行为，安慰和支持患者，帮助其缓解焦虑、恐惧等负面情绪。同时，医生还应为患者提供相关的心理支持资源和服务，以满足患者的心理需求。心理支持能够增强患者的心理健康和应对能力，有助于提高医患关系的和谐度。

反思是叙事医学的核心之一，医生应不断反思自己在医患交往中的不足之处，积极寻求改进的可能，提高自身的沟通技巧和患者误解的应对能力，避免因沟通不畅导致的医疗纠纷。同时，医院应主动收集患者的反馈意见和建议，与患者共同探讨如何提高医疗服务的质量和效率。通过持续的反馈与改进，医生及医院可以不断完善自己的诊疗技能和服务水平，以进一步改善医患关系。

互信医患关系的建立需要医生、患者、医院和政府等多方面的共同努力，通过积极运用叙事医学的方法和理念，我们能够建立更加和谐、紧密的医患关系，提高医疗服务的质量和效率。

【关键要点】

1. 医患关系从实质上讲是"利益共同体"，维护医患这对利益共同体的良好关系需要医患双方的共同努力。

2. 建立互信的医患关系，需要医生和患者之间建立良好的沟通与交流机制，需要医生具备扎实的专业知识和丰富的临床经验，需要医患双方互相尊重与理解。

3. 叙事医学是医学人文落地的工具，强调医患沟通，改善医生与患者的关系，因此更关注患者故事和就医体验，甚至是情感体验，为改善医患关系提供了新的思路和方法。

（朱利明）

第三节 用叙事医学指导医患共同决策

临床决策是医生根据医学专业理论和经验，结合国内外医学科学的最新进展，经过调查研究和科学思维，并根据疾病诊疗目标提出多个备选解决方案，在充分评价不同方案的风险及利益之后，选取一个最佳的方案进行实践的过程[5]。在临床决策中，医生需要综合考虑患者的临床资料、整体情况和个体化的特征、意愿及偏好、疾病诊疗证据和进展、医生个人的技能和经验，与患者进行充分的沟通和共同决策，以便患者更快、更好地恢复健康，达到更好的生存获益、生活质量和患者满意度。

一、临床决策的依据

1. 病史采集与分析

医生通过详细询问患者的病史，包括疾病的症状、体征、既往病史和家族史等，以及进行必要的体格检查，以了解患者的具体情况和病情严重程度。

2. 医学检查检验结果

医生根据患者的病情和需要，进行一系列的医学检查检验，以获取客观的检查检验结果作为决策依据。

3. 患者的个体特征

患者的年龄、性别、体重、生理特征和伴随疾病等因素也会影响临床决策。例如，老年患者对某些药物的反应可能与年轻人不同，女性在某些时期可能对特定药物的反应也不同。

4. 临床经验和知识

医生根据其专业知识和临床经验，结合最新的医学研究进展和指南，对患者的病情进行评估和判断，制订最佳的治疗方案。

5. 患者偏好和价值观

在制订治疗方案时，医生还需充分考虑患者的偏好、价值观和生活目标。患者可能更倾向于保守治疗还是积极治疗，对于治疗的风险和可能的不良反应有何看法等。

6. 医疗资源与环境

医疗资源的可及性和医疗系统的环境也会影响临床决策。例如，在资源有限的环境中，医生可能需要选择更经济、更易获取的治疗方案。

7. 伦理和法律因素

医生在作出临床决策时，还需考虑伦理原则和法律规定，如尊重患者的自主权、保护患者的隐私等。

二、临床决策中医生考虑的内容

在临床决策过程中，医生需要考虑多方面的因素，以作出最佳的判断和治疗选择。

1. 诊断准确性

正确的诊断是临床决策的第一步，医生首先需要确保疾病诊断的准确性，一方面医生需要开阔的思路、缜密的思维、扎实的医学知识，另一方面需要各类辅助检查的质量保证。但有时仍然会出现诊断不明的情况，医生要慎重选择诊断性治疗，通过动态变化明确诊断。

2. 患者病情的严重程度

患者病情的严重程度往往呈显性和隐性表现，或者并存。躯体症状是患者疾病的全部，但医生需要掌握更多，包括患者的整体健康状况、各种检查检验结果及其临床意义、病程以及任何可能影响治疗的合并症等。

3. 治疗手段有效性

医生需要评估各种治疗手段的有效性，了解各种治疗方案的成功率、复发率以及长期预后。

4. 不良反应与诊疗风险

任何诊疗手段都可能带来不良反应或风险，医生需要仔细评估这些潜在的不良反应和风险，并与患者进行充分的讨论。

5. 患者意愿与价值观

患者的意愿和价值观在诊疗决策中起到关键作用，医生应尊重患者的自主权，了解他们的偏好和预期，并与其共同制订诊疗方案。

6. 成本与资源

在资源有限的医疗环境中，医生需要考虑治疗成本和可用资源，这可能涉及选择更经济、更易获取的治疗方案。在这方面，医生是社会价值观的代言人。

7. 伦理与法律

医生在决策时应遵循生命医学伦理原则，尊重患者的权利，如知情同意、隐私保护等。此外，法律考量也可能涉及，例如药物滥用和过度治疗等问题。

医生在临床决策中既要保障患者的权益，也要保护自己的安全。

8. 长期与短期影响

医生需权衡治疗的长期与短期影响，不仅要关注即时的治疗效果，也要考虑治疗后可能的远期后果。

9. 学科团队协作

对于复杂病例，多学科团队协作至关重要。医生需要与相关学科专家共同讨论，为患者提供综合、全面的治疗方案。

10. 病例特殊性

每个病例都有其生理、病理、心理和社会方面的特殊性，医生须考虑到患者的个体差异、社会背景和心理因素等，确保决策能够满足患者的具体需求。

临床决策是一个复杂的决策过程，医生需要全面考虑以上甚至其他各方面的因素，并结合自己的专业知识和临床经验作出判断和选择。与患者的充分沟通和协作也是提高临床决策质量的关键。

三、临床决策中患者考虑的内容

在临床决策过程中，患者也会有各种考虑，以作出最适合自己的决策。

1. 疾病预后

患者最关心的是疾病的预后，即疾病的治疗效果和可能的康复情况，他们迫切希望了解疾病的治疗成功率、复发率及长期预后。

2. 治疗方式

患者会考虑各种治疗手段的特点和优缺点，包括药物治疗、手术治疗和物理治疗等。他们希望选择一种对自己伤害最小、效果最佳的治疗方式。

3. 不良反应

任何治疗手段都可能带来不良反应，患者会考虑不同治疗手段可能带来的不良反应，以及如何应对这些不良反应。

4. 生活质量影响

患者希望在治疗疾病的同时，能够尽量保持和提高自己的生活质量，他们关心治疗对日常生活的影响，如是否影响工作、学习或生活自理能力。

5. 经济支出

经济是影响医疗的重要因素，但除了诊疗的直接费用外，患者还会考虑诊疗的间接成本，如交通费、住宿费、误工费和陪护费等。虽然很多患者会不惜一切代价换取健康，但对多数患者而言，资源总是有限的，患者因此可能选择更经济实惠的方案。

6. 心理影响

病痛、诊疗、经济、社会影响以及病耻的压力会给患者带来心理负担，他们关心治疗过程中可能产生的心理影响，以及如何避免这些压力。

7. 家庭与社会支持

患者会考虑家庭和社会环境对他们诊疗和康复的支持程度，他们希望在治疗期间得到家人的关心和支持，以及在康复过程中能够逐步融入社会。

8. 个人价值观

患者的个人价值观会影响他们对治疗的看法和选择。例如，同样是肺癌，年轻的患者更倾向于积极的手术治疗，年老的患者更倾向于保守的放射治疗或药物治疗，以避免手术。

医生知晓患方的考虑，并与患者的充分沟通和协作有助于患者更好地理解治疗方案，从而作出明智的选择。

四、诊疗决策注意要点

临床决策关乎患者生命、健康与医生的职业口碑，但临床决策受各种因素的影响，患者和医生常常面临各种伦理困境，这些因素和困境包括患者的自主决策权、诊疗方案的不确定性、经济压力、医学进步与传统观念的冲突等。医生要通过医患沟通更好地了解患者的状况和需求，把握好临床决策的关键点。

1. 患者的自主决策权与医生的诊疗责任

在疾病诊疗过程中，患者的自主决策权至关重要，医生不仅要尊重患者的意愿和选择，同时医生也是社会价值观和患者健康的代言人，还要承担起诊疗责任，向患者提供全面的信息，为患者提供科学、合理的决策建议，帮助其作出明智的决策。

2. 最佳诊疗方案的不确定性

医学发展至今，仍有太多的未知领域，因此，医疗存在不确定性，医生往往难以确定最佳的诊疗方案。在这种情况下，医生需要充分了解患者的病情和需求，与患者共同探讨并制订诊疗方案。同时，医生应向患者说明诊疗方案的风险和益处，以便患者作出自主决策。

3. 经济考量与患者健康利益的冲突

在有限的医疗资源背景下，经济考量常常成为诊疗决策的重要因素。医生应充分了解患者的经济状况和支付能力，为其提供适合的诊疗方案。同时，医生应避免因经济利益而损害患者的健康利益。

4. 医学进步与患者传统观念的冲突

随着医学技术的不断进步，新的诊疗方法和手段不断涌现。然而，这些新方法可能与患者的传统观念和信仰产生冲突。医生需要通过问诊了解患者的文化背景和信仰，尊重其价值观，并尽力为其提供多样化的诊疗方案。

5. 家族或社会期望对诊疗决策的影响

家庭和社会对患者的期望可能对诊疗决策产生影响。医生应关注患者的家庭和社会环境，了解其对诊疗决策的影响，同时与患者共同探讨并制订适合的方案。

6. 患者隐私保护与诊疗需求的平衡

在诊疗过程中，医生需要收集患者的个人信息和病史。在此过程中，医生需严格遵守隐私保护原则，确保患者信息的安全与保密。同时，医生需要平衡患者隐私保护与诊疗需求之间的关系，确保诊疗工作的顺利进行。

7. 紧急状况下的决策

在紧急状况下，尤其是急诊，医生需要在有限的时间内作出决策。这时，医生应根据患者的状况和需求，迅速评估并采取适当的措施。同时，医生应保持冷静、理智，避免因时间压力而作出仓促的决策。

8. 尊重患者的知情同意权

在诊疗过程中，医生需要向患者充分说明诊疗方案、风险和益处等信息，确保患者知情同意，尊重患者的知情同意权是医学伦理的基本原则之一。通过医患沟通，医生可以了解患者的意愿和选择，同时向其提供全面的信息，以便其作出自主决策。

9. 跨文化背景下的诊疗决策差异

不同文化背景的患者可能对诊疗决策有不同的期望和价值观，医生需要了解并尊重患者的文化背景，与其进行充分的沟通和交流，以便制订适合的诊疗方案。同时，医生应关注文化差异可能带来的误解和冲突，并尽力解决这些问题。

五、应用叙事医学实现医患共同决策

医患共同决策是指在医疗过程中，医生充分告知患者备选的各种诊疗方案及其利弊，患者积极表达自己的看法及疑虑，医患双方共同参与，制订最适合患者的个性化决策方案的过程。这种决策方式可以避免医生对患者诊疗方案的强权干预或漠视，而是在互动中让患者掌握更多的诊疗信息和选择权，从而对治疗方案有更深入的理解和更高的满意度。医患共同决策不仅有利于患者的治疗效果和心理健康，同时也可减少医疗纠纷的发生，实现互惠共赢的局面。

叙事医学是推动医学人文和生物－心理－社会医学模式落地的有力工具，为实现医患共同决策提供了新的理念和方法。在医患共同决策过程中，医生需要做到以下几点。

1. 了解患者的疾病故事

医生应积极倾听患者叙述病情和生活经历，深入了解患者的需求、期望和担忧。通过了解患者的疾病故事，医生可以探寻诊断的线索，能够更好地理解患者的背景和情感状态，为医患共同决策打下基础。

2. 传递医学知识

叙事医学要求医生对患者进行疾病和死亡教育，这有助于患者作出合适的临床决策。因此医生在诊疗过程中，应使用通俗易懂的语言，向患者传递医学知识，确保患者充分了解自己的病情、治疗方案和风险，以帮助患者更好地理解并作出决策。

3. 共情

医生应站在患者的角度，理解患者的痛苦和困境，表达共情。通过共情，医生可以与患者建立互信的合作伙伴关系，增强彼此之间的合作意愿，为医患共同决策创造良好的氛围。

4. 充分的沟通

医患沟通是叙事医学实践的重要内容，医生应与患者充分讨论病情和各种备选方案的优缺点，根据患者的具体情况和偏好，提出个性化的诊疗方案建议，并说明涉及决策的医疗和经济等方面的利弊。在这一过程中，医生应耐心解答患者的问题和疑虑，确保患者充分了解自己的决策权和责任。

5. 反馈与调整

在诊疗过程中，医生应持续关注患者的反馈意见和建议，观察患者诊疗的效果、毒性、心理变化和依从性，并根据实际情况进行必要的调整。通过反馈与调整，不断优化诊疗方案，提高治疗效果和患者的满意度。

目前，医学已经从经验医学步入循证医学和精准医学的时代，循证医学和精准医学为临床决策提供了科学方法和决策依据，但为了实现医患共同决策，还需要叙事医学参与其中。循证医学除了强调获取最佳证据外，也重视医生的技能和经验、患者的意愿和选择，但没有叙事医学的临床应用，循证医学无法普遍及真正做到与患者意愿的结合，因此，叙事医学是循证医学可资利用的工具。借助这个工具，医生从"患者"而非"疾病"出发，俯身进入患者的心灵，了解患者疾病和意愿背后的故事，深刻理解患者的境遇（共情），最终实现归属。因此，叙事医学让循证医学更完美。精准医学是医学科技发展的必然产物，它是一种高度个体化、具有量身定制性质的医学模式。在这种模式下，精准医学的检查深入到分子水平，根据遗传学、基因组学、蛋白质组学和代谢组学等信息的细微差别来决定每一个患者个体的诊疗手段，精准医学实现了技术层面的个体化。叙事医学也强调个体化，但叙事医学是医学人文宏观层面的个体化。叙事医学与精准医学相辅相成，而叙事医学则有效保障了精准医学的顺利实施[6]。

叙事医学让医生主动诠释关注、再现和归属三要素，真正让医患成为合作伙伴，这种合作伙伴关系不只是共同面对疾病的关系，更是彼此在心灵上互动和支持的同盟关系。在这种关系下，医患一起进行临床决策，一起陪伴成长，一起感悟人生。

【关键要点】

1. 临床决策是医生根据医学专业理论和经验，结合国内外医学科学的最新进展，经过调查研究和科学思维，并根据疾病诊疗目标提出多个备选解决方案，在充分评价不同方案的风险及利益之后，选取一个最佳的方案进行实践的过程。

2. 在临床决策过程中，医生需要考虑多个方面的因素，以作出最佳的判断和治疗选择，包括诊断准确性、患者病情的严重程度、治疗手段有效性、不良反应与诊疗风险、患者意愿与价值观、成本与资源、伦理与法律等因素。患者也会从自身的角度出发有各种考虑，包括疾病预后、治疗方式、不良反应、生活质量影响、经济支出、家庭与社会支持等因素。

3. 医患共同决策是指在医疗过程中，医生充分告知患者备选的各种诊疗方案及其利弊，患者积极表达自己的看法及疑虑，医患双方共同参与，制订最适合患者的个性化决策方案的过程。因此医生需要了解患者的疾病故事、向患者传递医学知识、善于共情、与患方做好充分的沟通、在诊疗中持续反馈与调整。

（朱利明）

第四节　叙事医学应用于教学

叙事医学可应用于院校课堂教学及临床教学。美国著名教育学家杜威曾提出：叙事教育通过叙述、解释和重构教育者和学生的故事、经历，达到教育和研究的目的。叙事医学教育以培养叙事能力为主旨，有助于培养医学人文精神，通过"细读"和"平行病历"提升共情、反思能力，以优化诊疗思维、提高医疗服务质量及促进医患和谐[7-8]。

一、叙事医学对医学院校教育的意义

《未来简史》中反复提到，故事是人类认知、学习和传承的底层逻辑。目前，高等院校教育主要采用教材填鸭式方法向学生灌输大量知识点并辅以阶段性考试。在这个阶段采用医学故事让医学生领会医学的意义，了解医学的困境，看到医学对人的帮助，容易在思想上建立起"意义"，为未来在临床实习和实践阶段建立"医者仁心"的理念做铺垫。

美国哥伦比亚大学于 2000 年首次开设叙事医学课程，并于 2009 年开始招收叙事医学方向的理学硕士。美国宾夕法尼亚州立大学还开设了"以绘画形式讲故事和医学叙事"的相关选修课。英国伦敦国王学院于 2010 年启动医学人文学理学硕士项目，设置"医学人文主题"和"医学人文技能"两大核心模块，课程通过基于人文主义的文学阅读和有助于职业发展的反思性写作等方法，培养医学生和临床医生的反思、共情等叙事能力。2011 年，瑞典西部大学创立了叙事医学项目，并将其纳入本科生、研究生和继续医学教育中。杨晓霖教授首先将叙事医学带入国内医学课堂，2010 年南方医科大学在全国率先开设叙事医学课程；2016 年在本科生教育中开设叙事与人文系列课程；2017 年在多家附属医院的住院医师规范化培训中将叙事医学设置为必修课程，通过阅读赏析等方式集中讨论与疾病、疼痛、衰老、心理健康和死亡等相关的文学作品，并组织进行反思性写作，以培养学生的共情能力和叙事素养。2019 年，北京协和医学院将叙事医学融入研究生教育，面向硕士和博士研究生开设叙事医学公共选修课，创新性地将古诗词与医学人文相结合，剖析诗词背后的人文故事，是极具中国特色的校园叙事医学教学模式[9]。Yang 等[10] 将叙事医学与简短式临床评估演练（Mini-CEX）相结合，并将其应用于口腔医学研究生教育，证实叙事医学是有效的教学工具。

二、叙事医学教育对毕业后教育的意义

校园学习生活结束后，医学生变成医生。进入医院后，部分临床教师们热

衷"羞辱式教学"，在患者床旁、患者面前毫无忌讳地质问下级医生或低年资医生，直到他答不上来。面红耳赤的学生似乎最能显示临床教师的博学，而临床带教的老师似乎也认为这样的羞辱最能够让下级医生或低年资医生记住应该记住的知识，而丝毫不考虑学生的感受。但事实证明，处于焦虑、愤怒和抑郁等负面情感状态的学生无法学习，因为处于这些状态中的人无法有效获取信息。

从 2012 年开始，北京宣武医院神经外科将平行病历应用于临床教学，要求全体医务人员书写叙事医学平行病历，引导医生对医疗行为和医患关系作出反思，并通过平行病历来丰富自己对生命、疾苦和死亡的意义的认知，用叙事能力来实践医学人文关怀，至今仍保留这一良好的传统，并形成了成熟的制度体系[11]。2021 年起，浙江大学医学院附属第一医院尝试将叙事医学融入住院医师规范化培训过程，构建专门的师资队伍及基于叙事医学的医学人文教育体系。院内开设叙事医学理论与实践课程，课程包含叙事医学基本概念、叙事医学与医患沟通、平行病历写作、叙事护理、用叙事医学的方式探讨死亡、叙事医学与科研以及叙事医学的临床应用七部分内容，课程考核为每位学员上交一份合格的平行病历，从平行病历着手，将关注、倾听和共情等基本能力作为叙事医学实践的临床教学要求。住院医师通过倾听患者的叙事、撰写平行病历，改善医患关系，促进医患共同决策，从而提高患者的自主性和依从性。

笔者通过实践发现，"平行病历"作为"教案"大有可为，与传统的案例相比，叙事医学平行病历可以承载更多的教学内容。笔者此处举例[12]说明一个叙事医学教案如何搭载不同的教学内容。

【案例】

告别"无名氏"

刀伤现场收拾完毕，整个急诊室患者忽然走了个精光，很快就安静下来了，感觉就像大树上叽叽喳喳麻雀叫成一片，突然都住了嘴一样。

"来，小朋友们，我们一起去看看加一床。"黄老师见惯急诊的各种景象，早已经见怪不怪。他站起身，拍拍白大褂，带着滕宏飞和罗震中径直往留观室去了。

留观室在急诊室的一角，10 张床，每个床上都有挂着盐水的患者。房间里闹哄哄，人声嘈杂。滕宏飞看了一下环境，心里有句话没敢说出来，"在那个位置若是要抢救，空间狭窄，可真不太好办。"

加一床在走廊外的楼梯下，曲折的蓝布屏风封出楼梯角一个狭小的空间，里面只有一张临时搭的钢丝床，床头立着一个高大的氧气瓶，显得十分简陋。

他看了一眼黄老师，心里想着要不要跟黄老师建议一下，把他移到抢救室里来。

床上躺着的人，已经独自窝在床上两天了。这个中年流浪汉被"120"从路上捡来，消化道一直在出血。之前交接班的时候，滕宏飞仔细看过他的几项检查：常年喝酒，肝脏已经萎缩硬化，飚高的血糖和随之而来的酮症，让他一直处于意识模糊的状态。他怎么会独自一人流落在这个城市的街头？世上还有什么人惦记？全无信息。郑怡看了一下床头卡，他在病历上的名字叫"无名氏"。

"他快要死了。"黄老师抱着手站在床边，看着床上的患者。

中年流浪汉常年不能好好洗漱的身体散发着强烈的腥臭体味，一条看不清颜色的灰色汗衫皱巴巴地套在身上，脖子上一根污秽的红绳挂着一个劣质的玉石平安扣。他的呼吸深大，整个胸廓起伏着，气息浊重，"呼哧……呼哧……呼哧"的声音干燥磋磨，带着可怕的痰音，监护仪显示血压在 50/30mmHg 的极低水平徘徊。

"警察也找不到他的家里人吗？"滕宏飞看了一眼黄医生，有点茫然不知所措。患者听到声音，无意识地睁开沉重的眼皮，眼睛在微微一线间似乎看了一眼周围，又似乎什么也没有看见。

黄医生点点头。

"小朋友们，我们来陪他一会儿……"他看着心电监护的屏幕，缓缓地说，"让他不要觉得，他是被这个世界彻底遗弃的人。"

沉重的、电流一样的感觉击中了床边的两个年轻人，一种从未有过的感觉在心底升起……

"滴……滴……滴……"监护仪一闪一闪发出低级别的警报声，划过屏幕的心电监护曲线，慢慢放缓速度，放松了规则的形态，成为缓慢的室性逸搏波形。

心脏失去了有效的灌注，越来越无力搏出血液，身体里的废物积聚，代谢性的酸中毒让血钾越来越高，飚高的钾离子让心脏的电活动运转失效。

一个中年生命在归于沉寂，一生的时间进度条正在走向满格。

滕宏飞回想起几个月之前在外科目睹的那场死亡。一次一次全力以赴的胸外心脏按压，眼神迫切地在心电监护仪上紧盯着心电波形，直至……最后的直线，那惊心动魄的抢救和随之而来的沮丧。这是医生和疾病的最后搏击。而眼前……

罗震中的视线正好与他交集，看见他的神态，他知道，这一刻心意相通的沉重感也在他的心头萦绕。

滕宏飞又抬头望了望黄医生的脸。他忽然明白，这不开医嘱、不做心肺复苏抢救、不推肾上腺素的安静时刻，是在给自己补上从未学过的一课。自己的职业可能在某个时刻，需要像牧师，像神职人员一样，放弃所有功利的目的，放弃对结果的追求，只为陪伴和抚慰而存在。

他看见罗震中蹲下身去，用平视的目光看着患者的眼睛。如果此刻患者还有意识，最后即将熄灭的目光会看见一双明净而悲悯的眼睛在看着他，他一定会以为那是天使的眼睛……

黄医生抱着手，腆着肚子，站成个外八字，静静地看着患者。这个额头渐秃、腰围肥硕的中年医生，穿着一件有年头的白大褂，口袋底边上尽是洗不清的油墨。不知怎地，此刻，身上有一圈庄重神圣的光芒笼罩着。

患者逐渐平静，用力的吸气越来越慢。

滕宏飞回想以前在阶梯教室里听到过老师讲授最后的告别的场景，"书上得来终觉浅"，这一刻，在黄老师的身后，在等待这个无名氏死亡来临的时刻，他彻底懂了。

"滴……"心电监护响成连续的报警，心电波形、饱和度波形、呼吸波形全部成为直线。一个褴褛的生命平静地走到终结。

"兄弟，再见。"黄医生伸手把患者半睁半闭的眼睛合上。

"各位小朋友，谢谢！"他侧头看了看身后若有所思的年轻人。他知道，他们都是热情努力的好学生。可是，这个职业的内涵太深远，只有陪伴过、感触过、体味过……只有站在病床边，才会真正明白自己的责任。多年前由急诊老主任教会自己的这一课，现在由自己再教会他们。看见他们的神态和表情，他内心隐隐有一丝自豪，这几个大孩子会在职业生涯中始终带着这一刻获得的领悟。

拆掉仪器，拔去管道，一幅白色的床单，让一个生命永远归于沉寂，每一个生命在这个时刻都回归到了平等。

（摘自殳儆《实习医生手记》）

通过分析本案例，我们可以发现叙事医学的作用包括：①促进医护人员以患者为核心，重新构建知识应用体系；②提高医生临床实践中解决实际医疗问题的能力；③进一步理解医学的职业精神和医学的局限性，把共情和反思作为一种职业习惯，沉淀下来。

国内外许多专家学者都进行了叙事医学教育的临床应用尝试。Vibert 等[13]将叙事医学应用于儿科规范化培训轮转，发现在轮转临床各个科室尤其是新生儿和儿童重症监护室的过程中，叙事医学课程让他们更乐于分享情感并反思同事的经历。Wesley 等[14]将叙事医学课程融入内科实习过程，发现叙事医学课程很受欢迎，学生参与度很高。沈玫玉等[15]尝试将叙事性带教的方式应用于精神科临床教学，临床教师将临床经验教训及学生的心得体会等以故事的形式呈现，共同探讨临床事件应对、医患沟通等方面存在的问题，帮助学生积累临床经验以及吸取经验教训。王冬芮等[16]将叙事医学教育运用于神经外科护理教学实践，在传统"传、帮、带"的基础上，创新性增加书写电影和文学作品观后感、聆听患者围手术期的心路历程、撰写平行病历等教学环节，有效提高了实习学生的临床综合能力。

三、叙事医学应用于临床教学的意义

叙事医学教育是指教师通过收集故事素材、引导学生分析、解释和理解故事内涵，通过共同讨论、沟通交流的形式，培养学生的同情心、关怀能力和批判思维能力，从而实现教育目的的一种创新性教学方法。在临床教学方面至少具有以下三方面的优势。

1. 优化认知，解决"是什么"的问题

围绕执业能力和职业精神的理念塑造，在临床实践中，协同社会学、医学和伦理学等相关学科的专业优势和联动作用，改善传统教学设计与方式。

2. 丰富情感，回答"为什么"的问题

帮助医学生／低年资医生领悟"医者仁心，大爱无疆"的真谛，医生在救死扶伤的过程中，不仅要熟练掌握专业技能，还需要具备较强的共情能力。

3. 内化行为，指导"怎么样"的问题

明朝医生张献在其医学著作《医贯》中写道："夫有医术，有医道。术可暂行一时，道可流芳百世。"这里的"术"可以理解为医疗技术，"道"可以理解为医学人文。但丁的名言："一个知识不全的人可以用道德去弥补，而知识永远弥补不了道德的不足。"从个体、整体、系统多层面、多纬度地帮助医学生／低年资住院医师树立"医德"观念，培养促进人类健康和疾病预防专业技能的同时，激发学生学以致用的内在动力，塑造积极健康的人格。

叙事医学可以作为传统医学教育中单一知识型训练的补充，有助于丰富医学实践经验。医学作为一门经验科学，需要有丰富的实战经验。而叙事医学训练强调专注、再现和接纳，注重由变化串联而成的事件时间顺序，叙事医学强调临床事件的因果关联及具体变化，为传统医学教育提供了一个全新的角度和实践工具。叙事教育在我国临床教育中的应用正在不断向深度和广度扩展，但目前仍缺少具体、标准化的叙事教育方案。

基于叙事医学在教学方面的独特优势，《中国叙事医学专家共识（2023）》中有两条推荐意见与叙事医学教学相关。分别为推荐意见 13 和 14，推荐意见 13 建议各级医疗机构组织开展叙事医学相关继续医学教育，并利用各种媒体平台传播医患故事，鼓舞和激励医务人员持续开展叙事医学实践；推荐意见 14 建议各医学院校开设叙事医学课程，充分彰显叙事医学的教育价值。探索建设系列化叙事医学课程，内容可包括叙事医学的基本理论、疾病叙事的感知、叙事文本的解读、叙事能力与医患沟通能力的培养、叙事医学与传统文化等，积极提升医学生的医学人文素养。

【关键要点】

1. 叙事医学教育以培养叙事能力为主旨，有助于培养医学人文精神。

2. 叙事医学教育可以作为传统医学教育中单一知识型训练的补充，有助于丰富医学实践经验。

（贾俊君）

第五节　用叙事医学的方法缓解员工的职业倦怠

一、职业倦怠的定义

职业倦怠是指个体长期处于高度职业紧张、无法进行有效应对时所产生的身心疲劳与耗竭的状态[17]。世界卫生组织（WHO）在 2019 年第 11 次修订国际疾病分类（ICD-11）时纳入了职业倦怠条目，定义职业倦怠是由于没有成功管理的长期工作场所压力所造成的一种综合征[18]。Maslach 等[19]认为职业倦怠是一种不良的心理反应，来源于个体长期面对工作和生活中的负性情感及人际关系等压力。他们将职业倦怠分为 3 个维度，即个体面对压力的情感耗竭维度、人际关系相关的人格解体维度和自我评价的个人成就感降低维度。其中，情感耗竭表现为个体处于极度的情感疲劳状态，完全没有工作热情；人格解体表现为个体用消极、否定、麻木不仁的态度对待身边的人，对同事、服务对象等表现出疏远、消极的情绪，通常在情感耗竭之后发生；个人成就感降低表现为个体对自己工作的价值评价和自信心下降，感觉不能胜任现岗位工作，缺乏工作积极性和成就感，不再为工作付出努力。职业倦怠是个体的问题，但会影响个体的工作质量与团队合作，也会影响客户关系；同时，个体的负性情感还会通过周边人群传播，进一步增加人群的职业倦怠感，最终可能影响组织的正常运行。

二、职业倦怠的影响因素

职业倦怠的产生受多种因素影响。赵后雨等[20]认为，职业倦怠受两方面因素影响，一是情境因素，包括工作负荷、社会支持水平和其他因素。其中工作负荷包括身体、心理和契约负荷。身体负荷指员工所处工作场所的健康和安全风险因素，如噪音、体力工作强度、粉尘、振动、热、冷、烟、有毒气体以及其他有害因素等。心理方面的负荷主要指为了达到工作目的对自身情绪的调节和控制。契约负荷指工作时间和工作计划，工作时间和工作计划与员工精神体力的消耗枯竭呈正相关。社会支持水平是指外部资源的可获得性与社会关系之间的联系。社会支持可分为两类，一类是客观存在的、看得见的或实际的支持，包括直接的物质支持、社会和群体的关系（如家庭、配偶、朋友和同事）的参与；另一类是主观的和体验性的情感支持，是指受社会尊重、支持和理解的个体情感体验和满足，与个体的主观感受密切相关。其他因素包括薪酬的高低、职场公平性、工作反馈的响应度和职场暴力等。另外，也有研究发现，员工行为文化及员工团队协作行为和自我发展行为两个维度均与医生职业倦怠存在显著的相关关系，如果团队协作行为和自我发展行为越正向，其产生职业倦怠的可能性越小[21]。二是个体因素，包括人格类型、人格特质、自我效能感、年龄和其他因素。多项研究发现，冲动、竞争性强、攻击性强、不耐烦的 A 型人格员工更容易发生职业倦怠；五大人格理论中，宜人性、尽责性、神经质性人格的员工更容易发生职业倦怠；自我效能感低的员工可能对自己未来的成就和个人发展持悲观的态度，更容易发生倦怠风险；年龄与职业倦怠也密切相关，年轻人因工作地位低、工作经验和技能不足，易受批评，同时面临结婚成家、晋升晋级等压力，更易出现职业倦怠。

三、职业倦怠的危害

由于行业的特征，医生肩负的是患者最为宝贵的生命和健康，诊疗的精细性、急救的紧迫性、医患关系的特殊性、专业发展和继续医学教育的终身持续性、患方负性情感的难化解性以及夜班加班导致工作的高强度等，医疗系统的职业倦怠更为严重。《2023年医生倦怠和抑郁报告》指出：在调查了来自29个不同科室的9100多名医生后，发现53%的医生存在职业倦怠，这一数字高于2022年的47%，且医学专科领域不同，医生的职业倦怠率也不一样[21]。国内调查也显示，中国医生职业倦怠率高达66.5%~87.8%，远高于其他国家[22-23]。一些特殊科室如急诊等科室，一些特殊时期如突发重大公共卫生事件时期，医生的职业倦怠尤其明显[24-25]。

医生作为医疗体系的核心力量，其职业倦怠不仅影响个体健康，还对医疗质量和患者安全造成严重危害。长期处于职业倦怠状态的医生，容易遭受身体健康问题的困扰，由于长时间的高强度工作，医生容易出现疲劳、失眠、头痛和肠胃不适等症状。这些身体上的不适不仅影响医生的个人健康，还会削弱他们的工作效率和精力，进而对医疗服务的质量产生负面影响。职业倦怠导致的精力耗竭和心理压力，使得医生难以维持高水平的工作质量，他们可能会表现出注意力不集中、记忆力减退、判断力下降等现象，导致在诊疗过程中出现误诊、漏诊的风险增加。此外，医生的工作倦怠还可能引发服务态度问题，对患者造成不必要的困扰和伤害。职业倦怠的医生还常常伴随着心理健康问题，如焦虑、抑郁和自卑等，这些问题不仅影响医生的情绪状态，还可能导致他们出现自我否定和自我怀疑等负面情绪。长期的心理健康问题不仅影响个体的工作和生活质量，还可能引发更严重的心理障碍和心理疾病。职业倦怠的医生在人际交往中可能出现障碍，与同事、患者及家属的关系变得紧张，他们可能表现出冷漠、易怒、攻击性等行为特征，对患者的需求缺乏耐心和理解。这种人际关系紧张不仅会影响医患关系的和谐，还可能引发工作场所的冲突和团队凝聚力下降等问题。职业倦怠会导致医生对工作的满足感和自豪感降低，甚至产生职业厌倦和离职倾向。他们可能对自己的职业选择产生怀疑，对工作的意义和价值产生质疑，这种消极的情绪状态不仅影响个体的工作动力和职业发展，还可能对整个医疗体系的人才储备和稳定性造成威胁。

四、职业倦怠的应对措施

为了应对职业倦怠挑战，医疗系统应关注医生的身心健康，提供必要的支持和帮助。同时，医生自身也需采取积极的应对措施，学会调节工作压力和情绪，以更好地为患者提供优质的医疗服务。员工帮助计划（Employee Assistance

Program，EAP）和叙事医学为缓解职业倦怠提供了途径和方法。

EAP是由组织为其成员提供的一项系统的、长期的援助和福利计划，通过向员工提供培训、咨询，帮助员工解决其在工作、生活中所遇到的社会、经济、身心健康等方面的各种问题[26]。EAP的服务内容包括4个方面，即工作层面、生活层面、健康层面和危机干预层面[27]。

工作层面，EAP关注员工的职业发展和工作环境的优化，包括：工作技巧提升，即通过培训和指导，帮助员工提高他们的职业技能和效率；职业生涯规划，即为员工提供职业咨询，帮助他们设定职业目标并制订实现这些目标的策略；工作压力疏导，即识别和解决员工因工作压力产生的问题，帮助他们更好地应对工作压力；工作生活平衡，即提倡并协助员工建立健康的工作与生活关系，避免过度工作导致的身心问题；工作环境改善，即通过调查反馈，改善物理和心理工作环境，提高员工的工作满意度；工作人际关系提升，即促进团队合作，提高人际沟通能力，增强工作场所的和谐氛围。

生活层面，EAP提供一系列的咨询和援助服务，以支持员工的个人和家庭生活，包括：婚恋情感咨询，即提供情感支持和婚恋关系咨询，帮助员工维护健康的情感关系；子女养育帮助，即为有子女的员工提供育儿和家庭教育方面的建议和资源；老人看护照顾，即为员工照顾年迈父母提供策略和建议，帮助他们平衡工作和家庭责任；法律问题咨询，即为员工提供法律咨询服务，帮助他们解决个人或家庭的法律问题；社交能力提升，即通过培训和指导，提高员工的社交技巧，促进更好的人际关系；提供休闲娱乐项目，即组织各种休闲活动，帮助员工放松身心，缓解压力。

健康层面，EAP着重关注员工的身心健康，并提供相应的支持和咨询服务，包括：心理健康咨询，即提供专业的心理咨询，帮助员工处理各种心理问题；医疗健康保健，即为员工提供健康检查和疾病预防的指导，关注他们的身体健康；饮食健康平衡，即通过营养教育和饮食建议，帮助员工建立健康的饮食习惯；运动健康优化，即鼓励员工参与体育运动，提供运动健身方面的指导；不良情绪管理，即教授员工情绪调节技巧，帮助他们更好地应对情绪困扰；不良嗜好戒除，即为员工提供戒烟、戒酒等不良嗜好的戒除支持。

危机干预层面，EAP致力于预防和应对可能对员工造成严重影响的危机事件，包括：缓解企业内部冲突，即通过调解和咨询，解决员工之间的冲突，维护工作场所的和谐氛围；自杀危机干预，即对于有自杀倾向的员工，提供紧急干预措施和后续心理支持；突发灾害事件救援，即在自然灾害或其他紧急事件发生时，为员工提供紧急援助和心理支持。EAP的服务内容广泛且深入，它不仅关注员工的职业发展、生活质量和身心健康，还在危机时刻为他们提供支持和援助，这种全面的服务有助于提高员工的满意度和工作效率，进而增强组织的整体绩效和稳定性。

EAP 在 20 世纪 40 年代员工酗酒与药物滥用严重的背景下诞生于美国，称为"职业戒酒方案"，我国直到 21 世纪初期才引入 EAP 理论并逐步展开实践[27]，在维护员工身心健康、稳定员工生活、提升工作效率方面成效显著[28]。2012 年起，我国医疗系统的一些医院陆续尝试引入员工帮助计划，企图帮助员工缓解身心压力、提高员工工作满意度，为员工创造一个舒适温馨的工作氛围，效果良好[29]。

叙事医学和 EAP 一样，其底层的内核都是人文关怀。EAP 关注员工福祉，促进员工身心健康与平衡，通过系列行动来缓解员工的职业倦怠。叙事医学是医学人文落地的工具，要求医生具备叙事能力，而这种叙事能力是一种吸收、解释、回应故事和其他人类困境的能力，这种能力有助于医生在医疗活动中提升对患者的共情能力、职业精神、亲和力和自我行为的反思。虽然叙事医学的重点是在医患关系，但叙事医学同样能改善医生与同事、与自己、与社会的关系，在这个意义上，根据发展的叙事医学概念，EAP 成为叙事医学的工具之一，叙事医学的理念则为 EAP 所用，叙事医学和 EAP 在关怀员工的途径上相互补充，增强缓解职业倦怠的效用。

叙事医学强调倾听员工的故事，了解他们的工作状况、情感需求和心理困扰，通过与员工进行深入的交流，可以更好地理解他们的职业倦怠感受，并提供有针对性的支持。叙事医学注重建立信任关系，以促进员工保持与其他医生合作和开放的态度，而管理者也可以与员工建立互信关系，了解他们的困难和需求，为他们提供适当的支持和帮助。还有，每个员工的职业倦怠状况和原因都不同，叙事医学提倡针对个体进行个性化关怀，组织可以根据员工的具体情况，制订个性化的缓解方案，包括工作调整、培训发展和心理疏导等。职业倦怠往往与心理健康问题相关，叙事医学要求关注员工的内心世界，组织可以提供心理健康服务和心理疏导，帮助员工解决心理问题，提高应对压力的能力。叙事医学强调改善与同事的关系，积极的工作环境有利于员工的身心健康，因此要营造一个积极、关爱和支持的工作氛围，鼓励员工之间的交流与合作，提高工作满意度和归属感。叙事医学强调改善与自己的关系，关注员工的自我成长和发展，提供培训和发展机会，帮助员工提升技能和能力，增强自我价值感和自信心。叙事医学的三焦点之一是情感，医患都会经历负面情感，需要宣泄的渠道。医患双方都可以通过讲述自己的故事为自己的负面情感找到出口——

把经历建构成故事就产生了意义。这个"意义"对深处其中的医患双方都是重要的，负面的情感被宣泄、认识之后，讲者或书写者就可以找到其中的意义，从而超越这些情感，翻开新的一页。

【关键要点】

1. 职业倦怠是指个体长期处于高度职业紧张、无法进行有效应对时所产生的身心疲劳与耗竭的状态。研究发现医生的职业倦怠尤其明显。

2. 员工帮助计划（EAP）和叙事医学都是缓解职业倦怠的有效途径和方法。EAP 是叙事医学的工具之一，叙事医学的理念则为 EAP 所用，叙事医学和 EAP 在关怀员工的途径上相互补充，有增强缓解职业倦怠的效用。

（朱利明）

第六节　叙事医学与科室文化建设

一、文化与医院文化

文化是一个广泛的概念，可以从多个角度定义。一般来说，文化是相对于经济、政治而言的人类全部精神活动及其产品。文化不仅涵盖智慧群族从过去到未来的历史，还是群族在自然基础上的所有活动内容，是群族所有物质表象与内在精神的整体。广义上的文化是人类创造的物质财富和精神财富的总和，一切非纯自然的东西都可被称为文化；而狭义的文化主要指精神财富，包括宗教、信仰、风俗习惯、道德情操、学术思想、文学艺术、科学技术和各种制度等。此外，文化也可以被理解为一种个体的向善及有教养的过程。正是文化成为人类强有力的生存工具，才使得人类得以进化为人类，但同时文化也是一种非常脆弱的现象。

医院文化是一个复杂的综合体系，是医院作为一个特殊的社会组织，在一定的民族文化传统中逐步形成的具有本医院特色的基本信念、价值观念、道德规范、生活方式、人文环境以及与此相适应的行为方式的总和[30]。医院文化在一定程度上指导着医院的发展战略、经营理念、价值观念和行为准则，甚至是职工的精神风貌和职业追求。医院文化不仅是医院综合实力的重要组成部分，也是医院核心竞争力的重要体现。

医院文化的基础是道德文化，弘扬救死扶伤的奉献精神、争创一流的拼搏精神、恪尽职守的敬业精神、求真务实的科学精神以及爱院如家的主人翁精神。同时，医院精神是医院文化的核心，包括医院职工对医院办院理念、发展方向和未来所抱有的理想和希望，以及价值观念、道德规范、行为准则和技术发展的具体要求。为了建设良好的医院文化，需要从多个方面入手，包括加强医德医风建设、提高医疗质量、强化服务理念和行为准则、推动职工的职业发展和培训等。只有这样，才能真正发挥医院文化在提升医疗服务质量、增强医院核心竞争力中的作用。

二、良好的医院文化在医院运行及发展中起重要作用

良好的医院文化在医院运行及发展中起着至关重要的作用。第一，可以凝聚员工力量。医院文化能够将员工团结在一起，形成共同的价值观和目标，使员工更加积极地投入工作，提高工作效率和质量。第二，可以提升医疗服务质量。医院文化注重提高医疗服务质量，通过加强医疗规范和技术标准，提高员工的技能和素质，为患者提供更好的医疗服务。第三，可以树立良好形象。医院文化能够塑造医院的形象，提升医院的知名度和美誉度，增强患者对医院的信任和认可。第四，可以促进医院创新发展。医院文化鼓励创新和变革，推动医院不断改进和发展，适应医疗技术的不断变化和市场需求的变化。第五，可以培养高素质员工。医院文化注重员工的成长和发展，通过培训和教育等方式培养高素质的员工，提高员工的职业素养和工作能力。第六，可以增强医院核心竞争力。医院文化是医院核心竞争力的重要组成部分，拥有优秀的医院文化能够使医院在激烈的竞争中保持领先地位。第七，可以促进医院可持续发展。医院文化能够为医院的可持续发展提供强有力的支撑，确保医院长期稳定发展。藉此，医院应该注重文化建设，打造具有自身特色的优秀文化，科室文化建设同样如此。

三、叙事医学是建设人文医院（科室）的重要途径

科室文化是医院文化的重要组成部分，是科室在长期的医疗实践活动中形成的独特的价值观念、行为准则、人际关系的总和。具体来说，科室文化可以包括科室的理念、团队精神、人才培养和服务质量等方面，它是科室建设和发展的重要保障。科室文化具有导向、激励、凝聚和辐射作用，良好的科室文

能够提高员工的归属感和凝聚力，激发员工的积极性和创造力，从而提高科室的整体实力和竞争力。医院科室文化建设要坚持"以人为本"理念，尊重患者的权利，不断提高服务质量和技术水平。科室文化建设需要全体员工的共同参与和努力，要注重团队建设和人才培养，营造积极向上的工作氛围，通过不断的实践和探索，逐步形成具有特色的科室文化，并将其贯彻到日常工作中，从而实现科室的可持续发展和整体提升。

塑造科室文化是一项长期而持续的工作，需要从多个方面入手。一是明确愿景和使命，使员工了解医院和科室的发展方向和目标，从而激发员工的归属感和使命感。二是培养团队精神和合作意识，科室员工之间应该相互支持、合作和分享经验，形成良好的团队合作精神，这可以通过组织团队建设活动、实施培训计划等方式来增强。三是建立良好的沟通机制，良好的沟通机制是塑造科室文化的重要保障，所以应该建立有效的沟通渠道，鼓励员工之间的交流和互动，及时解决问题和消除矛盾。四是强化服务意识和服务质量，要求员工关注患者的需求和反馈，不断改进和优化医疗服务。五是制订员工培训计划，要根据员工的需要和发展制订培训计划，如继续医学教育、进修学习等，提高员工的技能和素质，促进员工的个人成长和发展。六是建立激励机制，科室应该通过物质和精神奖励、晋升晋级机会、临床医疗和科研教学资源分配等方式激励员工积极投入工作，提高员工的积极性和创造力。七是营造积极向上的工作氛围，鼓励员工保持积极的心态和工作状态，增强员工的凝聚力和归属感。

人文医院（科室）建设是医院文化建设的重要组成部分。人文医院建设强调以患者为中心，关注患者的需求和权益，提倡人文关怀和服务，这些也是医院文化的核心价值观之一。通过人文医院建设，可以提高医生的人文素养和职业素养，增强医院的软实力和服务能力，提升患者的就医体验和满意度，进一步树立医院的良好形象和品牌价值，促进医院的可持续发展。同时，医院文化建设也可以为人文医院（科室）建设提供支持和保障，共同实现医院的愿景和使命。

叙事医学关注患者生命故事、情感需求，通过三焦点、三要素，以及医者的在场和自我实现四层关系的改善，是建设人文医院（科室）的重要途径。

叙事医学注重医生对患者生命故事的了解和倾听，要求医生具备较高的人文素养和情感智慧。通过践行叙事医学的理念，医生可以更好地理解患者的情感需求和心理状态，提高自身的人文素养和职业素养，为患者提供更加温暖、贴心的医疗服务。这有助于增强医生对患者的人文关怀，提高患者的就医体验和满意度。

叙事医学注重医患之间的沟通和交流，要求医生倾听患者的故事，理解患者的需求和困扰。这种沟通方式有助于建立互信、和谐的医患关系，减少医疗纠纷和冲突。同时，良好的医患沟通也能提高医疗效果和患者康复水平，提升医院的整体服务质量。通过叙事医学的实践，医生可以更加关注患者的情感需求和心理变化，积极与患者沟通交流，增强医患之间的信任和理解。这有助于建立温馨、亲切的医患关系，为患者提供更加暖心的医疗服务。

叙事医学关注患者的生命故事和情感需求，要求医院提供更加人性化的医疗服务。通过践行叙事医学的理念，医院可以营造温馨、舒适的就医环境，让患者在就医过程中感受到关爱和温暖。这有助于提高患者的就医体验和满意度，增强医院的品牌形象和市场竞争力。叙事医学强调医生对患者生命故事的关注和理解，要求医生具备同理心和情感共鸣的能力。通过叙事医学的实践，医生可以更好地理解患者的痛苦和困扰，更加关注患者的情感需求和心理变化。这有助于医生在医疗服务中更加注重患者的感受和体验，增强同理心和服务意识，为患者提供更加贴心、暖心的医疗服务。通过践行叙事医学的理念，医院可以塑造关爱、温暖、负责任的形象，提升患者和社会对医院的认可度和美誉度。这有助于增强医院的品牌价值和市场竞争力，吸引更多的患者前来就医，促进医院的可持续发展。同时，叙事医学可以塑造医院的暖心文化，也可以传递出医院的核心价值观和服务理念，提升员工对医院的归属感和忠诚度，增强医院的凝聚力和向心力。

实践叙事医学，应是医院和科室文化建设的重要内容。

【关键要点】

1. 科室文化是医院文化的重要组成部分，是科室在长期的医疗实践活动中形成的独特的价值观念、行为准则、人际关系的总和。

2. 科室文化具有导向、激励、凝聚和辐射作用，良好的科室文化能够提高员工的归属感和凝聚力，激发员工的积极性和创造力，从而提高科室的整体实力和竞争力。

3. 叙事医学关注患者生命故事、情感需求，通过三焦点、三要素，以及医者的在场和自我实现四层关系的改善，是建设人文医院（科室）的重要途径。

（朱利明）

第七节　如何写好叙事科普

科普是指利用各种传媒工具，以浅显易懂的方式、让公众接受自然科学和社会科学知识、推广科学技术的应用、倡导科学方法、传播科学思想、弘扬科学精神的活动。科学普及是一种社会教育[31]。

医学具有非常高的技术壁垒，又和每一个人息息相关，所以医学科普的重要性不言而喻。健康科普本质上是推动成人自我学习，提高认知，用加强自我管理的方式来管理自身的健康状态。医学科普可以从整体上减少医疗人力和费用支出的压力。

但是医学科普又很难，铺天盖地、真伪难辨的内容在老年人群体中传播，过时的医疗信息被不断误认为是最新的。说明医疗科普的传播效率不高。叙事医学的兴起，为医学科普提供了新的解决方案。

一、"标准人"概念

写好故事需要有两大要素，一是人物，二是复杂的情节。既然故事的主要目的是医学科普，就需要引入一个概念：标准人。

标准人是指这个患者身上带着同类患者最普遍的疾病特征，有着常见的身高，用着正常剂量的药物，做着常规的检查，合并发病率很高的并发症，有着多数患者都有的心理问题，有着疾病最常见的预后和平均数生存期。

塑造这个标准人是为了更好地向读者介绍疾病的普遍特征，让故事携带大量的医学信息，加深读者对疾病的理解。即在特定的环境中，让读者产生疾病体验感，从而产生强烈的愿望去认识该疾病。

案例《再见，血透君》[31]中的"血透君"是一个标准人，他的疾病状态几乎涵盖了血透患者的所有困境，而他的心理状态是焦虑和恐惧的典型。让平行病历中的患者角色在疾病状态上具备普适性和具体性，会更容易让读者产生共情，有代入感地理解这一疾病状态，理解医生对疾病的判断和指引，也能在叙事科普中对更多的患者及潜在患者起到教育作用。

当然，不同的患者会有不同的社会特征和人格特质，这是叙事医学要求医生细心体会的部分，为了科普而设置的标准人只是在疾病特征的粗线条上有一定的规律，而个体化特征仍旧可以鲜明地用性格、情感、行为等方式来表达。

在一部成功的作品中，标准人可以不止一个，其他个体的塑造也可以符合标准人的特征。群体的塑造更难，但是更能让读者理解：哦！原来他们这个群体是这样的。

二、疾病的诊断和治疗推动故事情节发展

好故事的第二大要素是生动的情节，叙事医学的情节更多的是要靠疾病的诊断和治疗去推动。

对医生来说，一个疾病的诊断过程，中间有推理、假设、证实和证伪。诊断过程对医生而言，就像侦探侦破案件的过程一样。但要用侦探小说一样悬念迭起的方法来写好诊断过程，是件很困难的事情。作者必须对医学有很好的宏观理解力，理解医学的整体特征以及医学技术层面的难度。

在案例的书写上，如果骨架鲜明，可以从故事中看出疾病发展的路径，从患者卧床到深静脉血栓，到后续的肺栓塞，接着 CT 血管造影诊断栓塞的范围，最后溶栓……疾病病理生理发展的路径和诊疗几乎可以成为故事情节跌宕起伏的主线条。

如果作者对医学的整体理解度有限，也可以用疾病治疗过程作为路径。相对而言，电影《我不是药神》中关于医学的诊断部分就非常简单，主要路径在"买药"上。所以故事的主题主要是对一个社会问题的探讨以及对人性的探讨。

前面章节"降低平行病历中的技术壁垒"已经系统阐述了医生作者应该如何把自己懂得的技术内容降低难度地去层层推进，去告诉读者，此处不再复述。

三、局部技术放大

叙事科普的目的性非常明确，是为了普及医学技术知识。因此，有了一个好的叙事医学故事之后，还需要重点加工需要推广的局部内容。

不建议作者在故事中穿插成段的技术内容，这会影响到故事的整体性以及读者的阅读快感。在互联网时代，切换的成本如此之小，丧失了悬念和节奏感的故事，就是丧失了生命力，读者随时会舍弃一篇看上去很艰涩的文章，转而换到更轻松娱乐的内容上去。

解释性的语句也不利于故事的生动性，需要在故事中间大幅度缩减。先让故事完整、生动、有悬念，接着才是选取局部的技术内容，在文后作出科普说明。

有图有真相，读者会有兴趣看到 CT 图片、病理学图片、细菌的显微结构图，但是作为医学科普，过于血腥的手术图片和过于感官刺激的皮肤病图片都不宜出现在公众科普中。

事实上，叙事科普的技术放大部分，对医生来说，书写反而是简单的，这就和日常的病情告知一样，客观、简介、有依据就行。建议每次只科普一个点，读者的注意力和认知能力是非常有限的，能在一个技术点上讲透，讲明白，使得读者主动向外传播，达到二次传播的效果，那就是成功的科普了。

案例《医生，能不能把我这个胳膊砍掉？》[31] 是一篇典型的叙事科普，讲述了一个疑难的感染案例，故事的第一个悬念是患者不合常理的要求：请把我的胳膊砍掉！故事的主要目的是科普诺卡菌（一种条件致病菌）的感染。文中的大伟完全符合标准人的特征，而故事的主要构架是皮肤软组织感染的诊断流程，技术部分是全文最后给出的一小段关于诺卡菌的介绍。

不久的未来，叙事科普会成为科普的一种重要的形式。

【案例】

医生，能不能把我这个胳膊砍掉？

大伟走进我的小小诊室，第一句话就是："医生，你们医院这么大，水平这么好，能不能把我这个胳膊砍掉？"这个五大三粗的壮汉操着浓重的方言，把厚厚一沓病历和一大卷片子拿到我的面前。从衣着和谈吐来看，不是经济很充裕的患者，衬衫袖口和领子都磨毛了，胸前的口袋里皱巴巴塞着一包蹩脚香烟。

5 月的杭州，天气已经有点热，他脱下衣服露出胳膊的时候，诊间里弥漫起浓重的气息，馊、酸、恶臭。空气中的异味顿时让人无法呼吸。熏得我这样见惯糜烂伤口的"老感染科医生"都立刻戴起了口罩。大伟把胳膊伸到我的眼前，粗壮的左臂上上下下，有好多个溃烂的伤口，腐败、流脓、肿胀、皮肤上有巨大虬结的新旧瘢痕，有层层的色素沉着，还有多个冒出脓液的窦道。一看就知道，这是一个迁延多年的慢性感染。

"4 年了，这个胳膊是好不了了，谁帮我把它砍掉，谁就是救了我的命！"大伟用正常的右手拨拉着 4 年间奔波于多家医院累积起来的厚厚的病历资料。我点点头，把 X 片插到看片灯上，看疾病最初开始的源头。

大伟这个货车司机在 4 年之前出过一次车祸，左手臂骨折。做了内固定手术。从外伤以后开始，这条左臂就没有消停过：骨髓炎、溃烂、继续溃烂、窦道形成、反复流脓。

我这里，是他到过的第六家医院。从当地做手术的市级医院、到省级医院、到治疗外伤出名的部队医院、到全国知名的治疗骨科疾病的医院、到知名的中医治疗骨髓炎的医院、中间做过7次清创手术。如果计算抗菌药物的疗程的话，一堆门诊病历和出院病历粗略翻翻，已经不下20种药物。一本本磨毛揉皱的病历，一页页边角圈起的化验单累积着这4年来的东奔西走的不易。

4年间，带浓浊的臭味，带着永远不愈合的伤口，被人嫌恶、不能正常工作和生活。这个壮汉吃的苦，可想而知。难怪他对这条胳膊已经痛恨到了要除之而后快的程度。大伟很明显是个干体力活的粗人。辗转这么多医院，又治疗，又手术，其中花费的精力和金钱早已十分可观，想来是因为这条胳膊太困扰他的生活了。

我开出了住院单："你先住感染科，我们再想想办法。"门诊的时间需要适当限制，花费在回溯病历上已经有很多时间了，所以我决定把他收进病房，再考虑治疗方案。找到病原菌就能找到有效的方案，这是感染科医生的一般逻辑。

"我没有钱，"大伟大大咧咧地说："如果快点找个医生，把我的胳膊砍掉，可能会便宜点吗？"他在自己的肩膀上比划两下，匆匆套上衬衫。胳膊上的脓液有好几处在衣服上渗出来，淡黄色的迹子浓淡不一地在袖管上画出地图一样的形状，一般人看了会自然而然地心生嫌恶。

"不可能。"我斩钉截铁地回答他。我拉起他的衣服请他自己看。大伟的颈部和左侧胸壁也有明显的感染迹象，尤其是左侧的胸壁，红、肿、压痛明显是胳膊的炎症已经蔓延过来的表现。"砍掉胳膊也没有用。"我斩钉截铁地回答大伟，免得这个壮汉想当然地胡搅蛮缠。

大伟痛苦地挠挠头，显然心里已经知道这个结果。"这是我来的最后一家医院，如果还治不好，我死了算了。"他用和我一样斩钉截铁的语气说。

这种迁延长达4年的感染伤口，已经治疗过多次，能不能最终搞定非常依赖病原体的诊断。所以一进病房的第一天，病房的医生小陈就给大伟留了脓液培养。伤口清创的同时留下了一些坏死组织做培养。希望可以发现明确的病原体。

分枝杆菌、葡萄球菌、还有其他导致创面感染的病原体都有可能。培养的结果也未必就是致病菌，人的表皮和毛囊里本身有大量细菌。我们生活的这个繁华都市，也是巨量微生物的都市，一个一个细菌的社区和王国就在我们身上和体腔内。

所以感染科医生就像侦探，每天在可能和不可能中整理诊断思路。唯一可以肯定的是，无论哪种病原体，治疗的疗程都短不了。

"老板，血平板长菌落了，粗看上去像表皮葡萄球菌……"小陈在第二天查房的时候把刚得到的培养结果报给我。我看了他一眼，小陈在感染科病房已经2年，已经颇有临床判断能力。我在等他说下去，果然，小陈接下去说："我觉得致病菌的可能性不大，可以继续等等看，这么多抗菌药物打下来没有结果，如果病原体是细菌的话，耐药金黄色葡萄球菌的可能性最大。"

我颔首，显然小陈对病原体的判断已经有点心得。肯用心的年轻医生进步都快。五大三粗的大伟坐在床沿上，傻呵呵地插进来问："要等多久，我没有什么钱，快给我用药吧。"小陈皱眉，问我："经验性抗炎的方案，我觉得应该用利奈唑胺＋利福平或者左氧氟沙星，可以吗？"

用药方案大伟听不懂，其实机灵的小陈在问我，需要至少3个月到半年的抗炎方案很花钱，这个时时刻刻担心着费用问题的体力劳动者，能不能承受10万元的治疗方案。治疗耐药金黄色葡萄球菌的药物，可不便宜呢！

"再等一等结果，4年都已经等了，不需要太着急这几天的方案。"我看看这个壮汉，叹口气。医生除了考虑技术问题，经济也是必不可少要考虑的问题，半途而废的抗炎方案一定不会成功，与其砸在水里，不如略等几天化验结果。但是这份心还是我来操吧，不要让这个大汉再烦恼了！

3天后，小陈查房的时候兴奋地对我说："有结果了！罗氏培养基上看见菌落了，用16S rRNA分子鉴定报告的结果是巴西诺卡菌（*N. brasiliensis*）。"

"啊！老天帮大伟省钱了。"我对小陈笑笑说。"我觉得这个对了！把磺胺甲噁唑（SMZ）给他口服上去，应该会有效！"小陈看看大伟的胳膊，皱皱眉头。脓液的浓重臭味这几天来一直困扰着病房的医护人员，没有患者愿意和大伟一间病房。旁边床位的患者都给熏跑了。连走廊里都能闻到淡淡的馊味。

针对已经明确的病原体的治疗，是最可以看到实际效果的治疗。每天几块钱的SMZ，可以产生奇效吗？这个古老的口服药在感染科始终牢牢地占据着一席之地，半年的SMZ只要2000多块钱。

"老板，患者如果都这样可以看好的话，医院好关门了！"小陈打趣我。大伟这次没有啰嗦，双腿盘踞坐在病床上，一本正经地做个双手合十状。不知怎地看上去非常诚挚。

1周后，我来查房的时候，大伟正在打包准备出院。病房里那股浊臭淡了很多，他的左胳膊虽然仍旧累累伤口，但是已经不红了。忽然瘪下去的皮肤不再肿得亮晶晶的。

"你救了我的命，等我好了，一定来好好谢谢你。"这个壮汉操着浓重的方言乐呵呵的，借着身高优势居高临下地拍拍我的肩膀，他丝毫没有注意到一帮医生跟着我查房时站得规规矩矩的样子。

"不要断药，一个月之后，到我门诊来看。"有时候，这样的粗人也会很不听话，略见好就不好好吃药。我叮嘱大伟。"遵命老板。"大概是听到我的研究生时时这样叫我，大伟的土话把"老板"两个字叫得非常滑稽。

后来，我就把大伟忘记了。因为感染科始终在看这样一些疑难诊断、困难治疗的患者。我们的实验室，我们的感染科医生、影像科医生，都把现代的检验检查手段发挥到极致，才常常攻克一些人所不能的疑难疾病。我深知这绝非我一人所能。大伟完成了疗程后，重新回到他自己正常的生活中去，消失在茫茫人海中，我也慢慢把他忘记了。继续为不同的感染患者纠结、诊治。

4年后，有一天，我去感染科病房查房，走廊里一股冲鼻的臭气传来。引得我立刻皱起了眉头。"23床收了一个糖尿病足的老头，老板要么查一下房。"小陈似笑非笑地看看我。

"怎么把糖尿病足收到感染科来，不应该到骨科去会诊吗？"糖尿病足虽然也算感染性疾病，但是大多数需要不断换药，清创、疏通血管、甚至植皮，需要骨科医生不停地做外科处理才行。医院的常规流程就是收在骨科，感染科会诊。我颇为不满地问小陈："谁收进来的？"

"老板，你好啊！"一个怪腔怪调带着浓重土话的声音在我身后响起。待我回过头来，一个壮汉大力用手拍我的肩膀，像老朋友一样抱住我，抓住我的肩膀晃了两晃。大伟还是穿着一件领口和袖口都磨毛了的衬衫，口袋里还是皱巴巴地塞着一包烟。挥舞着两个膀子，乐呵呵地说："你能看好我的绝症，就一定看得好我老爸的。世界上如果还有一个人能看好，就一定是你。"

我啼笑皆非地揪住他的左手看一看，那只手已经完全好了，纠结的瘢痕慢慢平复，活动自如。他非常配合地摆一个健美先生的姿势嘚瑟了一下。小陈冲我摊摊手："老板，他说一定要你看，非你不可，不到你这里他就跟我没完。"

"好吧。"我拍拍大伟，像安慰一个小孩子一样请他稍安勿躁，快点闭嘴，免得身后跟的一群查房的医生忍笑忍得肚子痛。一个医生，就是一个医生，不管千难万险，多少疑难和困扰，最无法拒绝的就是这样毫无条件、毫无保留的相信。或许这是医生这个职业最让人不能拒绝的成就感。即使你知道自己并非无所不能，这样赤诚的信任也会让你竭尽所能。

（摘自 2021 年人民卫生出版社出版的《亲爱的 ICU 医生》）

作者的话：大家都知道医学知识对疾病诊断与决策的重要性，怎么强调都不为过。在这个案例中，最后一家医院的感染科医生和前面六家医院的医生的区别在于，他们知道诊治成功与否在于是否能确定病原学，尤其是面对疑难的感染案例。"再等一下"，给培养过程一点耐心，"真凶"将自然现身。

我们知道，诺卡菌不属于人体正常菌群，感染的临床表现不具特异性且多变，再加上病原体本身难培养，正确诊断常常延迟。在不同的研究中，从出现症状到得出诊断的平均时间为 42 天至 12 个月不等。

在常规需氧培养中，诺卡菌的菌落形态多变，从垩白色到产生色素的橙色、黄色或棕色菌落，通常需要 5~21 天的生长时间。如果怀疑诺卡菌病，必须告知实验室工作人员，以确保有充足的培养时间。

另外，诺卡菌感染有两个特征：一个是几乎能够播散至任何器官（常见的是肺部、皮肤，以及中枢神经系统），另一个是经过适当的治疗仍然有复发或进展的趋势。对于文中的巴西诺卡菌皮肤感染，SMZ 有很高的敏感性，通常可以口服治疗，既往免疫正常的患者一般疗程 3~6 个月。

这时，耐心等待培养结果，以及给予患者足够长时间的抗感染治疗，就是医生具有相关医学知识的表现。

除此之外，我们的"老板"在指导住院医师小陈决策"是否继续等待病原学"时，还自然结合了对患者经济情况的考量。这种临床实践中的示范，对住院医师了解如何作出深思熟虑的医疗决策意义深远。最后治疗的成功，以及看到患者对医生的那份信任感，都会加深住院医师对这种疾病的印象，并且帮助他们理解医学的真正价值。这个案例是不可多得的好案例。

【关键要点】

1. 医学理论和技术向公众科普有难度，叙事可以降低理解的难度，激发读者的兴趣。

2. 可以用叙事的方法逐步加深公众的理解，使用标准人，用疾病的诊断和治疗推动故事情节发展，把道理融入故事中，寓教于乐。

3. 部分技术难点可以在故事后做重点的介绍和说明，尽量不打断故事的连贯性。

（吴傲）

第八节　叙事医学建设医生品牌

现代营销学之父科特勒在《市场营销学》中提出的关于品牌的定义[32]，即销售者向购买者长期提供的一组特定的特点、利益和服务。通俗来讲，品牌是指消费者对产品及产品系列的认知程度。品牌是一种无形资产。

在以往几十年中，医生个人的声誉、能力、利益、价值完全依附于所在的医院。医疗的品牌主要由医生及其所在的科室去建立和维护。例如，浙江大学医学院附属第一医院感染病科在全国同行中具有很高声望，医教研都具备行业领先的地位，这就是一个品牌。

医生个体的业务能力更倾向于被称为"口碑"，通过患者评价、同行评议等方式口口相传。由于地域的局限性、人员流动的局限性，口碑好的医生往往在本地有很高的群众拥护度，门诊更忙碌，手术更多、更复杂。但因为与医生自身利益相关度不高，建立良好的口碑，一般是行医过程中的良好结果，而很少作为目的去刻意营建。

随着信息时代的来临，多点执业、医联体的推广、民营医疗的发展，医生的流动性明显增强。在多个机构、多个地区间行医使得很多医生意识到，曾经的教育背景、技术能力、行医经历、成功案例、创新能力、患者反馈都是自己的无形资产，可以随着自身的流动而在整个职业生涯中持续产生价值。因此，有意识地打造医生个人品牌就有了明确的目的和存在的意义。

一、医生自己动手塑造个人品牌

医生个人品牌塑造成功的话，获益最大的是医生本人。因此，医生自己动手来建立个人品牌应该成为一种自发的、开发和保持自身无形资产的行为。

医学具有很高的技术壁垒，普罗大众很难知晓并理解那些评价医生能力的众多专业标准，如职称晋升、教学能力和研究能力等，因此医生建立个人品牌，需要首先站在"受众"的视角上，用患者和公众的思维方式来考量，他们眼中需要的最适合的医生该是什么样的。

很多医院在门诊大厅、医院公众号上挂上医生的大幅照片，后面有医生的行政职位、技术职称、社会兼职和代表著作等，这些介绍的辨识度很低，只能作为个人的简单介绍，完成不了个人品牌建设的使命。

医生的个人品牌，应该是具备与旁人不同的一种人设。比如妇产科医生刘森，他的人设是妇产科医生中的故事大王，他的标签叫做"森哥故事会"[33]，这就使其具备了与众不同的特性。比如张强医生，他的标签是张强医生集团的创始人[34]，当你关注到"医生集团"这个概念时，张强这个名字会首先浮现在眼前。上述两位医生具备了非常突出的标签，这种标签是专属的，不可复制的。品牌建设的思维要求你先考虑自己想要什么样的人设，什么样的标签？上述这些都是那些想要创立个人品牌的医生必须自己先明确的。

当你设置好了人设之后，医生职业中的技术含量、闪光点、能力体现，是无法借助记者、写手、编辑、医院宣传部门等来完成的。通常医院的宣传部门会在对外的各种媒体上做一些医生的宣传，这些文字脱不开医疗系统对一个医生在医、教、研方面能力的传统评价，在读者或者患者看来，既不懂其中含金量有多少，也不感兴趣。患者对一个医生的评价维度天然与医院不同，患者希望医生更耐心，花更多时间在自己身上，不会在乎医生有多少本专著。各大医院的医生介绍相似度很高，不外乎职称、教学职称、学术任职、擅长领域。几乎没有患者会仔细看这些介绍，在信息时代的当下，切换的成本太低了。

品牌塑造就是一个主角变得闪光耀眼的过程。如同在舞台中心的主角，如何能深入观众的内心，激发情绪反应，当然是让主角演出精彩的大戏。让他身上具备的唱念做打、身段表情、气度神韵，甚至小小的缺憾都充分地表现出来。叙事医学的平行病历反而能为塑造医生品牌创造机会。

医生是叙事医学的天然主角，只有在案例中，他的判断力，他面对困难的勇气，他面对复杂决策的内心纠结，他的刚毅、善良，他面对失败的态度……才能够充分地展现，这些特质就是人设。主角不一定是完美无瑕的，充满了特征和缺点的凡人，在互联网上引起的共鸣更多，因为互联网的读者不是医疗系统的评审专家，完美医生的形象远不如电视剧里塑造的医生形象深入人心。

医生品牌的建设，需要以自己为核心。若感觉能力局限，可以用辅助团队帮忙设计、润色、拓展，使用提供文字、图样、视频的专业团队。

二、互联网是一种高维媒介

医生品牌的建立和推广，需要借助互联网这个媒介。传统的报纸、电视、书籍都具有严格的层级，省级高于市级，市级高于区级，层层叠加，等级分明。普通人不可能一次又一次够到高级别的媒体推广。而互联网是扁平的，在互联网上的"爆红"只认流量，不认层级。互联网是一种对个人的承认[35]。因此医生个人品牌的建立和推广，最好的媒介就是互联网。

与此同时，互联网遵守"娱乐至死"的准则，娱乐特性的内容拥护者众多。而热爱故事，是人类的天然特性，对悬念迭起、曲折跌宕的追求，是一种老少皆宜、古今通用的习惯。"淼哥故事会"就是刘淼医生在微博上写的篇幅极短的与生育有关的故事，辅以生动的配图，其中有惊险的难产、有绕颈的脐带、有双生的宝宝……这些短故事让这个普通妇产科医生的工作被大众用各种视角来欣赏，用各种情绪来阅读。

"淼哥故事会"的阅读者不仅是产妇，更多的是带着猎奇心态来旁观的人，这些"沉默的大多数"催生了这个网络大 V① 的个人品牌，而按照六度空间的理论，更多的联结带来更多的潜在客户。

而张强医生的微博，更多的是图片，是一种场景建设。他用图片来"晒"自己的手术室环境、团队的学术氛围、病房条件、检查设备；有时候会"晒"自己骑着自行车上班，勤于锻炼、组织团队业务学习等，每张图片都是故事的一"幕"或者一个镜头，读者不难整合出张强医生集团的工作故事。照片比文字更易被接受，但是传播力不及故事。

这些易于阅读的故事在互联网这个媒介中持续发酵，个人的特性就与故事紧密相连，主角的人设鲜明地展现在了大众眼前，容易被记忆和识别。而医学案例、手术案例、医院场景、医生形象是这两位网络大 V 表达的主题，因此，不能用网络大 V 来简单地定义他们，他们是在互联网上成功树立医生品牌的典型。

记者询问深圳市民："你能报出几个妇产科医生的名字吗？"有意思的结果是，能被普通市民报出名字的"名医"是林巧稚、刘淼。会讲故事的年轻医生刘淼有着广泛的公众知晓度，由此可见互联网的力量、叙事的力量。

微博、微信和抖音，从文字进展到短视频，传播的载体万变不离其宗，没有脱离故事这个载体。所谓的"内容为王"一直在证明：好的医学叙事故事，合适的篇幅，独特的表现手法是互联网上推广医生品牌的最好手段。互联网的传播很容易突破数量级，这是传统媒体做不到的。载歌载舞、搞笑段子也是推广、甚至达到爆红的手段，但其内涵和持久力远不及叙事医学这个载体。

也有医生不选择自媒体，而采用向专业媒体投稿的模式来建立个人品牌，这是借助了专业媒体本身具有的普及度。用户量的最初累积是个痛苦的过程，

---

① 大 V：是指在新浪、腾讯、网易等微博平台上获得个认证，拥有众多粉丝（通常在 50 万以上）的微博用户。其中，V 指实名认证账户，英语 "Verified" 的缩写。

有数量级上的突破更加需要借助外力，这种方式的自由度不及自媒体，但为从结果而论，也不失为一种有效方法。

二、成熟的临床专科医生需要品牌

品牌是一种"优于普通"的特性，因此医生在专科能力走向成熟的阶段来建立个人品牌，应该是最合适的时机。

医生是一个"晚熟"的职业，通常专业水平逐渐成熟的年龄段是 30~40 岁。中年的专科医生久经训练之后，具备了带领团队的能力，具备了出专科门诊的资格，需要有更多的患者认可度，这时候适合考虑如何做好个人品牌建设。

在互联网上持续输出内容，需要建立在医生人设稳定的基础上，逐步累积。过于年轻的作者，想法多变，输出的主题和行为模式经常在改变，那就会使得主角的人设轮廓模糊，做不到标签明显，更难以强化特征。

人设达到稳定的程度，在展示过程中，就能显示出优秀的判断力，达到比较优势。就像张强医生展示的图片那样，有优越的私立医院行医环境、出色的床边检查技术、微创的手术切口等。这些技术内涵，是经过张强医生专业挑选的，优于行业通行标准的代表。既具备优越性，又容易被公众接受和理解。这种选择图片的能力就是基于张强医生的专业能力和专业稳定度。

另外，中年的医生更加珍视自己的职业生涯和职业声誉，也不容易犯言语"愤青"的毛病。职业累积度和社会成熟度足够的医生，在医学专业精神的立意上更加高远；在行文、叙事和图片选择上，更加懂得遵守人文、平等的准则。不会因为情绪反应而出现歧视性语句、侵犯患者隐私、攻击性的言语。需要搞清楚的是，与传统媒体不同，在互联网上，上述不谨慎、不专业的行为都很有可能引起一边倒的群体攻击，一个措手不及，就会毁掉了以往累积多年的品牌标签。

四、在数量和质量上塑造和提升品牌内涵

（一）数量提升

品牌的建立，首先需要有用户数量上的提升。互联网具备的反馈机制，可以让医生清晰地看到自己的"成绩单"。在公众号上输出内容，很重要的反馈就是阅读量的提升。自媒体可以看到粉丝量、阅读量，这是一种粗糙但有效的评估。

　　根据读者的评论，给予一定程度的互动；总结读者的观感并在下一次推出前自我改进；在数量级增加的特殊时刻总结经验教训，这些都是使用了正反馈机制在推动受众数量增加的经验。

　　搭乘行业新闻热点是提升阅读量、用户量的利器，但是也可能造成灾难性后果，建议谨慎使用。对医学这个传统的、具有经典价值标准的行业来说，内容更应该成熟稳重。

（二）增加辨识度

　　品牌需要受众的辨识度。建立辨识度的方式很个体化，例如，张强医生用名家设计的 LOGO 作为品牌标志。张强医生集团品牌标志经常出现在他的微博、医院环境、宣传资料等地方，与图片叙事融为一体。这是完全商品化的商标处理法。

　　笔者撰写的叙事医学文章，第一句话经常是"我是一个 ICU 医生"。经过反复刺激，这种"殳"式开头也产生了很高的辨识度，看到这样的案例，老读者的第一反应是，这就是那个 ICU 医生。当文章累积到一定程度，把所有的内容整合成纸质图书，并将图书的题目和封面整体进行设计，借助传统媒体中的相关力量进行推广，接着利用互联网进行二次推广，这也是增加品牌辨识度的方法。例如笔者撰写的《亲爱的 ICU 医生》[31]，就是用整体策划来强化已经在互联网中有效传播的医学案例，突出个人品牌。

（三）增加新用户选项

　　医生品牌推广具有特定的目的，医生希望增加特定的用户数量，那在推广中建立"新用户选项"就成为必要。

　　"这位医生很好，他的专科门诊是我所需要的，我能够在哪里、什么时候看到他的门诊？"这是基于用户视角的实际问题。胡必杰教授的系列科普文章就很好地考虑到了"新用户选项"这个需求，每一期的公众号介绍完一个生动的叙事感染案例，后方是专家团队的出诊信息和互联网医院小程序，可以体验感染病线上门诊。这就完全契合了把读者转化成有效用户的理念。

　　当然医生本身专业技能的持续提升，是个人品牌内涵的基本保证。这跟保证商品质量稳定和提升是一样的。

五、持续输出和品牌升级

优秀的、猎奇的作品，会在互联网上不时产生"爆款"，但是信息量巨大的互联网时代，爆款会迅速被淹没。一个月之后、一年之后被完全遗忘。因此品牌的塑造无法一蹴而就，而需要有持续输出的过程。爆款只能造就"网红"，不能造就名医。

胡必杰教授的系列科普文章，就是由专业团队书写的叙事科普，专业性严谨，同时突破技术壁垒，通过文学化的处理，让大众能够读懂。由此整合而成的《医届探案》荣获 2022 年"中国好书奖"。

首先疑难感染这个选题就非常适合持续输出，上海中山医院感染科有众多的"发热待查"病例，每个病例都能展示关注、再现、归属，这叙事医学的三大要素，因其临床的疑难性而具备个体化特征。诊断成为一个恒定的悬念。这到底是什么病？最后治疗效果怎么样？作者团队同时也借鉴了互联网特有的吸引眼球式的标题，让系列文章具备了"侦探"式的娱乐特征。

这样的文章每周推送一次，已经持续数年。在推送中，"爆款"刺激了新用户数量增加，持续的内容输出，也和老用户形成一定的黏合度。这种持续输出的过程，加上网络特有的反馈功能，逐步形成正反馈，让内容质量持续提升。与此同时，团队把网上输出的文章定期整合成纸质图书，通过传统媒体渠道发行，在学术会议上推广。整个过程中不断迭代，二次推广形成合力。

下面提供一个叙事医学案例[31]，借以说明医生如何利用叙事医学来推动个人品牌的塑造，这个案例发生于 2015 年，正是因为它催生了笔者在《医学界》微信号上的系列叙事医学案例，从而促成了《医述：重症监护室里的故事》《亲爱的 ICU 医生》两本书的诞生，是 ICU 医生㪉做个人品牌塑造的起点。文中为自己建立的人设是："（抢救）前线指挥官 + 作文之战胜级学霸。"

【案例】

她为什么可以成为幸运儿？

2015 年 8 月 25 日，11 岁爱霖从 10 楼窗口坠楼。今天（100 天后），她出院了，走路又憨又猛，笑声又呆又萌。和所有 11 岁的大孩子一样，马上回到课堂里去。我当然高兴。因为我是成功的前线指挥官 + 作文之战神级学霸。而且，3个月前，我 41 岁的生日许愿，就是她的重生。求仁得仁，是为幸福。她为什么会在这么严重创伤后还能存活？我作为一个从事重症医学专业20多年的医生，说说我对创伤急救的看法。

（一）急救一体化梯队

在大多数普通民众的心目中，治疗创伤是外科医生的职责，外科医生就像一个修理员，把撞坏的器官修好。手术能做下来，做好了，患者就可以好转。其实重症多发伤的治疗并非如此。这不能用手机摔了一下来打比方，人不能"关机"修理。复杂伤情不容医生好整以暇地检查和判断，常常已经出现多个脏器衰竭的表现。

爱霖来院后已经处于休克状态，低体温，凝血机制紊乱，截瘫，呼吸困难。生理耗竭严重处于衰竭的边缘状态。同时目测胸、腹、骨盆，都有严重撞击的表现，难以靠一次检查诊断明确。合并的错综复杂的骨折限制了搬动检查的可能。顽固的低血压表明了多个部位在进行性出血。这种状态下无法立刻手术，因为哪一处是最为致命的伤情无法即刻判断。盲目探查必定顾此失彼，造成更大量的失血和凝血功能崩溃。

她从20：30到达医院到22：30进入手术室，这中间做了以下操作：左下肢托初步固定严重骨折变形的左腿；颈托固定颈部；头，胸，腹CT；气管插管、用呼吸机维持氧合；留置胃管、导尿管；配血；深静脉置管、快速输液维持血压；B超做第一次创伤FAST检查，发现左侧胸腔积液，左胸腔闭式引流，引流量500毫升；建立第二处深静脉插管，维持内环境；B超做第二次创伤FAST检查，发现右侧胸腔积液，腹腔积液；右侧胸腔闭式引流。引流量1000毫升；B超做第三次创伤FAST检查，发现腹腔内出血量持续增多；腹腔穿刺抽出不凝血；外科决策急诊手术；麻醉科准备自体血回输。

在治疗和操作上，医生几乎是马不停蹄。2个小时内建立了所有的生命支持通路，同时大致明确了初步诊断。这是外科医生还是内科医生呢？这是以急救科医生为主体的团队。在危重的多发伤治疗上，把控整体方向的是急救专业的医生，这就是为什么在汶川地震，铝粉爆炸等严重群发外伤中需要调集大批ICU医生的原因。

B超、穿刺……这些操作全部由训练有素的急救专业医生一站式完成。可以节省很多宝贵的时间；同时急救专业医生对人的整体判断是一个专业特长，这个特长是提高重症多发伤存活率必不可少的要素。所以成熟的急救科医生必须兼备内外科的功底。

这是一个不被理解的辛苦工作。急救医学是一个"晚熟"专业，一个医生的成熟需要工作 10 年左右的成长期。需要学会大量操作。抗压的心态更需要天赋。急救医学又是一个非常辛苦的专业，注定了会有很多的突发事件打乱医生的正常生活，注定了医生 24 小时不能关机，在我两年前的微博里写过这样的内容：现在，每个医院熟练的急救科医生数量都不足，身心疲惫，这是一个无奈的现实，但是在危重多发伤发生的第一时间，有经验丰富的急救科医生接诊，纳入一体化创伤救治的 ICU，对于患者来说是一种幸运。

（二）创伤外科

为她进行手术的是哪个科的医生呢？这个称呼不被大众理解，这是创伤外科医生。为什么不是胸外科，为什么不是普外科或骨科？为什么不是几个科室医生同时上台一起手术？因为人是一个整体，在各个脏器都受到严重冲击的现状下，她需要"损伤控制策略"。用通俗的话说，就是丢车保帅，用最快的时间保命，用最直接的手段减少出血，用最"野蛮"的手法维护"活下去"这个基本要求。

精细的修缮，可以留待生命体征稳定后做确定性的手术。执行"损伤控制策略"的外科医生就是创伤外科医生。爱霖上手术台的时候，心电监护只有逸搏心率，就是心脏快停的前兆。她有多发肋骨骨折，不能胸外按压。麻醉师准备的自体血回输装置立刻把胸腔引流出的 1500 毫升自体血回输回体内。这个 1500 毫升血在最危急时刻延缓了死亡的脚步。就是这样推着肾上腺素，输着自体血开始的手术。

切脾脏，花了几分钟。补肝脏的多个裂口在创伤外科医生来看，尚属于常规，但是看到十二指肠破裂的时候，大家都有心都凉了的感觉。十二指肠是消化道的交通要道，补不起来，也切不掉。造瘘是迫不得已的做法。在腹腔内填塞纱布压迫肝脏止血，在腹部留了胃造瘘，十二指肠造瘘，空肠造瘘，多根腹腔引流管，这都是"损伤控制策略"下执行的做法。这个手术总共花了 2 个小时。能"走"出手术室，实属奇迹。所有的骨折全部以初步固定来初期处理。原则就是减少出血，减少手术时间。

这是创伤外科医生用"快"与"粗"的手法维持的生命。创伤外科也是一个不被理解的专业，毋庸置疑，那需要多面手，需要快速，需要比别人更刚硬的心气，在不得已而为之的危急状况下手术，需要在半夜不断被叫来开急诊刀。各位有无看过网上奇文"狗都讨厌的医生爸爸"。这是属于外科医生的辛苦和付出。很多医院并没有这个专业的设置，太辛苦，太危险。有这个能耐的医生其实天赋都不低，也可以有别的选择。

谁也不愿意做既危险又辛苦的人生选择，所以这个专业必然是供远远少于求。在复杂的多发伤手术中，遇到这样的外科医生实属幸运。

（三）患方的支持和信任

关于病情告知的问题，常人总是觉得，医生让一遍遍地签字，不胜繁琐。手术室门口的家属有多么焦虑。为什么没有人来缓解他们的焦虑？明明是紧急的手术，为什么还要叫签字？

这通常是一个无奈而两难的问题，因为医生在手术室，监护室内忙碌，越紧急的情况，越忙碌；需要顾着患者反复无常，无法预料的生命体征变化。急诊手术，会有"探险"的性质，会有复杂多变的因素存在。这就像探险南极，在出发前你能不能让探险者保证：你必须硕果累累地回来？

走下去，有一半是无法预先解释清楚的。但是医生一定会努力让患者活下去。信任是最大的支持。所以爱霖的父母亲在当晚表达的："我理解所有风险，相信医院的抢救，可以接受任何状态的后果，唯一的要求就是尽力而为。"这样清晰而有力的表达，对急诊手术的医生是最有力的支持。

这之后的每一次手术，都不是在"稳定"的基础上四平八稳做的手术，但是家属始终表达的是：我信任医生的抢救，接受任何临床后果。家属愿意和医生一起承担福祸难测的风险，使医生可以去勇敢探险争取最好的临床结果。不得不说，父母的理智和信任为她争取了奇迹。

这个晚上，输血的总量超过3000毫升，加上手术中的自体血，超过成人体内的总血量。一般人想到的是：把丢失的补回去，总共也就3000毫升左右，不就可以了？手术后，如果没有持续的出血，输血也就没有必要了，为什么需要这么多的血液和血液制品？爱霖是幸运的，募集献血的微信打动了众多家有宝贝的父母的心，附近市民热心排队为她献血，因此大量的A型血保障了后期的供应。

在急诊手术后，患者会出现组织水肿，血管通透性增高，凝血因子的大量丧失，这造成了实际需要补回去的血量远远大于当时她丢失的血容量。

目前的血液制品都来自无偿献血，爱霖的伤情尤其打动了众多70后、80后的心。在献血者中，很多人都已经为人父母，"老吾老以及人之老，幼吾幼以及人之幼"是中国人传统美德的传承。本地市民的爱心和媒体的呼吁为她带来了幸运。

（四）骨科

爱霖在送到医院的第一时间查体，就发现脊柱受到了严重的创伤，当时的CT显示从第四颈椎到第二腰椎，十几个椎体，几乎每一个都受到不同程度的损伤。而且她的下肢不能活动，提示脊髓的某个部位有严重的损伤。

脊髓损伤会留有严重的后遗症——截瘫。

如果是彻底的脊髓横断损伤，手术方式就是在2周左右做支撑和稳定。如果是部分损失，可以在某个时间段做减压和稳定。这样脊髓减压后可以恢复部分神经功能。爱霖的情况属于第二种。她在伤后第3天下肢可以轻微活动，表面上脊髓并不是彻底横断损伤，尚有可修复的部分。

这个手术时间点的判定是个难点。太久，脊髓受压严重，减压也没有效果。太近，全身的状态过于脆弱，多脏器功能的损伤，无法经受俯卧体位的全麻大手术。

而且，脊柱的结构复杂，经过暴力挤压后的形态，根据CT片和MRI片，无论怎样"三维重建"，都无法真正再现患者的真实损伤状态，真实状况要靠手术中做判断。这是脊柱手术需要的技术含金量。这也是为什么需要借助先进的3D打印技术的道理。

当3D打印模型从机器中取出的时候，第三胸椎处自然断裂，这不是模型不结实，而是它模拟了真实的损伤程度，爱霖的脊柱在第三胸椎处完全断裂。她在20多天内一直依靠平卧体位，依靠韧带软组织连接。这是一个多么脆弱的连接！一个翻身就可能使脆弱的脊髓完全断裂。

胸椎手术很难，因为椎体细小，椎弓根才3.4毫米，架起这个"立交桥"的柱子也是3.5毫米，这个柱子也就是椎弓根螺钉需要靠精确的手感一分没有偏差地打入。打破的结果会人为损伤脊髓。

手术中印证了3D模型的真实度，胸2~3 AO分型C，关节突及周围软组织严重损伤，后纵韧带复合体完全断裂，硬膜破裂瘢痕愈合。胸椎给予固定并植骨。这是第一次用3D技术在术前设计椎弓根钉导向的尝试。虽然最后完成还是靠主刀的精确手感，但是为将来3D骨科工作室的实用推广做了第一次尝试。

术后支撑身体用的背心被小朋友戏称为"忍者神龟壳"。它用来支撑和稳定身体，让爱霖在1个半月后就可以下地站立和肌肉训练。医生能够达到的技术高度，很大程度上建立在宽而深的基础知识架构上，建立在对跨界新技术的关注上，建立在医学人文思想上。爱霖接受了这样成功的一个脊柱手术，逃脱了高位截瘫的命运，不得不说是很大的幸运。

（五）重症医学科同质化运行

第一个月，大门常闭的 ICU 门口，经常有人问，"这么久了，她还没有脱离危险吗？""她稳定了吗？"这个问题其实很好理解：俗话说，伤筋动骨一百天。意思是骨折和软组织的损伤需要大致 3 个多月来慢慢修复。这是稳定状态的骨折。

巨大暴力破坏过的机体在创伤的最初 2 个星期，经常是处于一种高空走钢丝的"平衡"状态。重症医学科的医生，一天 24 小时的责任就是维持这种"平衡"。在爱霖从手术室进入 ICU 的最初 2 天，她带出来的血迹斑斑的床单，一动没敢动，生怕压迫止血的多个部位在轻微的活动下再出血。

她的呼吸，循环，肠道，肝肾，凝血，各个系统都处于勉强维持的"平衡"中，ARDS，腹腔高压，创伤性凝血病，肝衰竭，感染性休克。这些专业名词并不为公众熟识，但都是现在学术的难点。有一个出现问题就牵一发而动全身。

她是否稳定？此刻也许，下一刻未必。这就是为什么 ICU 医生总没法解释"稳定"的原因。重症监护是个"跑马拉松"的专业，是个需要团队整合的专业，因为无论白天还是晚上，病情都会有变化，无论你此刻维护得多好，一个班次的液体出入量，电解质没有调整好，第二天查房时就已经面目全非。

重症专业并不是一个成功的领军人物就可以撑起一个科室的成功，危重患者的特征要求团队同质化运行。40 多天，100 多个班次的传接中，没有人为的细小失误。这不是时髦的"精准医疗"而是精准传递的职业素养和行业规范。重症医学也需要突破学科界限，从 ICU 到手术室，执行无边界的监护任务。这是不容易的，也是她的幸运之处。

从"百米飞人"的创伤急救队伍，到"马拉松"耐力的重症监护队伍；从跨界的 3D 技术，到无边界的整合能力；既要探险的精神，又有高度的自律，医生注定必须是精英从事的职业。希望更多的奇迹，就必须助力和振奋医生这个群体。

宝贝再见，今天恭喜你可以回到学校，你美好地活在这个世界上，是对我们这个职业最好的赞美。慢慢地，我会忘记你，爱恨名利都是负累，容易清空的简单的心，才能够一直目标明确，放下羁绊，承受重压。

（本章节内容刊于《叙事医学》杂志，在发表基础上做了少许修改）

【关键要点】

1. 专业成熟的医生可以借助平行病历来塑造自己独特的个人品牌。

2. 互联网是一种高维媒介，帮助医生个人品牌的建立和推广。平行病历在互联网上的持续输出，是一种值得推荐的方法。

（殳儆）

第九节　用叙事医学的方法与公众交流

医学发展是社会发展的一部分，关系到社会群体中每一个人的切身利益，因此医患关系是复杂人际关系的一部分。公众需要通过简单的方式弄清楚，医学技术大致发展到了什么程度；医学的学科特征是怎样的。另外，医疗政策的推进、医疗保障政策的变革、公共卫生政策的调整等大问题，都与公众的切身利益直接相关，医学与公众的交流有宏观的问题，也有微观的实用问题。

一、叙事医学与公众交流的模式

宏观上，医疗政策会有官方公布和解读；微观上，医患沟通每天都在进行，医保政策的咨询和解答，每个医院都有专门的人员在做。医学和公众的交流无时不刻在进行中。

这些交流，不管是文字交流，还是新闻报道，从表述方法来分类，有一类是陈述性的，例如，政府提供年度的医疗支出数据，医保调整新的药物报销目录，报刊报道延缓阿尔茨海默病的新药进展等；有一类是叙事性的，例如，公众号"医学界"2023年10月15日推送的一篇题为《一家三口都中招，"支原体感染大年"来了》[36]的报道，在一开头是王女士9岁的大儿子患肺炎，接着是小儿子，接着一家老小全"中招"，报道用王女士的困境，切入那些来源莫名的焦虑情绪，最后的技术落脚点是向大众解释这种疾病的现状。叙事新闻目前是媒体报道的一个重要形式，人物特写、事件追踪都以这种方式在做。

医学与每个人息息相关，却具有很高的技术壁垒。可以说医学向公众的推广和交流是不畅通的，医学的技术壁垒决定了新的药物、手术方法、政策、流程、制度……能被理解而广泛接受是件不容易的事。因此这里论述的核心问题是，如何让医学问题的传播和推广更加顺畅。在叙事医学的四重关系中，医生与社会的关系，是指医生如何处理自己的社会责任，其中医生把医学问题突破理解屏障向公众传播是医生的社会责任之一。

用叙事医学的方法是向公众交流医学问题，就像叙事新闻，是化难为简的方法，从引发公众的兴趣，进而引起共情，触发进一步了解的欲望。故事具有强大的力量，携带的信息复杂多样，解读的方式随着视角的不同而千变万化，观点可能因时间和地域的不同而不同，这意味着故事降低了理解的技术壁垒，对复杂的群体有着穿透力。

医学与公众交流的模式多种多样，而叙事医学与公众交流的载体主要是医学故事相关的书籍、医疗相关的影视剧以及医疗相关的新闻事件和新闻人物，当然也有图片叙事。

《我不是药神》《生门》《周一清晨》这些医疗题材的电影、电视是医疗圈内的人与公众交流专业问题的最通畅模式，电影票房用数字说明了普及的程度。

医疗人物的专访，是以点带面地展示从业人群的面貌，也是借人说事，以某个人物为核心视角，展现特殊事件或者特殊时期。

例如，2020 年，新型冠状病毒感染疫情爆发初期，对武汉市中心医院急诊科主任艾芬的采访[31]。在那个特殊的时间点，医生的职业困境，必然有广泛的公众关注度。而艾芬医生成为公众人物之后，2022 年她与爱尔眼科医院之间的纠葛，也就引起了各大新闻媒体的争相报道。站在公众的视角看这些后续的报道，自然会关心一下视网膜剥落导致失明是怎么回事？爱尔眼科医院是怎样一个机构？医疗诉讼中法律是否会偏向"网红"的一方？这些问题都很世俗化，但引发普通人对医疗事件的关注，本身就是一种有效的交流模式。

进入短视频时代之后，公众自身的就医体验代表个人视角下的故事，医院推广的短视频有科普和品牌宣传的功能，这些背后的流量和关注度，在数字上体现了交流的有效度。

二、叙事医学与公众交流的核心

叙事医学是医学人文落地的工具，站在这个角度看叙事医学，与公众交流的时候，核心内容应该是医学的学科特征。医学有不确定性、不精确性；医学的判断通常是概率性的；医学的案例几乎没有完美结局；现代医学需要团队协作。医学的专科分工越来越精细，而人是一个整体，全科、重症医学科、急诊医学科、老年医学科在专科化的大趋势下，越来越不可或缺。

医学的这些特性对于医务人员来说，随着阅历和经验的增多，理解会一步步加深，叙事医学作为一种医学工具，功能之一应该是让大众认识"真正"的医学。医生需要学会运用这个工具。

因此，从这个角度来说，各个医院的宣传部门为了宣传本院专家、本院技术而写的案例故事是不能算作叙事医学的，不管故事中的技术细节处理得有多精致，这些故事的思想立足点都是赞扬，而一边倒地宣传医学的胜利，产生的影响是对公众认知的误导。

叙事新闻有事实、情感、意义 3 个层面的内容，在意义层面，叙事医学应当锚定在表达现代医学特征的这个范围内。美国作家兰迪·希尔茨的《世纪的哭泣》[36] 描写了艾滋病在美国最初流行的过程中，政府、医疗机构、同性恋组织、个体人物的各种反应，其中以大量事实刻画人类的懦弱、绝望、自私，也精彩地刻画了传染病流行初期，人类在面临危机时的勇气、进取、无私、悲悯。书中的场景，在新发传染病来临的时候，会一而再再而三地发生。

公众因为不了解，而对患者群体的污名化；患者对自身存在强烈的病耻感。这些在非典、甲流、新型冠状病毒感染疫情流行期间，我们也能感受到。这本书在"意义"这个层面上做得非常纯粹。作者本人在写作期间感染艾滋病，作品出版时已经是"遗作"。书中的医学主题呼之欲出：面对传染病，我们做对了什么？又做错了什么？未来要建构一个怎么样的体系来更好地应对传染病。

这样的经典作品，不同于流行病学调查数据，我们可以调用数据来做研究，但是公众只有在面对人物命运的时候，才能触发共情，触发深层次的思考，进而引发进一步的行动。

以案例《血透君》[31] 为例，说明笔者观点。

【案例】

血透君

我是一个 ICU 医生。

清早从停车场出来，走在穿过花园的路上，看见"血透君"正坐在花坛沿边抽烟。翘着二郎腿，吐着烟雾，看见我过来，略略点一下头。微凉的秋天的早晨，衬衫没有扣上，眼屎也没有擦干净，一看就是没有洗漱就急着过瘾的老烟鬼。

"早，"我简短而礼貌地问候他。"血透君"姓薛，也算是老熟人了。他每周 3 次在监护室楼上的血透中心治疗，今天大约来得早些，就坐在花园里等。他的脸色，是那种气色不佳的青灰色，有很多洗不去的脏污和斑点。做了多年血透的人，肾性贫血加上色素沉着，几乎每个人都是这样的脸色。

某一天早晨，经过急诊抢救室门口的时候，一个中年女子从椅子上站起来，和我打招呼。"主任，早！"她疲倦的眼睛微微下垂，面色黯淡。

"早。"走近看清楚，那是"血透君"的妻子祝老师。她一早坐在急诊抢救室门口，自然是因为……

"老毛病又犯了？"我握一握她消瘦单薄的肩膀。已经不是第一次，"血透君"又来抢救了。今天是星期三，本来今天轮到他第一班血透。经常到这个点，"血透君"会大吃一顿莫名其妙的东西。

祝老师点点头，"吃了一大锅南瓜粥，吃了半个西瓜，就……"她停住话语不说了，一个无尿的尿毒症患者，一下吸收了这么多水分，立刻发作心功能衰竭，肺水肿。明明知道濒死的窒息感，但是他还是要这么干。她并没有眼泪，也不是很焦急，眼角有一片新伤的青紫淤斑。

我按住祝老师的肩膀，让她在门口的长椅上坐下，径直进到抢救室里。

抢救床上，患者的气管插管刚刚插上，粉红色的泡沫痰从插管里止不住地冒出来，像新开的啤酒汹涌地喷出。插完管子的小郭医生，迅速把呼吸机连好，用纯氧送气。

"罗老师，血透君又肺水肿了，真拿他没办法。"急诊室的医生都认识"血透君"。本来还没有到心衰频频发作的状态，每次都是他自己折腾的。

"需要去做 CRRT。"小郭对我说。呼吸机强大的压力作用着，"血透君"暂时没有性命之忧。如果插管再晚一点的话，他会缺氧而死。

"我叫监护室马上准备 CRRT 机。"我简短地说，拿出电话给监护室打电话。在镇静剂的作用下，"血透君"的脸看上去是难得的安详，眼睑松弛地合着，嘴角微微上翘。他脚上那双踩得没了形状的肮脏布鞋一只左一只右一只扔在相距很远的两边，可见进抢救室的时候，那份仓促和紧张。水泡音和湿罗音充满了整个肺部。呼噜呼噜，肺泡里正在发大水。

从抢救室出来，祝老师茫然地站起来。晦涩的情绪在一张默然的脸上，格外让人怜惜，眼角的淤青又明显了很多。

"已经插管了，等下去做 CRRT。"我简短地说。

"他又死不了了，对吧。"祝老师反常地笑了笑，两个嘴角向上扯了扯，径直拿过小郭医生递过来的住院单，吸了一下鼻子，去缴费窗口给"血透君"办理住院手续。

"血透君"在大学附属第一医院已经排队等肾脏移植等了 5 年多了。他坐在花坛边上说得最多的一句话就是"喝啊！"像沙漠里了被烈日晒得快要蔫死的植物，每次都是在马上要血透的时候，畅快地喝水。最夸张的一次，在血透室门口推开护士的阻挠，往肚里连灌了两瓶啤酒，然后，等着躺在血透室的床上，再一次变成蔫死的植物。

"血透君是吧？他太任性了……"护士长一边装管路，一边跟我抱怨。摆弄那些管路的纯熟程度让人眼花缭乱。

上一次肺水肿发作是几个月前了，CRRT帮他排出体内3000毫升废水后，这个猥琐的中年男人马上要拔掉嘴巴里的管子，发疯一样跳下床要出去，又踢又抓，光着身子在床上"鲤鱼打挺"。几个人都按不住。

"这人是个流氓。"小雪心有余悸地说，上次小雪本能地去保护气管插管的时候，手指头差点给血透君咬住。

"他为了尿毒症，没了工作；老妈得了肺癌，都不敢治疗，把钱留给他等着肾移植用。"我淡淡地说。一般人很难理解那种潦倒和被放弃的人生；很难理解眼巴巴等着器官移植的焦躁；很难理解嘴唇黏在一起随时干裂的干渴。

CRRT的效果立竿见影，机器嗡嗡的运转中，废液袋慢慢饱涨，第一个小时过去的时候，血透君肺泡里就不再冒水了。第二个小时过去，听诊器也听不到肺部的水泡音，我指挥床边护士调整药物的剂量。从早上开始，护士长不管做什么，目光的余光始终关注着CRRT机。

血液从血管内流出身体，到机器中去过滤一下。这个联结，无论如何也经不起一个壮年男人发狂一样的挣脱和毫无顾忌地挣扎。机器停转，滤器凝血，管路移位，这些后果对一个丧失理智的人来说，是丝毫不在乎的。但是床边的医生和护士很在乎。

"血透君"醒了过来。CRRT顺利结束了，身体里3500毫升的废水滤出来之后，肺水肿立即好转。他究竟还是一个40多岁的身体。几个小时之内，就从抢救状态恢复到可以拔掉气管插管的程度。嘴巴里的气管插管让他发不出声音来，瞪着天花板，他开始抓挠约束手套。

"别闹、别闹、等一下就给你拔管，水已经给你透出去了哈。"护士长对着他大声说。镇静剂停药之后，患者仍然有略微迟钝的一段时间。

"砰砰砰！"他用没有束缚的脚用力锤着床垫。蛮牛一样的发作又开始了。嚎叫梗在喉咙里，嘴巴干得火烧火燎。

"砰砰砰！"继续用脚锤着床垫，用尽力气扯所有扯得到的东西：管子、床单、手套、被子。

赵医生和护士长两个人一起冲过来帮忙。按住血透君的肩膀，让他不能大幅度扭动，护士长帮着准备拔管。

在体内残余的镇静剂造成的怔忡中，"血透君"蓦然想起母亲死前的情景，母亲辛辛苦苦一个人抚养他，临退休，单位体检发现是肺癌。悄没声地挨了整整一年，不检查、不开刀、不住院、也不告诉他。走几步路就气喘的时候，还给他们做完一顿饭才去的医院。吸着氧气，插着胸管，胸腔里出来的血水，混着浓重的癌细胞。

"妈！你干嘛不说？！""血透君"抓着那双冰凉的手，母亲的嘴唇是紫的，手指尖都透出黯黯的青灰色，胸口大幅度地起伏着。经过几次抢救的"血透君"最知道那种快憋死的窒息感。

"存折在第四个抽屉里，密码是你的手机号码啊。"母亲断断续续地关照。

"不许乱花了，刚刚够给你换个肾啊。"她一辈子是个小营业员，没有多少工资，退休工资更是微薄。存起这些钱来，那是要多精打细算地省啊！"血透君"一边哭一边点头。那是母亲用命换来的，她不要花在自己的肺癌上面，一点都不要。

"换完了，好好跟老婆陪个不是，一家子好好过。"母亲的胸口急骤地起起伏伏，一句话分开好几段，一个字，一个字断断续续地关照着。他看着监护仪上，心脏越跳越慢，越跳越慢，直到深深地吸进一口气，一切归于平静。一颗心，像在油锅上煎熬。换个肾，有个完整的家庭，媛媛可以回来叫他一声"爸爸"。母亲想拿自己的命，为他换这些回来啊！

气管插管从喉咙里拔出来，一声尖厉如狼嚎一样的哭声就从他胸腔里迸发出来，"啊……啊……啊……"中年男人的凄厉沙哑的哭嚎在监护室里刺耳地响着。

"你安静点。"赵医生对着他说。两只手一直没敢放开他的肩膀。

看看没法给患者戴氧气面罩。护士长只好停下来，这张满口烟牙的嘴正狰狞地张大了狂嚎，转瞬就会变成乱咬。

"血透君"拼命扯着被子，直到被子皱成一团完全掉在地上。赤条精光的男人躺在床上两脚乱蹬。惹得清洁工人袁师傅也看不下去了，跑过来抓起被子，扔到他身上，盖住他的重要部位，恶狠狠地教训他："要不要脸，要不要脸，周围都是小姑娘看着呢！你老婆还在门口等着呢！"袁师傅是他一向的"点头熟人"。

"血透君"还沉浸在母亲临终的情绪里，暴怒地用力扯着被子，继续把被子扯落到地上。白花花的身体，丑陋的生殖器毫无廉耻地暴露在光天化日之下。

"看啊，看啊，这没有尿的家伙，看个够啊！活着干什么？！"绝望、沙哑的声音并不响亮。"血透君"的闹腾，持续得并不太久，监护室不能够让这样一个患者长久留驻在里面。既然抢救的状态已经过了，就要把他转到肾内科病区里去。

"下次别再救我了，伤不起。"才一会儿功夫，他伤心已经沉到水底，浮上来的是那张流里流气，惹人厌憎的痞子脸。他从胸前把心电监护导联线扯掉，重重地扔在床上。

"绑袖带只能绑那只手，压坏了我的动静脉瘘，叫你们赔钱。"手臂上的血管瘘做了好几年了，粗大迂曲的血管纠结而狰狞，还带着嗡嗡的震颤，整条手臂看上去十分可怖。

护士长一边收拢袖带和心电监护，一边毫不客气地对"血透君"说："做人呢，最好有点良心，祝老师的眼睛今天肿得睁不开，要是女儿看见视频，一定会心疼当妈的。"护士长熟知这个惹人厌憎的人，如果世上还有什么人能让"血透君"有点顾忌，那就只有他的女儿媛媛了。

为了女儿能够好好读书，这几年一直养在远在北方的外婆外公家里。每天在视频上和母亲通一会话。女儿不理会自私暴虐的父亲很久很久了。而他被一周3次的血透，像缰绳一样栓在这个城市里寸步难行，想要保命，就不能跑到那么远的地方去看女儿。

"血透君"吸一下鼻子，跳下床来穿裤子。两只没了形状的肮脏鞋子套上了脚。他活动活动手脚，在裤子口袋里乱掏："烟呢？给我扔了是吧？什么服务态度？"接着是一串本地脏话如倒水一样。

赵医生皱着眉头不语，用极其不耐烦地挥挥手，像赶一只讨厌的苍蝇一样。示意大家动作快一点，用最快的速度给患者转科。给这个人一纠缠起来，别的事都不用干了。

不久之后，"血透君"又恢复了坐在花坛边上抽烟的状态。一周又一周。每次看到我路过，他还是会吊儿郎当地点点头致意。

有一个早晨，看到他在草坪上，用一个瓶子，模仿撒尿般的样子，放在两腿之间往外飘水，水线划出一个弧形，哗哗地射到草叶子上。看见有人从停车场走过来，他有片刻的羞涩，发现是我，他立即恢复了吊儿郎当的痞劲："医生，我这辈子就想再哗哗地撒一泡尿，真的，还有没有办法？"

又一个早晨，这次是在监护室门口，祝老师憔悴地跟我打招呼："主任，早！"

我叹一口气，这个胆大妄为的患者，又胡来了，这次又是什么南瓜粥，啤酒，西瓜，老鸭煲……

祝老师很平静地说："这次他死得透透的，再也活不过来了。"她露出一个苍白凄惨的笑容。

我赶紧进ICU，换了工作衣到床边去看。"血透君"又插管了，CRRT机又在他身边转动了。赵医生叹一口气说："这次他再也活不过来了。"

本来还是故技重施，血透前喝了一整瓶可乐，不同的是，这次的高钾导致他心脏停跳，送到医院抢救室的时候，已经停了 20 分钟了。心肺复苏后，大脑皮层因为缺氧，再也没有机会醒过来了。

我用手电筒照了一下他的瞳孔，两侧的瞳孔已经散大到边，叹一口气。一直这样折腾，难保必然会有这样一次。我到门外去跟祝老师再聊一下病情。

"主任，他总算如愿以偿了，如果他身上还有什么器官可以用，帮他捐了吧！等那个肾，他等了 7 年等不来。我这么做，他不会反对的。"祝老师憔悴的面孔是陪着一同折磨了 7 年的黯淡和枯萎。

当天下午，家属就签字放弃治疗了，他的女儿媛媛，来见了他最后一面，十几岁的少女面色冷淡，并没有哭，也没有叫爸爸，但是那种心酸的相对，让人恻然。

"血透君"的器官因为长期尿毒症都不能捐了，只有角膜成功捐献。

那年清明节，我去医学院的"无语良师碑"的时候，在碑的背面特意看了一下他的名字。小小的石碑周围有医学院学生送来的白色和黄色菊花。曾经他多么渴望得到，命运却让他成全了别人。

那天"血透君"最后送出 ICU 的时候，我问了祝老师一个问题："他原来是做什么工作的？"

"哦。"祝老师拿出手机中的一张照片给我看，那是一张多年前的照片，一个身材高大，相貌英挺的年轻人，和年轻的祝老师肩并肩站在一所小学门口拍的合影。一套样式正统的西装，显得格外郑重和阳光。

"他和我是师范的同学，原来是数学老师。"祝老师对着那张照片，露出一个极浅极浅的微笑。从头到尾，没有看见祝老师掉过一滴眼泪。漫长的折磨消耗了所有的情感，现在她解脱了，远年的记忆中，那个诚恳、正直、阳光的数学老师会在记忆中慢慢复活，"血透君"也解脱了。我安慰地握一握她消瘦的肩膀，一场由疾病而来的劫难终于结束了。

后来，我填写器官捐献卡的时候，总感觉"血透君"坐在花坛边吊儿郎当地一边抽烟一边看着我，像往常一样点一点头，他微微一笑，又变成了校门口那个穿着西装的数学老师，郑重地欠一欠身："谢谢你！"

（摘自 2021 年人民卫生出版社出版的《亲爱的 ICU 医生》）

案例中关于"意义"层面可以作出多层次的解读：西医学可以用间断透析治疗代替肾脏的功能，延长患者生命，却做不到让患者痊愈，这是现状。血透患者群体，需要社会给予心理和物质的支持，这是他们的疾病需求。器官移植是目前治疗器官功能衰竭的有效办法，但是供器官来源太少，需要推动这项事业的正常发展，这是对治疗前景的展望。案例中对慢性肾功能衰竭的治疗给出了现阶段比较具备全局观的解释，符合现代医学的特征。文字阐述的核心问题，就是用故事来阐明这些医学特征。

细致入微的细节在底层，医学的意义在顶层，中间是叙事对医学案例和人生故事的戏剧构架，其中还有嵌套。读到这个案例的读者会深度思考其中的问题，而非简单接受。互联网时代，读者的反馈是公开的，从反馈中可以看到不同社会角色、不同知识层次、不同地区的读者，有着各种各样的理解和反思。

三、叙事过程应降低医学壁垒

用叙事医学的方法跟公众交流，需要进一步降低医学壁垒。叙事医学有多种实用功能，在科普、医患交流、医学案例教育中，针对的人群比较集中，有一定特征可循。但是在与公众交流的时候，文字必须放低到和人物专访、事件报道一样的技术难度上。否则理解困难所导致的阅读障碍必然会将很大一部分读者拦在外面。

前文已经阐述了众多降低技术难度的语言处理方法。与公众交流的文字，需要让普通公众基本感觉不到医学术语的存在。

对此的建议是全文最好只有一个相对集中的技术难点，像《血透君》全文中较难理解的技术难点就在血透这件事上，普通公众不了解血透患者的日常生活、饮食禁忌、经济压力、家庭生活限制和医疗支出，因此，在文字的推进中应该把这些问题用一个个场景的搭建和转换逐一说明。除了患者薛老师之外，其余的角色都是健康人，他们对血透患者的态度，事实上就体现了普通公众对血透的理解程度。

其次是能不用专业术语的尽量不用。如果必须要用，就像电影《我不是药神》中的血液病靶向药伊马替尼叫"格列宁"，让它以特效药这样一种符号形式存在，千万不要再去解释什么叫作血液病的靶向药。肿瘤靶向药的专业定义，足够把公众搞迷糊，用一个让公众很难理解的专业定义来解释一个小众药品，这个解释是走不通的。

再次，尽可能借着文中的对话让公众角色说出对这个技术难点的理解。

"哦！我知道就是那个特效药。"这样的话，让一个非医生角色来说，解释技术难点的方式就非常符合叙事表达手法，其中夹杂着最普遍的理解和标签化的解释。

再例如，"多少钱？这么贵啊，一个月把全家的收入吃掉都不够。长期吃，我们普通人家只有卖房子了！"这样的解释是最让大众能读懂的，也是最直接、最能达到解释的目的。

文中的技术部分，需要逐一考虑解释是否到位。在全文写完之后，需要让代表不同认知程度的读者试行阅读，根据反馈结果，再进一步调整难度。这样的叙事医学文章或者视频，进行多遍修改，才能避免过于高冷，避免发生歧义。

四、用平等共振的方式交流

医学是个高冷话题，医生处于主导、决策地位，医生习惯于用解释性、判断性的语句进行交流，所以医学教育虽然始终在说共情，但是叙事医学的文字，要医生作者把自己放低到与公众一样的位置来理解和表述问题却是不容易的。

对于熟知血透特征的医生来说，会觉得意外：原来公众并不知道，血透是两三天就要重复进行的；原来肾移植等待时间很长，配型成功也非常难得；原来肾功能衰竭的患者需要长期忍受干渴。作者的认知和读者的认知在高低不同的两个层面上。

作者需要多倾听读者的问题和惊叹，倾听不同层次的读者对问题的见解，听得更久一些，让读者有机会把他们内心不设防的"愚蠢"问题提出来。

医生大多心志坚硬，在疾病和死亡的问题上看得较为通透。但是公众群体中，各种各样的人格特征都有，共振是更加难以做到的问题。所以会有很多医生在自身经历了疾病体验之后，才恍然觉悟之前的职业生涯中缺乏情感上的共振。

另外，医生网红在微信繁荣之后也不乏其人，医生中的确有笔力强劲，能够吸引公众关注，吸引流量的文字高手。但并不是每一个都有成熟的职业操守，有医学的全局观。叙事医学本身是医学人文落地的工具，是为医学代言，而不是为个人利益代言。所以在网络时代，作者自身注重写作伦理，把稳写作方向也是非常有必要的。

【关键要点】

1. 医学需要和公众交流，医生把医学问题突破理解屏障向公众传播是医生的社会责任之一。

2. 叙事医学与公众交流可以有多种方式，医疗题材的书籍、影视剧、医生人物专访和科普短视频等都能引发公众的兴趣。

3. 叙事医学和公众交流的核心是医学的特征，为了达到有效交流，医生应以更加平等的态度，减少专业术语，倾听公众的问题，降低技术壁垒。

（殳儆）

第十节　应用叙事医学解决伦理冲突

一、临床工作中经常面临伦理冲突

临床工作面临两方面的问题，一是医疗技术问题，解决这些问题有赖于技术的进步；二是伦理冲突问题，具有历史纵向的相似性和同期横向的普遍性。伦理冲突源于不同的价值观、目标和对医疗行为的期望，常见的医患伦理冲突包括但不限于以下内容。

患者自主权与家长主义的冲突。患者自主权强调个人有权自主决策关于自己的医疗问题，包括知情同意和拒绝治疗。然而，在某些情况下，医生会认为患者的决定可能不利于他们的健康，或者时常采用父权式的临床决策，从而产生冲突。

医者目标与患者意愿不一致的冲突。有时医生的目标是患者的最佳生存获益，可能建议某些有风险的治疗或诊断测试，但患者可能会更多考虑生活质量而拒绝，从而形成冲突；而有时，当医生认为继续治疗可能对患者的健康没有益处，而患者或家属坚持希望继续治疗时，也会形成冲突。

患者隐私与家庭或社会利益的冲突。医生对患者的隐私具有保密义务，但与家庭其他成员或社会利益发生矛盾时，医生会面临难解的伦理困境，例如患者确定感染 HIV 后的处置问题。

医疗资源分配形成的冲突。当医疗资源有限时，医生可能需要决定谁应该获得这些资源，这可能导致与患者或家属的价值观和期望发生冲突。

医疗决策中知识信息不对称引发的冲突。由于医生具有专业知识，在医疗决策中产生明显的知识和信息不对称，如果患方没有了解相关信息，这可能导致患者对医生的建议产生不信任或不理解。

医患信任破裂的冲突。医患之间缺乏信任可能导致对治疗的不配合或不满意，影响诊疗结局。

医学试验与常规治疗的冲突。当医生建议患者参与医学试验时，可能与患者对治疗的常规期望产生冲突。

临床中出现伦理冲突是常态，而生命医学伦理学的产生为化解这些冲突提供了途径，发挥了指导临床决策、规范临床决策、为临床决策辩护的作用。

生命医学伦理学研究关于生命科学和医学实践中的道德问题，它涉及许多重要的议题，包括尊重自主权、知情同意、利益与风险的平衡、公正分配资源、保护隐私、尊重生命、动物福利、生物安全与生物伦理，以及伦理理论等。

尊重自主权是指个人在医疗决策中的自由意志和自我决定权，尊重自主权意味着医生应尊重患者的意愿，并在没有合法授权的情况下，不应擅自为患者作出决定。知情同意是尊重患者自主权的重要体现，要求医生在提供医疗服务和干预措施前，必须向患者提供充分的、透明的信息和解释，确保患者明白后果和风险，并有权拒绝或接受医疗决策。同时，在制订和实施医疗方案时，医生应平衡患者的利益和风险，这要求医生不仅要考虑治疗方案的有效性，还要评估可能带来的不良反应和潜在风险。另外，在资源有限的情况下，如何公平、合理地分配医疗资源成为一个重要的伦理议题，这涉及到优先考虑谁、如何以及何时进行医疗干预的问题。再有，患者的隐私在医疗实践中应得到充分保护，医生应采取必要措施，确保患者的个人信息、医疗记录和其他敏感数据不被泄露或滥用。生命的神圣性是医学伦理的核心原则之一，医生应尽最大努力救助患者，并避免参与任何非法的或违反人道的研究或实践。在涉及动物实验的医学研究中，研究人员应确保实验动物的福利不受损害，并采取人道的方式对待和使用动物。生物安全与生物伦理涉及到生物武器、基因编辑、基因库等新兴生物技术的伦理问题，研究人员应确保这些技术的使用不损害人类和地球的健康与安全。生命医学伦理学也涉及到对各种伦理理论的应用和讨论，如功利主义、义务伦理和美德伦理等，这些可以指导临床实践中的道德决策。

生命医学伦理学为医学工作者和研究者提供了行为指导，其核心的四原则包括尊重原则、有利原则、无伤原则和公正原则，这些原则在医疗实践中起着至关重要的作用。

二、叙事医学有利于解决伦理冲突

生命医学伦理学自 20 世纪中后叶产生以来，对医学符合道德实践的发展起到了重要的作用，但生命医学伦理学的产生是以医患对抗为假定前提的，进而导致患者权利过度主张，医生的自我保护意识过度强化，医患关系最终不是进一步和谐，而是日趋隔阂，医患关系的对抗性不是消减，而是不断增加；而且，生命医学伦理学四原则之间常常出现自我矛盾，让医患无所适从；更主要的，生命医学伦理学对疾病背后的故事，对围绕在患者周围，包括患者在内各关系方的利益诉求和纠葛等客观存在的实际情况关注不够。生命医学伦理学虽然界定了医生的行为，却未要求医生去了解患者的疾病故事，无法告诉医生怎么去了解这些故事并进行实践应用，无法指导医生在复杂的利益关系下怎么做到最大限度地维护患者的利益，更无法调和"以患者为中心"的医疗服务理念要求下不同关系方之间的伦理矛盾和冲突。这就需要叙事医学伦理去指导[5]。

"以患者为中心"的服务理念要求医生与患者之间要建立平等互信、共同面对疾病的伙伴式关系，而叙事医学认为应该用"关系医学"来定义医患关系，医生对患者的伦理责任也要由决定性伦理转变为医患互动的关系性伦理。叙事医学伦理是吸收了叙事医学理念的医学伦理学，虽然目前还没有明确的定义和界定范围，但基于叙事医学的理念，叙事医学伦理认为每一个伦理情境都是独一无二、不可重复的，普适性原则无法获得每个伦理情境的全部意义；在任何一个与健康相关的情境中，评判任何决定或行动是否恰当的标准是看它是否与患者的个人生命故事相一致；它强调叙事在伦理问题中的中心作用，强调医生要倾听患者和家属的声音，尊重患方的意愿，这样，在面对伦理难题时，医患双方才可以作出最佳的伦理决策。因此，要摒弃患者必须被保护、以免受到医生伤害的生命医学伦理学臆断，要强调医患关系是为了患者的利益而联合起来的有效互动。据此，叙事医学伦理被赋予了解决对抗性医患关系、化解生命医学伦理四原则之间矛盾的使命，也对医生的行为、诊疗中各类关系的处理提出了新要求。

临床是一个极其复杂的过程，一是患者和其关系方（包括家庭成员、工作单位和医生等）在意愿、文化、教育、经济和利益上的复杂性，二是疾病本身的复杂性，三是疾病诊疗的复杂性。因此，临床诊疗决策不是单一因素决定的，而是有多元化的因素牵扯其中，它是医学技术、情感、利益、意愿和社会价值等互相平衡的结果。因此，叙事医学伦理要求在临床实践中，医生必须遵循"充分吸收患方疾病故事、诊疗方案有科学依据、最适合患者个体、充分尊重患者意愿、与患方达成共识"的五项原则。这五项原则为化解实践中的伦理冲突起到了指导作用。

【关键要点】

1. 临床中出现伦理冲突是常态，生命医学伦理学为化解这些冲突提供了途径，发挥了指导临床决策、规范临床决策、为临床决策辩护的作用。其核心四原则包括尊重原则、有利原则、无伤原则和公正原则。

2. 叙事医学伦理被认为可以化解对抗性的医患关系、化解生命医学伦理四原则之间的矛盾。

3. 叙事医学伦理要求在临床实践中，医生必须遵循"充分吸收患方疾病故事、诊疗方案有科学依据、最适合患者个体、充分尊重患者意愿、与患方达成共识"的五项原则。

（朱利明）

参考文献

［1］万学红，陈红. 临床诊断学［M］. 北京：人民卫生出版社，2015.

［2］石虹，白浩鸣，朱文青，等. 运用叙事医学在诊断学问诊教学中加强医学生人文素质培育［J］. 中国高等医学教育，2023（5）：1-2.

［3］李飞. 中国叙事医学实践的反思［J］. 医学与哲学，2023，44（8）：8-13.

［4］李飞. 照护对叙事医学教育与实践的启示［J］. 医学与哲学，2021，42（11）：76-79.

［5］郭莉萍. 叙事医学［M］. 北京：人民卫生出版社，2020.

［6］朱利明. 叙事医学助力医患共同决策［J］. 医学与哲学，2020，41（2）：7-10.

［7］PENTIADO J A, De ALMEIDA H O, AMORIM F F, et al. Love and the value of life in health care: a narrative medicine case study in medical education［J］. Perm J, 2016, 20（2）: 98-102.

［8］ARNTFIELD S L, SLESAR K, DICKSON J, et al. Narrative medicine as a means of training medical students toward residency competencies［J］. Patient Educ Couns, 2013, 91（3）: 280-286.

［9］李飞. 北京协和医学院叙事医学课程教学经验探索［J］. 医学与哲学，2019，40（15）：51-53.

［10］YANG P Y, YU C H, CHANG Y C. The role of narrative medicine in promoting mini-clinical evaluation exercise in postgraduate year training program for dentists［J］. J Dent Sci, 2022, 17（3）: 1405-1406.

［11］陆夏，凌锋. 宣武医院神经外科的平行病历书写制度［J］. 叙事医学，2019（4）：257-259；263.

［12］殳儆. 实习医生手记［M］. 北京：北京联合出版有限公司，2024.

［13］VIBERT Y, CAPRIOLO C, MOSSABEB R, et al. Narrative medicine for pediatric residents during neonatal and pediatric intensive care rotations［J］. J Neonatal Perinatal Med, 2022, 15（3）: 635-642.

［14］WESLEY T, HAMER D, KARAM G. Implementing a narrative medicine curriculum during the internship year: an internal medicine residency program experience［J］. Perm J, 2018, 22: 17-187.

［15］沈玫玉，陈芳，马红梅，等. 叙事性带教方式在精神科临床教学过程中的应用［J］. 中华现代护理杂志，2007, 13（33）: 3212-3213.

［16］王冬芮，沈钺. 叙事医学教育在神经外科护理教学实习中的应用探索［C］// 2015 天津市医学会心身医学分会学术年会论文集. 天津，2016.

［17］程剑，刘梅，姚远平，等. 职业卫生学视角下的我国职业倦怠研究进展［J］. 江苏预防医学，2023, 34（2）: 168-170; 208.

［18］World Health Organization. International Classification of Diseases 11th Revision ［M］. Gennva: World Health Organization, 2022.

［19］MASLACH C, LEITER M P. Understanding the burnout experience: recent research and its implications for psychiatry［J］. World Psychiatry, 2016, 15（2）: 103-111.

［20］赵后雨，屠志浩，瞿靖芮，等. 职业倦怠的原因和影响因素［J］. 职业与健康，2020, 36（8）: 1138-1141.

［21］江舜杰，谈芳，谢铁明，等. 员工行为文化对县域医生职业倦怠的影响研究［J］. 中国卫生事业管理，2023, 40（11）: 824-828.

［22］李鑫茜，郭含盟，肖元梅. 中国医务人员职业倦怠检出率 Meta 分析［J］. 现代预防医学，2021, 48（8）: 1379-1383.

［23］XIAO Y, DONG D, ZHANG H, et al. Burnout and well-being among medical professionals in China: a national cross-sectional study［J］. Front Public Health, 2022, 9: 761706.

［24］单玉涛，张玲玲，郭健炜，等. 急诊科医护人员职业倦怠原因分析: 基于广州 4 家综合医院的质性研究［J］. 中国医院管理，2021, 41（6）: 62-65.

［25］陈玥烨，王玲玲，孙瑞琪，等. 我国急诊科医护人员职业倦怠现状的 meta 分析［J］. 职业与健康，2023, 39（8）: 1121-1125.

［26］邹厚东，黄海红. 某三级专科医院员工帮助计划认知现状调查［J］. 解放军医院管理杂志，2018, 25（8）: 747-749.

［27］李雪青. 员工帮助计划（EAP）综述［J］. 合作经济与科技，2020（22）: 130-132.

［28］姚春艳，张光旭，李少刚. 员工帮助计划（EAP）服务中心模式: 中国发展 EAP 的首选模式［J］. 现代商业，2007（14）: 29-31.

［29］张艳楠，张婕，张立，等. 医院开展员工帮助计划的必要性［J］. 心理月刊，2021, 16（13）: 32-34.

［30］姚坚. 现代医院文化建设实践研究［J］. 中国医院管理, 2010, 30（5）: 53-54.

［31］殳儆. 亲爱的ICU医生［M］. 北京: 人民卫生出版社, 2021.

［32］科特勒. 市场营销学［M］. 15版. 上海: 复旦大学出版社, 2021.

［33］喻国明. 互联网是一种高维媒介［J］. 教育传媒研究, 2016（1）: 39-41.

［34］刘宏杰, 陆浩, 张楠, 等. 基于微博的六度空间理论研究［J］. 计算机应用研究, 2012, 29（8）: 2826-2829.

［35］黄英男. 医界探案［M］. 北京: 人民卫生出版社, 2022.

［36］兰迪·希尔茨. 世纪的哭泣［M］. 上海: 上海译文出版社, 2019.

第五章
叙事医学的临床科研

第一节　临床医生开展科学研究的意义

自 20 世纪 80 年代开始，叙事学的研究方法在科学研究领域掀起了一股浪潮，从文学批评领域扩散到学术研究的方方面面：宗教学、哲学、人类学、心理学、历史学、法学和政治学等。这种"叙事学的研究方法"很快也蔓延到了医学领域，人们开始在前人的基础上探寻叙事医学与科学研究之间的奥秘。

近年来，"临床医生要不要做科学研究"这一议题引发大家的热议，公说公有理，婆说婆有理。总结起来主要有两种意见：一种意见认为医学是一种经验科学，医生看病能力主要凭借经验，从医时间越长经验越丰富，医疗技术也越高。医生是治病救人的，科研是科学研究人员从事的工作，认为医生与科研无关；另一种意见认为虽然医生的经验积累对医学发展有一定贡献，但是光靠医生经验积累进步有限。西医之所以称为现代医学，因为它每一阶段的发展、每一次的进步都离不开科学技术的发展。所以，医生除了看好病还应该从事临床科学研究。

宋尔卫院士认为在临床医生成长过程中，可能成为 3 种层次的"医生"[1]。①好医生：大部分时间都"泡"在临床，参与临床患者的诊疗，处于该层次的医生能够做好手术、照护好病患；②名医：在"好医生"的基础上进一步刻苦学习，热爱文献阅读，能够在临床工作中发现问题，主动思考、钻研，然后通过临床研究回答和解决问题，总结凝练形成理论成果并与同行分享，处于该层次的医生不但可以解决自己遇到的问题，还能够指导其他医生解决更多患者的问题；③临床科学家：在"名医"的基础上经过系统科研培训，且有科研兴趣和科研平台，能够将临床发现和提出的问题转化为具体科学问题进行研究，总结出理论成果，这些理论成果反过来又能够服务临床。

除了成为单纯的"好医生"外，"名医"和"临床科学家"都须进行科学研究，而且这种科学研究是推动临床医学不断进步的动力。临床医生进行科学研究至少在以下几方面具有积极意义：培养学习和阅读文献的习惯，磨练严谨认真的工作作风，提高逻辑思维能力，提升协调管理能力，开阔专业眼界和视野，培养宽广的心胸。

从另一个方面看，许多"好医生"虽然经验丰富，但是他们的诊疗经验也是在先辈们科学研究结果的基础上得到的，现代医学的许多临床实践及理论都是临床科学家实验室的成果和这些成果临床转化的结晶。如果没有前人的科学研究、没有现代分子生物学揭示的人体奥秘，医生还能像现在那样解释、诊治疾病吗？所谓的经验也就成为无根之本、无水之源。如果所有医生都要依靠别人的研究，都不懂科研或不去做研究，那么医学还能发展吗？当然，笔者认为并不是所有医生都需要从事科学研究，比如大部分基层医院和私立医院的医生可以不从事科学研究，依据现有的知识和经验能治病救人、能为患者服务即可。而作为大学附属医院的医生，除了医疗技术和疾病诊治能力高超之外，还应开展科学研究为医学发展作出贡献。针对临床工作中遇到的疑难杂症，亦或是新的治疗方法、新的手术方式都应好好总结经验，最好能深入研究一下疾病的机理，然后总结成文、给其他同行或者基层医院工作者提供借鉴参考。

世界著名医学院的学术声誉不仅仅是他们医生精湛的医疗技术，更是这些医生们在医学研究中的重大发现和重大成果，正是这些成果为现代医学的发展作出了重大贡献。我国外科界的前辈裘法祖院士曾经说过：如果一个外科医生只会开刀，他只能成为开刀匠，只有会开刀又会研究才能成为外科学家。

【关键要点】

临床医生应该积极从事临床科学研究，推动临床医学不断进步。

（贾俊君）

第二节　临床医生进行科学研究面临的问题与困难

笔者曾经做过一个问卷调查："您认为临床医生从事科研面临的问题与困难有哪些？"调查结果显示：临床工作忙，没时间做科研；年纪大了，科研输在了起跑线上；没有经过科研训练，不知道怎么写文章；想做科学研究，没有好想法等名列前茅。此外，统计与语言问题，尤其是英文写作；期刊选择及作图等问题也榜上有名。

一、临床工作忙，没时间做科研

当前的临床工作中，患者数量多、床位周转快，工作强度大确实存在。除了日常诊疗工作外，临床医生还经常"充电"，学习新知识、准备考试。大学附属医院的临床医生还要承担医学院理论课程教学、见习生/实习生/规培生带教工作。如今，还要做科研；应该管理好有限的时间，处理好临床、教学和科研的关系。人的精力是有限的，很少有人可以做到医、教、研全面发展，临床是基础，是根本。在保证日常诊疗工作的前提下，才能进行教学和科研。

实际上，个人的发展也好，一个单位、一个学科的进步也好，都跟科研密切相关。临床工作与科研并不矛盾，作为一名医生，主要的工作是治病救人，而科研可以对治病救人过程中遇到的问题进行探索。在这方面，许许多多的前辈们给我们作出了榜样。北京同仁医院汤飞凡在世界范围内首次报道了分离培养沙眼衣原体的规律。1958年，上海第二医科大学（现上海交通大学医学院）附属瑞金医院抢救烧伤患者成功，打破"烧伤面积大于80%无法治愈"定论；王振义、陈竺等应用全反式维甲酸诱导分化治疗急性早幼粒细胞白血病，效果良好。上海市第六人民医院陈中伟等为工友成功实施断肢再植，于仲嘉发明手或全手指缺失再造术。中国中医科学院中药研究所等发明青蒿素类抗疟药，解决了恶性疟原虫抗氯喹的治疗问题。这些成就的创造者基本都是临床医生，他们都是从临床出发发现问题，然后坚持研究。这些成就是我国医学界的骄傲，为临床医学发展作出了里程碑式的贡献。

二、年纪大了，科研输在起跑线上

在教育领域，有句话叫"不能让孩子输在起跑线上"。这句话不仅用于指代学生学习和基础教育，也常用来描述成年人的奋斗。科研领域同样面临这样的问题，很多临床医护工作以后觉得自己没有经过正规的科研训练，甚至都没有全日制的"研究生"经历，科研已经输在起跑线上了。其实任何时代都有少年得志、年少成名的幸运儿，也有厚积薄发、大器晚成的负重者。

克雷格·梅洛（Craig Mello）是2006年的诺贝尔生理学或医学奖获得者。梅洛从小学一年级开始成绩一直很差，甚至都听不懂老师上课的内容，妥妥的"差等生"。但是梅洛的父亲没有责怪他，反而一直鼓励他，"只要不放弃，将来就有机会"。直到高中，梅洛的成绩才逐渐好起来，在父亲的鼓励下梅洛始终认为自己将来会成为一位优秀的科学家。对大自然浓厚的探究兴趣一直是他学习的动力，大学毕业以后，经过 8 年的博士阶段学习和 4 年的博士后训练，他终于在 34 岁那年成为马萨诸塞大学的助理教授，开启了自己独立的科研生涯，并取得了问鼎诺贝尔奖的重要发现。

笔者的博士答辩委员会主席黎介寿院士曾说："我真正从事医学研究工作是从 60 岁以后才开始的，尽管取得了一点成绩，但总感到起步晚了，步子慢了。我有一个紧迫感，带了那么多的研究生，必须争分夺秒，不能浪费了他们的时间。我要做的事还很多，要抓紧点滴时间，能做一天就做一天，能做一点就做一点。我渴望力所能及地为社会为群众多做点事，这样我才能踏实、才能安心。我很羡慕年轻人，科研条件这么好，真是一个需要珍惜的好时代。"

所以在科研的道路上，"起跑线"不是问题，那些起跑严重落后、后程全力拼搏的人，也会取得很好的成绩。

三、没有经过科研训练，不知道怎么写 SCI

SCI 即《科学引文索引》（《Science Citation Index》），是由美国科学信息研究所于 1961 年研发的一个世界著名的期刊文献检索工具，它收录全世界出版的数、理、化、农、林、医、工程技术等自然科学各学科的核心期刊。SCI 论文是指被科学引文索引所收录的 SCI 期刊上刊登的学术期刊论文。

SCI 以布拉德福（S. C. Bradford）文献离散律理论、以加菲尔德引文分析理论为主要基础，通过论文的被引用频次等的统计，对学术期刊和科研成果进行多方位的评价研究，从而评判一个国家或地区、科研单位、个人的科研产出绩效，来反映其在国际上的学术水平。临床医生要不要发表 SCI，这个问题和临床医生要不要做科研一样，如果明确医生要做科研，那么他们的成果必然要总结、必然要发表。

按照分区，国际上通常采用科睿唯安的 JCR 分区。JCR 将学科分为 176 个具体学科，每个学科前 25% 是 Q1 区，25%~50% 是 Q2 区，50%~75% 是 Q3 区，75%~100% 是 Q4 区。国内一般采用中国科学院期刊分区，每大类期刊按 3 年平均影响因子排名前 5% 是一区，6%~20% 是二区，21%~50% 是三区，后 50% 是四区。从分区来看，Q1 区 / 一区文章发表难度较大、影响力也更高。

按照文体形式，SCI 可以分为研究型论著（Original Article）、综述（Review）、病例报告（Case Report / Case Study）、病例系列（Case Series）、通讯 / 述评（Correspondence / Editorial）、读者来信 / 观点（Letter / Perspective）、

会议纪要（Meeting Hots）、临床图片（Picture）及会议摘要（Meeting Abstract）等。其中研究型论著和综述"含金量"最高，许多大学及附属医院统计有效科研业绩时仅统计这两种类型的 SCI 文章。

笔者前期以第一作者 / 通讯作者发表 SCI 论文 30 余篇，其中大部分是研究型论著和综述，也发表过病例报告、通讯 / 述评、观点、会议纪要等文体。个人体会 SCI 文章的书写大部分是"八股文"式的，有基础的结构和套路。现分享如下。

（一）读者来信 / 观点 / 会议纪要 / 通讯 / 述评等

这类文体通常是针对已发表的文章、事件或者会议发表评论，或者提出自己的观点，字数 200~400 字，独立观点或者内容要求具有时效性。这些文体往往篇幅比较短，要求有时效性。比如重要会议纪要，一般要求在会议成功举办后尽快总结成文。笔者于 2018 年参加在葡萄牙里斯本举行的国际肝移植年会，这是全世界肝移植领域影响力最大的盛会。参加完会议之后，我立刻着手书写会议纪要，将会议中机械灌注相关的内容整理成文并及时发表[2]。同年受《中华移植杂志（电子版）》编辑部邀请撰写专题述评《"陆止于此，海始于斯"：机械灌注将成为供肝保存修复新常态》。很多初写者有误区，觉得会议纪要应该把大会议程里面的内容面面俱到地记录下来。笔者的经验是可以针对您自己感兴趣的领域，把这个领域中的摘要和口头汇报做一个全面梳理、形成自己独立的观点即可。

（二）病例报告

病例报告能否发表通常具备 3 个条件：临床资料齐全、疾病罕见特殊、有教育意义和推广可能。病例报告可以尝试以 Letter 形式发表，也可以尝试以病例报告和文献综述形式（Case Report and Literature Review）发表，通过搜集 3 个以上病例成为 Case Series。病例报告是医生之间交流和相互学习的重要途径。病历报告常见主题包括罕见病例、提示不同发表机制的特殊病例、罕见症状、特殊的治疗方法、药物罕见不良反应、罕见解剖结构和罕见家族等。笔者之前发表过一篇英文平行病历《A Ray of Light From the Darkness》，讲述的是一位先天性耳聋患者（由于耳聋，发音困难），屋落偏逢连夜雨，83 岁的时候又患上白内障。老人的世界听不到声音、看不到光明、无法用语言和外界交流。这个故事讲述的是医生、护士及女儿如何通力合作，共同努力为这位老太太成功实施全麻白内障手术，让老人重获光明的故事[3]。

（三）综述

文献百篇，见解自现，撰写综述不仅仅是简单罗列他人研究成果，还应有清晰脉络、自己的逻辑判断以及基于现有文献进行合理的展望。虽然很多高影响因子的杂志综述都是约稿的，杂志编辑部邀请相关领域的科研专家来撰写综述。但是不要灰心，依然有很多 SCI 杂志接受自由投稿。Meta 分析又译为"荟萃分析"，指对具备特定条件的、同课题的诸多研究结果进行综合的一类统计方法，可以认为 Meta 分析是特殊类型的综述。笔者前期在肝移植领域发表了一系列综述：移植物损伤的核心是缺血再灌注损伤，减少移植物损伤的关键环节是减轻炎症反应和中和过多的氧自由基。通过广泛的文献阅读发现目前有众多方法可以干预和减少移植过程中缺血再灌注损伤，笔者对这些干预策略及应用进行了系统评述，于《Hepatobiliary & Pancreatic Diseases International》杂志发表了《Liver protection strategies in liver transplantation》一文。机械灌注是供肝保护领域最引人瞩目的一种，笔者随后又着重对机械灌注的分类、优势、目前基础和临床研究应用情况、现有产品及优缺点进行了系统评述，先后发表了《器官移植机械灌注产品研究进展》《携氧技术在肝移植供肝保存中的应用》《肝移植供肝保存新途径：机械灌注》及《Machine perfusion for liver transplantation：a concise review of clinical trials》等论文。2020 年还发表一篇题为《A Systematic review and meta-analysis of machine perfusion versus static cold storage of liver allografts on liver transplantation outcomes：the future direction of graft preservation》的 Meta 分析。这些综述及述评的撰写表明笔者对供肝保护，尤其是机器灌注领域有全局的了解，能紧跟领域前沿，可为后续论著的写作及标书的申请打下良好基础。综述不仅仅是他人成果的罗列，还需要有脉络、有自己的逻辑推断、有展望。

（四）论著

综述的下一步就是论著，"别人做到哪一步？我能在别人的基础上做什么？我作出来的东西，别人又能继续做什么？"每日三省吾身，你离 SCI 论著就不远了。从写作难度来看也是这种形式最难，"含金量"也最高，对临床医生来说最有价值。论著按照研究类型可以分为描述性研究、分析性研究和干预性研究。描述性研究是对研究对象外部表现特征的观察研究，在研究对象中收集某些与研究目的相关的信息资料，并根据观察的时间、地区和对象特征描述观察结果，阐明生命或疾病的自然现象。常见的描述性研究包括现况调查（横断面研究）和生态学研究等。分析性研究是在描述性研究的基础上，继续收集有关研究事件（吸烟与肺癌）之间存在的联系证据。通过分析，确定事件之间的关系。常见的分析性研究类型包括病例对照研究和队列研究。干预性研究是在分析性研究的基础上，按照随机、对照、盲法等原则进行分析，确定事件之间的因果关系。临床常见的干预性研究类型是临床随机对照研究。笔者前期发表过一篇题为《医护患三方视角下的"好医生"》的现况调查研究，得出结论："耐心"是当前医护患三方视角对"好医生"的首要需求，医护人员需努力提高自身人文和叙事素养，进一步改善医疗服务水平。此外，笔者还发表过诸如临床结合基础研究，如《Identification of HO-1 as a novel biomarker for graft acute cellular rejection and prognosis prediction after liver transplantation》；解决临床问题的基础研究，如《Partial inhibition of HO-1 attenuates HMP-induced hepatic regeneration against liver injury in rats》；基于大数据的观察性研究，如《Intratumoral bacteria interact with metabolites and genetic alterations in hepatocellular carcinoma》。笔者发现论著的写作其实并不难，"八股文"式的结构，题目、摘要、背景、材料与方法、结果、讨论、图表、志谢等。

四、想做科学研究，没有好想法

众所周知，提出一个问题往往比解决一个问题更重要。所以，提出一个好的科学问题是成功的关键。好选题从何而来？笔者认为临床选题应从临床实践中产生，我在临床中遇到什么问题？什么样的研究能解决这个问题？目前的诊疗程序能否持续改进？只要在临床工作中留心思考，就会产生好的想法。西京医院做过一个临床随机对照研究，针对胃肠镜术前肠道准备的问题。做胃肠镜检查之前要做肠道准备，术前要喝泻药，医生/护士常规会进行宣教，但是检查时还是有不少患者因未正确肠道准备而导致检查失败。为了解决这一问题，西京医院医护人员利用"电话再教育"进行干预，结果肠道准备合格率从70.1%提升至81.6%，文章发表于胃肠病领域著名期刊《GUT》上[4]。这里的"电话再教育"其实就是通过电话再次提醒患者何时服用泻药、如何服用泻药，其实好多医院也在进行这样的"电话再教育"，只是没有发现这也是一个很好的想法，没有总结成文。西京医院的这篇发表在《GUT》杂志上的文章其实就是一个从临床问题出发寻找好想法的例子。

除了从临床问题中发现好想法，我们也可以从经验当中、从文献当中发现好想法。2021年，日本团队发表了一篇SCI论文，其主要结论就是腹部手术后双侧按压胁部可以减少术后咳嗽引起的疼痛[5]。"双侧按压胁部"这个动作在日常临床实践中已经实施多年，笔者实习的时候带教老师就告诉我们开放手术以后患者咳嗽的时候要按住"双侧协肋部"，一方面可以减少咳嗽引起的疼痛，另一方面可以防止切口裂开。但是日常的临床工作经验并没有形成 idea，直到日本团队发表文章后才惊呼"这也可以发 SCI？"所以在日常诊疗活动中，不是一味地重复，要带着思考，要有善于发现"好想法"的眼睛。

很多人在工作日常事务较多的情况下，对科研的意识就淡化了，有些人的态度是大事做不了，小事不想做，所以总是没起步。因此在临床实践中要善于动手，读书记笔记、学习写心得，从科普到专业，从院报到大的学术活动。笔者建议大家也可以去听一些与你专业无关的学术报告，甚至非专业报告。每家医院有那么多专业，开展那么多学术活动，去听一听相关的，甚至看起来无关的报告，可能会产生很多意想不到的效果。

五、英文写作问题

语言问题也是困扰临床医护撰写 SCI 论文的一大难题。从语言环境来看，我们国家与英语国家的人际交流不够频繁，从个人学习英语的角度看，大多数人在从小学到大学的阶段很少遇到必须用英语交流的场合，除了考试之外必须应用英语的机会比较少。

但是我们要明白的是"语言最重要的作用是交流"，SCI 论文写作的原则就是"简洁明了、通俗易懂"，最终的目的是减轻阅读负担，提高同行交流的效率。在这个指导原则下，英语写作也就没有想象的那么困难了。笔者认为 SCI 论文的写作是"八股文"式的，从 Instruction、Method and Material，Result 到 Discussion 都有各个部分的写作套路。初学者刚开始英语写作可以尝试以下几种方法：①"依样画葫芦"，找到几篇"同类型研究"作为参考，借鉴里面的句型句式，但是不能照抄，需要进行同类词替换、顺序调整等操作，以免被认定为"抄袭"。②翻译法，部分老师直接用英文写作确实存在困难，可以利用现有的翻译软件或者网站"Google、Yahoo、有道词典和 Deepl 翻译"等。这些软件公共英语部分的翻译一般没有问题，医学专业词汇的翻译会出现错误，医学专业词汇需要到文献中去确认核实。③人工智能和润色公司，随着 Chat GPT 等人工智能软件的出现，越来越多的人将人工智能应用于科研及 SCI 论文写作，利用得好可以事半功倍。另外，一些专业的英文翻译和润色公司也可以帮助我们改善英语写作。

总之，我们要牢记 SCI 论文的终极目标是减轻阅读负担，提高同行交流的效率。借助笔者推荐的 3 种方法，"依样画葫芦"、翻译法、人工智能和润色公司，英文写作应该不是难事。

六、选刊及投稿问题

现有的期刊千千万万，选刊及投稿也是让临床医生头痛的问题，尤其是第一篇 SCI 投稿时，对于英文期刊选择及投稿非常陌生。如果没有目标期刊，可以通过 LetPub（https://www.letpub.com.cn/index.php?page=journalapp）及 Sage Journals 数据库（http://sage.cnpereading.com/）等网站进行查询，这些网站可以限定期刊名字进行搜索，也可以限定学科研究方向、影响因子、大类及小类学科、JCR 分区进行搜索。比如，输入肝胆胰外科，即可搜索出该领域相关的期刊。也支持按学科方向，影响因子，学科，中国科学院分区，是否开放获取（OA）等进行筛选和排序，快速找到合适的期刊。另外，也可以通过出版商官方的选刊工具进行自动筛选，比如 Elsevier 的 Journal Finder，Springer Nature 的 Journal Suggester，科睿唯安的 Manuscript Matcher 等，输入题目和摘要等信息，就能自动推荐期刊。笔者建议如果对文章期望较高，时间不那么紧迫，那可以选择先从影响因子高的期刊开始投；如果着急毕业或者晋升，影响因子没有要求，那一般找一个审稿快的期刊投稿。

目标期刊选定后，下一步就是投稿。投稿之前一定要仔细阅读 Guide for Authors，期刊对投稿文件一般会有格式要求，对参考文献及图片也会有专门的要求。按照 Guideline 的要求准备 Title Page，Cover letter，Manuscript，Table and Figures 和 Reference 等。投稿流程一般包含：①进入投稿页面，②注册投稿账号，③登录投稿系统，④提交新稿件，⑤填写基本信息和上传文件，⑥创建 PDF 并提交，⑦关注投稿进度等 7 个步骤。其实绝大多数 SCI 期刊的投稿过程很简单，"傻瓜式操作"，熟悉了投稿界面，通常几分钟就能搞定 SCI 期刊投稿。

【关键要点】

1. 临床工作忙，没时间做科研；年纪大了，科研输在起跑线上；没有经过科研训练，不知道怎么写文章；想做科学研究，没有 idea 等是临床医生从事科学研究面临的主要问题及困难。

2. 统计与语言问题，尤其是英文写作；期刊选择、作图等问题也是困扰临床医生从事科学研究的因素。

（贾俊君）

第三节 平行病历或可成为临床医护进行科学研究的新形式

平行病历是记录患者疾病感受和医者共情、反思活动的医学叙事作品。它是叙事医学特有的文体形式，有利于提升人文素养、体现人文共情、促进自觉反思、和谐医患关系、排解负性情感和提高医疗质量。根据人民卫生出版社出版的《叙事医学》[6]第五章的相关内容，完整的平行病历需包括摘要、说明、主要情节、评估、后果和结尾6个部分。但在临床实践过程中并不需要拘泥于上述形式，一般包括说明、主要情节和评估三部分即可。说明故事发生的时间、地点、人物和场景，随着故事发展出现危机或转折点，医患共同面对危机，形成医患共同体，通过医患共同决策，维护患者利益，寻求患者利益最大化。最后，叙事者要从故事中抽身出来，对故事的意义进行评论，表达自己的观点和情感，对医疗决策进行反思和改进，这是叙事的灵魂，也是平行病历的灵魂。

平行病历可以围绕患者身心感受书写，如患者心灵世界的故事、患者面对疾苦的独特体验、患者的生命和生活事件等；也可以围绕医患沟通书写，如医患双方在疾患诊治过程中的心灵震颤、意见和情感冲突等；还可以围绕医者感悟书写，如对提升医学温度的觉悟，医者负性情感的自我排解、化解和分解等。叙事医学概念提出者丽塔·卡伦也提倡将患者各个方面的情况进行记录，包括医院标准化病历之外的细枝末节、心理过程，甚至患者家属的感受，使临床医学更富有人性、充满温情，也使医疗活动更趋于完善[7]。故一份合格的平行病历并不是考量其文学性，写作主题也不受限制，体现医学共情和医学反思即可。医学共情和医学反思才是平行病历的核心内容。

叙事和故事的区别在于，前者往往是亲身经历的事件，而后者可以是虚构的。平行病历的核心内容是医患共情和医学反思，叙事是方式，感动是效果，反思是根本，行动是目的。这种文体的优势不同于传统医学科研文体，不需要去实验室进行细胞实验，也不需要去动物房饲养老鼠，甚至不需要收集大量的临床数据就可以撰写文章。此外，平行病历对期刊类型也无特定要求，即可以发表于《叙事医学》《中国医学人文杂志》等人文社科类杂志，也可以发表于科技类期刊。近期，笔者关于肝移植的平行病历被《中华移植杂志（电子版）》接收[8]，预示着平行病历这种载体形式将会被越来越多的科技类期刊所认可。

以下为笔者发表于《中华移植杂志（电子版）》的《大伟的心跳》，供大家参考。

【案例】

大伟的心跳

一周前的那一场车祸，让大伟和大熊两个大块头一起躺在了7床和9床。现在大熊快要转出ICU了。破裂的脾脏切除，断裂的股骨干和骨盆做了内固定，断裂的颧骨、眼眶、肋骨等待病情稳定后再做修复。大熊像一辆正面撞击后进厂大修的卡车，现在摇摇晃晃带着浑身的伤完成了初期的修复。

大伟的样子比他好看得多，面容洁净安静，嘴巴上连着气管插管，好像只是睡着了。但是他是从摩托车的后座上仰翻下来，后脑着地，"原发性脑干伤"。瞳孔散大、呼吸消失，靠着机器维持基本的生命参数，已经进入了临床脑死亡状态。

曾经坐在摩托车驾驶后座上的大熊，发出沙哑断续的哭声，眼睛一直定地看着不远处的大伟，劝也劝不住，粗糙的手掌拍着床垫，仿佛在祈求时间能否倒转。

"医生，我们明天就办手续了，家里没有钱，又是单车肇事违章驾驶，警察说看了监控……我们还应该负担大熊的费用。"大伟的孪生兄弟大勇长得跟他真是像，好多天在监护室外守着，两眼充满红丝。他在床边，握着大伟的手，舍不得放开那样摸索着。

我点点头，脑死亡的结局已经跟大伟的亲属谈过好几遍，大勇现在是家里的顶梁柱了，他是最先接受现实的家庭成员。上有老、下有小的中年人，通常不能过分为情绪所困，要为家庭作出最理性的选择。

"那你们会不会考虑一下器官捐献，或者大伟的心跳可以有机会陪着他的儿子长大……"我没有看着他，并不像日常谈话告知那样正式和郑重。

沉默……大勇的视线茫然地流转在监护仪、呼吸机的屏幕上，魁伟的身躯默然无语。大伟的妻子带着10岁的儿子进来了。下午的探视，是他们最宝贵的相处时间。她一直忍耐着，絮絮用土话跟大伟说着话，好像他能够回应一样。有时候要等到探视结束，走廊上会传来长久的、嚎啕的哭声，那是一个家庭破碎的声音。

第二天一早，大勇到监护室门口按门铃，指名要找我。"医生，我问问昨天你说的器官捐献那回事。"大勇和大伟的妻子一起在我对面坐下来。他们两个很少一起来问病情。叔嫂曾经在走廊上有过一次口角，激烈的当地土话，听不懂是为了什么。

"上个月，我们 ICU 的 10 床做了器官捐献，脑死亡的患者也是最后帮了一回别人。他的心脏、肝脏、肾脏、角膜都捐献成功了。后来，他们公司觉得这是一件很积德行善的事情，给的工伤抚恤金额特别优待，还帮他的孩子办理了一个学费的补助项目。"我看着他，中年的他面容愁苦，细微皱纹爬上了黝黑的额头。一件晒旧的汗衫可能几天没有洗，散发着强烈的汗臭味。非常专注地在听。

"大伟的身体状态还年轻，脑功能已经没有办法了，如果你们有这个想法，我让红十字会的协调员来跟你们具体解释后面的问题。"我的视线落到大伟的妻子身上。10 岁的儿子没有带在身边，她像一株枯萎的花，两眼浮肿无神。

"如果成功的话，也许大伟的心跳能够陪着儿子长大。"我把器官捐献的宣传材料彩页递给她。她片刻没有做声，晶莹的泪意浸润了她的眼睛，她抬起头阻止眼泪落下，沙哑地说："我想谈一谈……"

几个小时后，杨阳的声音清脆爽利地传来像清晨清新的阳光。一双洁净的帆布鞋，背着大包出现在监护室门口。不分晴雨，手机刷着"滴滴""铁路 12306"来这里，是她日常工作的一部分。"我来了……"她把红十字会的工作证挂到胸前。

我与她一起评估完患者的治疗，把她和家属带到二楼的接待室里谈话。那不是 ICU 常规的谈话室。我知道，杨阳需要时间来说明那些政策、过程、流程……现在已经不需要我在监控下面关注她的安全了，现在很多人都已经认可器官捐献这回事，再也没有人怒气冲天地对着她咆吼："你不要再来了，再来我们就给你吃耳光了……"

没有多少人能够理解，在一个传统东方文化的国家，当器官捐献协调员的种种艰辛。

"OK ！"1 小时后，杨阳来到我的办公室，做了一个"OK"的手势，一口把桌上给她凉着的红茶喝干。她把纸质材料放回大包里："还有几项手续需要办理，但是基本没有问题了。"

10 天之后，杨阳给我发来微信："大伟完成了捐献，心脏受体是一个 40 岁的老师，今天刚刚拔管；肝脏受体是一个慢性乙肝的宁波人，手术后转出 ICU 了。两个肾脏的受体患者术后尿量都不错，稳定恢复。"

啊！大伟在大学附属医院完成了人生最后一段行程。我坐在电脑前，关注了一下大熊的进展。他出院了，两次手术后，恢复得还可以，他行动无碍，休整若干时日之后可以回到正常的生活中去。

人世间的那些意外就像身上的伤口，破裂、伤痛，然后随着时间的流逝结痂、愈合、归于瘢痕……我们 ICU 医生参与其中，陪伴其中，然后目送着结果。

两年后，那个清明，杨阳忽然给我发来了一段音频。那是一段闷而重的有节奏的声音，乍一听像是多普勒探头下，心脏跳动的声音。

"主任，那个心脏受体前几天来门诊复诊了，就是大伟，您记得吗？我给他录了一段心跳的声音，他说让孩子听一下父亲的心跳，并且谢谢……我刚刚已经发给大伟的弟弟了！"杨阳经常做这样的传递，我知道因为供体和受体彼此双盲的要求，有限的信息和谢意只能交给协调员来交换传递。

接着传来的是一张合影。清明景和，莺飞草长。那是在大伟的墓碑前，那个男孩长高了很多，面容恰似一旁的叔叔大勇。大熊挂着拐杖，脸上的伤痕让他的眼睛看上去有几分变形，但是嘴角还是笑着的。大伟妻子的脸上已经没有悲伤和倦怠，握着手机紧紧贴住自己的耳边……

想必她已经听到了，他的心跳仍然在有力地跳动，冥冥之中陪伴着所有的伤痕随着时间彻底愈合。

（案例发表于《中华移植杂志（电子版）》2021 年第 4 期）

【关键要点】

1. 平行病历的核心内容是医患共情和医学反思，叙事是方式，感动是效果，反思是根本，行动是目的。

2. 这种文体的优势不同于传统医学科研文体，不需要去实验室进行细胞实验，也不需要去动物房饲养老鼠，甚至不需要收集大量的临床数据就可以撰写文章。可以发表于人文社科类杂志，也可以发表于科技类期刊。

3. 平行病历或可成为临床医护进行科学研究的新形式。

（贾俊君）

第四节　叙事医学与论文发表

叙事医学研究成果可发表多种科技论文，包括研究型论著、综述、病历报告／系列、通讯（Correspondence）／述评、读者来信／观点等。通过搜索数据库发现，叙事医学已发表的文章类型几乎囊括了上述所有形式。

一、叙事医学论文可发表通讯/述评等

叙事医学前期的许多文章，包括叙事医学提出者卡伦教授的许多文章均属于通讯/述评。2004 年，卡伦教授以述评的形式在《The New England Journal of Medicine》上发表了《Narrative and Medicine》一文，该文通过一个简短的平行病历，提出临床工作过程中应如何开展叙事医学及实施叙事的技巧[9]；2008 年，卡伦教授则以展望的形式于《The Lancet》上发表了《The art of medicine. Narrative evidence based medicine》一文，该文中她基于前期工作，提出了对叙事医学未来的思考[10]。

二、叙事医学论文可发表病例报告

笔者在《Hepatobiliary & Pancreatic Diseases International（Heart & Lung）》杂志阅读到一篇 2019 年发表的关于叙事医学的病例报告[11]，这也是笔者第一次意识到叙事医学载体形式的丰富性。该文将叙事医学用于一位心衰患者的疗愈，患者在安装心室辅助装置后失去对治疗和恢复的信心，失去了独立性和自主性，生活完全依赖于家人，与家人和朋友的关系变得十分紧张；其主治医师通过运用医患共情深入了解患者处境，鼓励患者通过讲述或书写自己的故事，重新认识人生及生活的意义。

三、叙事医学论文可发表综述

2001 年，卡伦教授发表于《JAMA》上的《Narrative Medicine. A Model for Empathy，Reflection，profession，and Trust》一文，可以认为是综述，文章介绍了叙事医学，提出了叙事医学的定义，阐述了叙事医学的核心理念[12]。笔者也尝试撰写了两篇叙事医学相关的综述，其中《叙事医学在住培实践及教学中的概况及应用》于 2023 年发表在《叙事医学》杂志上，该综述从架构上来说，内容包含叙事医学概况、住培实践和教学中如何实施叙事医学和叙事医学在住培实践和教学中的意义和价值三部分内容；另一篇英文综述《The Application of Narrative Medicine In Organ Donation》也被《Hepatobilliary Pancreatic Disease International》杂志接收，该综述从架构上来说，内容包含平行病历故事、叙事医学与沟通、叙事医学三要素与器官捐献、共情能力在器官捐献中的应用、叙

事四要素与器官捐献和展望六部分内容。

四、叙事医学论文可发表论著

2020 年，《Psychology Research and Behavior Management》上发表一篇关于利用叙事医学进行患者宣教的临床研究型论著[13]，该研究共纳入 120 例患者，叙事医学干预组进行为期 4 周叙事干预，最终研究证实基于叙事医学的健康教育结合在线医患互动有益于炎症性肠病患者的生活质量改善。2018 年，《Journal of International Medical Research》上发表了一篇关于叙事医学教育能否提高护理学生医患共情能力及学术成就的临床随机对照研究[14]，共纳入 180 名学员，叙事医学干预期为 4 个月，内容包含叙事医学理论授课、细读叙事医学作品和反思性写作等，最终证实理论与实践相结合的叙事医学教育可有效提高学生共情能力和学业成绩。

【关键要点】

基于叙事医学进行科学研究，其成果类型可囊括个案、综述和论著等所有形式。

（贾俊君）

第五节　叙事医学在科学研究中的特点

科学研究是整理前人知识、探索新的未知、创造新的知识。按科研过程分，科研包括基础研究、应用与开发研究；按研究性质分，科学研究可分为发展性研究、探索性研究；按研究方法分，科学研究包括质性研究、量化研究及混合方法研究；按研究属性分，科研包括自然科学研究、人文学科研究和社会科学研究。

一、叙事医学研究方法

在叙事医学科学研究中，经常采用的研究方法有文献分析法、观察法、访谈法、调查问卷法、实验法、内容分析法、个案研究、现象学和民族志等。这些方法因研究中采用的数据收集和分析方法的侧重点不同，又可以分为量化研究和质性研究两大类。

量化研究侧重于对研究现象的测量与计算，立足于收集客观事实，重视测量步骤的信度和效度，强调研究结果的可推广性与可重复性。如 2022 年伊朗应基于叙事医学的团队分享干预肥胖女性，就属于量化研究。该研究将 56 名肥胖患者分为干预组和对照组，对照组包括常规的饮食调整和运动课程，干预组在对照组基础上增加以叙事为基础的团队分享，分享的主要内容为成功学员的经验分享（正向激励）及失败学员的原因剖析（有则改之，无则加勉）。研究结果显示干预组体重、体质指数、体脂比和臀围都有明显下降。血清低密度脂蛋白、甘油三酯、总胆固醇、空腹血糖、食欲评分和胃泌素也明显下降[15]。

质性研究使用的则是有计划地采集到的大量经验性资料，包括个体体验、反思、生活故事、访谈、观察、历史事件的描述以及交互的视听觉文本等，强调描述个体生活中的日常行为、问题情境及其意义。如法国针对儿童牙科系学生进行平行病历写作及文本分析，就属于质性研究。该研究通过分析 126 篇平行病历，定性确定学生平行病历中最受关注的主题：与患者的关系及儿童焦虑处理、学业及就业压力、与师长及导师的关系等。该项研究肯定了平行病历的价值，让学生表达积极和消极的感受，通过反思与改进、提升自我叙事能力、改善医患关系[16]。

混合方法研究是在一个独立研究中同时使用了量化和质性两种以上方法、手段或概念进行数据搜集或分析的一类研究。这种研究在使用量化和质性这两类方法时，有时会偏重于某一种方法，或只强调其中某一类方法。它不同于那种单纯的量化或质性研究，从方法学角度看，是一种综合性的研究取向。相比于量化研究和质性研究，混合方法在丰富实验参与者、验证工具有效性、评价干预效果、增加研究显著性等方面具有良好的应用价值。一项针对青少年风湿性疾病的研究就属于混合型研究。该研究通过故事分享让患者重构医疗经历，从而建立起对疾病的认知，同时产生一种归属感。该研究的研究对象为纽约布朗克斯区的 14~21 岁风湿病患者。参与者需完成一个小时的创意写作课程，重点是慢性病患者的经历。用问卷调查的方式评估患者报告的结果，后期再通过视频访谈讲述疾病故事并分享个人经历。结果显示访谈的主题领域包括写作动机、疾病经历、与他人的关系等且定量问卷显示接受创意写作及故事分享的患者生活质量明显提高[17]。

混合方法研究将质性及量化两种研究类型有机结合，不仅可以扬长避短，而且表现出新的质的不同。每种研究方法都有其潜在的弱点，联合使用时可以互相补充，使各自的优点得到更好的发挥。通过叙事医学，研究者可整合使用量化研究的数字和质性研究的文字，能够较清楚地了解研究的问题，探究参与者的观点以及这些观点背后代表的内涵。运用统计方法，通过调查样本以及少数实验参与者的定量结果，还可以探究较深层的结果。

二、叙事医学研究评价手段

健康不仅仅是机体生理功能良好，无疾病症状的体征；良好的心理状态和完整的社会功能也是评价个人健康状态的重要标准。21 世纪"以患者为中心"医疗模式的提出，强调了患者在疾病诊疗过程中的重要意义，患者报告结局的概念也应运而生。

临床结局和患者结局指标是临床医护较常用的评价手段，临床结局指经过一定时间，某种健康问题、治疗方案和医学干预所显示的临床结果，或指评价患者是否从某种治疗方法中受益的指标，包括感染性并发症发生率、死亡率、住院时间和质量调整生命年等。患者结局指的是医学治疗或干预给患者带来的结果或后果，包括临床终点（并发症和死亡等），功能（生理、心理和社会角色），主观幸福感（健康感知、体力、疲劳、疼痛和生活满意度），照护满意度（可及性、方便性、经济负担和照护质量）。而根据美国食品药品管理局提出的定义，患者报告结局是直接来自于患者的关于健康状况的报告，未经临床医生或其他人修改与解释的，对患者自身健康状态的主观评价。

三者既有相似之处，又有各自的重点；三者之间存在一定的联系，也存在一定的区别。临床结局评估是对患者的感受、功能状况等进行评估，而患者报告结局的主要内容包括患者的症状、功能状态、健康相关生命质量、健康行为、健康偏好、治疗满意度和医患沟通情况等，可通过定性访谈、自评量表、患者日常生活日志等方式进行收集。

已有较多文献证实叙事医学有利于改善患者体验和满意度、临床结局、患者结局、患者报告结局[18-19]。随着个体化医学模式的发展和"以患者为中心"医疗理念的推广，患者在卫生决策中的地位和作用愈发凸显，今后会有更多叙事医学干预对患者影响的相关研究，包括临床结局、患者结局、患者报告结局等。

三、叙事医学研究对象

现有叙事医学研究对象关注患者、医生、护士及医学生 / 护理学专业学生等较多。针对医者 / 医学生的叙事医学研究，主要集中于培养医者的叙事能力、共情能力，有利于医患沟通及自我反思，缓解职业倦怠等方面。如 Bajaj 等[20] 针对儿科住院医师职业倦怠开展的研究，该研究采用定性和定量的方法，纵向评估叙事医学干预对儿科住院医师的即时和延迟益处，通过 Zoom 远程会议软件为全美儿童医院的儿科住院医师实施为期 5 个月的自愿纵向叙事医学干预。干预包括 6 次长达 1 小时的会议，住院医师在会议上阅读文献、分享他们的反思。然后采用开放式调查问题和已建立的具有有效性的幸福感定量评估工具进行评估。结果显示干预结束后儿科医生拥有自我表达的渠道、获得情感和心理健康方面的益处，而且这些益处甚至在 6 个月后仍能持续。Arntfield 等[21] 探索叙事医学培训对四年级医学生临床技能发展的影响，重点关注沟通、协作和职业素养方面的能力。纳入 12 名医学生进行为期 1 个月的叙事医学课程，结果显示叙事医学课程可提高合作能力、共情能力和以患者为中心的能力；通过反思，发展了个人和专业能力。

针对护士 / 护理学生的叙事医学研究主要集中于提高叙事能力、职业韧性和缓解职业倦怠等方面。如 Dobrina 等[22] 开展叙事医学干预对护士、助产士和专职医疗人员同情心疲劳和同情心满意度的影响，该研究采用的叙事医学干预为 20 节叙事医学课程（60 小时）。然后分别在干预前后对上述医护人员（48 人）进行"生活质量"问卷调查，结果显示干预后在以下四个方面有一定获益：将情感外化、团队建设、有助于重塑个人 / 职业历程和专业能力。如 Xue 等[23] 开展随机对照研究分析叙事医学理论学习和平行病历写作对护理专业学生职业精神、共情能力和人文关怀能力的影响，该研究选取江苏省两所大学 85 名护理专业学生进行研究，随机分为干预组（43 人）和对照组（42 人），干预组护理学生接受基于网络平台的叙事医学理论学习和平行病历写作培训。采用问卷的形式对专业精神、同理心及人文关怀能力进行自我报告，结果显示干预组的专业精神得分、共情能力和人文关怀能力均优于对照组。从而证实基于网络平台的叙事医学理论教育和平行病历写作能促进护理专业本科生职业素养、同理心和人文关怀能力的发展。

叙事医学是一门基于人文学科的学科，它认为关注患者的叙事以及患者与医疗服务提供者之间合作形成的叙事对提供医疗服务至关重要。针对患者的叙事医学研究主要集中于改善患者医疗结果、生活质量等。Ajami 等[15] 将叙事干预与饮食调整和运动计划相结合，研究其对伊朗肥胖症女性减重的影响，56 名伊朗肥胖女性（18~50 岁）参与该研究，对照组包括为期 8 个月的饮食调整和运动课程（32 次课程），干预组在此基础上增加每周 1 次的以叙事为重点的团队分享。结果显示干预组与对照组相比，体重、体质指数、体脂比和臀围均有明显下降。干预组与对照组相比，血清低密度脂蛋白、甘油三酯、总胆固醇、空腹血糖、食欲评分和胃泌素明显下降，而肥胖素则明显上升。证实叙事干预与传统策略相结合有效地实现了体重、体脂量和胰岛素的显著变化。叙事医学可以让患者通过书面的视角描述来重构医疗经历，从而建立起对疾病的相互描述，同时产生一种归属感。

目前针对临床药师、与患者接触的其他医生如行政人员、辅助人员等的研究也较少。未来研究在关注患者、医生、护士和学生的基础上，需进一步扩展研究对象，加强针对临床药师、辅助科室医生的研究。

【关键要点】

叙事医学用于科学研究有独特的优势，研究方法可囊括质性研究、量化研究及混合方法研究；研究对象可涵盖医务人员、患者及照护者等；研究指标可包含临床结局、患者结局、患者报告结局等。

（贾俊君）

第六节　叙事医学的课题申报

临床医生可以申报的课题总结起来大致可以分为三类：自然科学类课题、人文社科类课题及教育类课题。自然科学类课题常见的包括国家自然科学基金、省级自然科学基金和中国博士后科学基金等；人文社科类课题包括国家社会科学基金、教育部人文社会科学研究项目和省社会科学基金等；教育类课题包括中华医学会医学教育分会、中国高等医学教育委员会、全国医学专业学位研究生教育指导委员会、中国学位与研究生教育学会医药科工作委员会、全国医学教育发展中心、省教育厅等机构设立的教学研究课题。

公开资料显示，基于叙事医学的课题可以申报上述三种类型的课题。如"急诊护理人员同情心疲乏风险模型构建及多维叙事支持系统的探索性研究""基于移动叙事平台的肺癌手术患者心理弹性轨迹预测及干预研究"分别获得2019年、2022年国家自然科学基金青年科学基金；"生命健康与叙事生态"获得2021年国家社科基金后期资助课题；"叙事医学在培养医学专业学位研究生人文精神中的作用"获得2022年浙江省教育厅一般科研项目、"基于叙事医学的医学人文实践体系的探索及建立"获得2023年浙江省教育科学规划一般规划课题等。

一、课题申报书的撰写

一般来说，课题申报书内容包含题目、基本信息、研究内容及方案、研究基础及其他几个部分。依笔者之见，题目是画龙点睛（关注和好奇）、摘要是全文的精华（创新、抓住眼球）、立项依据是核心（立项的关键）、研究基础是承前启后的枢纽（加码、心理优势）、研究方案是验证设想的基础（能否解决问题）。一份好的申报书除了上述核心内容以外，与研究内容相符的课题组成员、良好的相关工作基础和合理的经费预算也十分重要。

（一）摘要与题目

摘要是整个申请书的浓缩（背景与科学问题依据，研究策略、结果意义，基础等），需要层层递进、字斟句酌，一般有字数限制。笔者建议初学者可以采用以下"四句法"来搭建摘要的框架：①在……方面非常重要，……问题还没解决；②前期工作及文献资料，发现……是切入点；③将用……方法，研究……内容，实现……目标；④会有……科学意义。而题目是摘要的浓缩，突出课题的核心内容及结论，逐字推敲，一般也有字数限制。

（二）立项依据

立项依据是课题能否立项的关键，强调逻辑性、层次感，环环相扣，引用合适的参考文献，最好有科学假说示意图。一般建议写作包含四部分内容：①开门见山，引出问题（研究领域的重要性）；②概述研究进展，着重指出研究瓶颈及主要问题；③结合前期基础，指出拟解决的科学问题，并阐述解决该问题的创新思路；④成功实现目标的科学意义（科学价值、理论意义和临床意义）。

（三）研究内容与方案

在进行研究前需要明确研究内容，即要研究的对象或主题，它直接关系到研究的目标和效果。研究方案是研究内容的实施计划和具体步骤，它包括研究设计、数据采集、数据分析和结果解释等关键内容。数据采集和数据分析是研究方案的重要环节，它们直接关系到研究结果的可信度和有效性。研究结果的解释和报告是研究方案的最后一步，它将研究结果呈现给读者和学术界。研究内容与方案是解决科学问题的基础，这部分内容写作要求系统性和完整性，如研究内容不止一个，可以分段并设置小标题。

（四）创新性及可行性

创新性一般 2~3 条即可，建议大家分点阐述，如用①、②等，主要、直接、明确的在前，描述合适、用词准确。笔者建议初学者可以采用以下 3 个方面切入：①选题新颖：……；②内容深入：……；③方法科学：……。

可行性分析一般建议 2~5 条，一般应包括：立论依据充分（可含前期工作基础）、关键实验材料的可获得性、研究平台（装备与技术）、课题组成员配备合理性和研究能力强。如①理论可行：有前期实验支持、文献资料的支持；②硬件可行：平台、设备、试剂和基因敲除小鼠等都已具备；③软件可行：实验技术成熟、项目组成员优势互补。

（五）工作基础、经费预算及课题组成员

一般工作基础（总的业绩、学术地位、实际影响）、前期工作基础（给出实验主要结果的图、表），可列出近年来主要研究论文。与本项目相关的工作积累：可以罗列前期发表的论文、参加的课题等；与本项目直接相关的预实验结果：建议图文并茂、专业的图表、不多不少（5 幅左右）；本单位的实验条件一般应具备完成课题的条件，一般不建议在经费预算中额外购买设备等；经费预算中所列开支项目应该与研究内容和方案相对应；课题组组成需围绕项目所需，专业、学位、职称、单位，合作的好处，团队协作、分工互补。

最后笔者用一张表总结申报书各部分的写作内容及意义，详见表 5-1。

表 5-1　课题申报书各部分写作内容及意义

项目	具体内容
题目 / 摘要（最重要）	我想做什么？
立项依据（最难写）	我为什么要做？
研究目标和内容	我做什么？
研究方案和技术	我怎么做？
创新点	突破点和创新之处是什么？
预期成果	能作出什么？
研究基础和工作条件	为什么我能做？
经费预算	我还差什么？

二、申报书撰写的心得体会

课题的申报是系统工作，其流程涉及多个环节（图 5-1）。其中任何一个环节出现纰漏都会导致课题申报失败。课程申报能否成功，除了一份合格的申报书以外，还得注意以下几点。

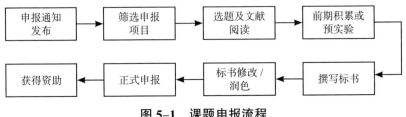

图 5-1　课题申报流程

（一）态度决定一切

根据对申报书的书写，临床医生可以分为 4 种："会写、不想写""会写、想写""不想写、不会写"及"想写、不会写"。这 4 种类型中，"会写、想写"的医生获得课题资助的希望最大，"想写、不会写"的医生通过自学或者培训后也有获得资助的机会，"会写、不想写"和"不想写、不会写"的两类医生几乎与课题资助无缘。

态度决定一切，选择影响未来。一个人的态度，决定了他的人生高度。无论是面对临床工作还是科研论文，积极的态度能够帮助我们克服困难，取得更大的成就。如果我们选择积极的态度"想写"，我们会努力克服困难，寻找机会，并不断取得进步。如果我们选择消极的态度"不想写"，我们可能会被困难击败，无法完成一份合格的申报书，更别说获得课题资助。态度决定一切，这句话虽然简单，但却道出了人生成功的真谛。只有拥有积极的态度，我们才能在科研的道路上不断前行，取得丰硕的科研成果。

（二）立足临床、回归临床、服务临床

只有创新才能获得新的生产力，创新必须有科学意义或实用价值。医生的本职工作是治病救人，临床医护所进行的科研应该从临床问题出发，解决临床问题，最后服务于临床，让医患者从中受益。从临床出发，持续学习，寻找突破点。临床研究的基础是临床问题，临床问题的提出需遵循 PICO 原则："P"指特定的患病人群，也是研究的目标人群；"I"指干预或暴露；"C"指对照或另一

种可用比较的干预措施；"O"为结局。临床研究中，结局指标的选择对疗效评估起重要作用。做好临床工作本身就需要以科研为目的。临床上的诊疗流程如何改进，哪项科研既能解决问题又能让患者少花钱，医护是最有发言权，也最有说服力。当我们把工作和科研紧密结合时，会发现临床科研大有可为。

（三）做好科学选题

科学选题有 6 个原则：科学性原则、目的性原则、创新性原则、求实性原则、价值性原则及可行性原则。科学性原则指科研假设必须有事实根据和理论根据的支撑，必须符合科学原理。目的性原则是选题的首要原则，是指好的选题必须满足社会需要。创新性原则指选题得有"新"内容，如提出新理论，创造新知识，发展新学科，改进新方法，构建新模型，解决新问题。求实性原则指选题都是在已有成果基础上提出的，在继承基础上的创新。价值性原则指好的选题要有经济价值、社会价值、理论价值和学术价值等。可行性原则指选题要切合实际，不能天方夜谭。引用恩格斯的一句名言："我们只能在我们时代条件下进行认识，而这些条件达到什么程度，我们便认识到什么程度。"

好的选题如何产生，笔者有以下 4 个建议：①站在巨人肩膀上远眺，走别人没走过的路。如果你在一个非常优秀的科研团队，你的导师及其团队在某个领域已经积累了大量的前期基础，那么你可以在你的导师及其团队研究的基础上开展研究；②随时学习文献，掌握最新热点。如果你没有站在巨人的肩膀上，我们可以通过文献学习获得好的选题；③人无我有、人有我新、人新我快；④ AI 辅助、事半功倍（在选题、文献检索等方面有一定价值）。

（四）思路清晰、换位思考

申报书的书写应遵循"言简意赅、逻辑清晰、用词准确"原则，复杂的事情简单化，尽量减少复杂的专业词汇。书写过程中应抓住主干、剔除不必要的细节。要站在评审专家的立场审视自己的标书，评委可能是你的同行，要让评委看懂你的标书。另外书写申报书的过程还需要消除一切可能失分的因素，如果错别字、标点符号等细节，因为你没有机会当面和评委解释。

（五）失败是成功之母

课题申报失败的原因很多，总结起来无非是：选题缺乏创新性、科学问题不明确、立项依据不充分、研究设计不合理、前期基础较薄弱等。课题申报失败是常态，不必妄自菲薄，也不要怨天尤人。如何应对失败，如何修改、完善申报书，争取下一次申报成功才是需要思考的事情。面对课题申报不成功，首先摆正心态"失败很正常、不丢人""撸起袖子继续干"；其次，充分尊重专家的意见，做必要的修改；再次，邀请有经验的同事或者老师进行互评互阅，从不同角度审阅和进步；最后，积累更多前期基础。

科研和临床一样，SCI论文与申报书写作也一样，没有天赋异禀的幸运，唯有水滴石穿的坚持。没有一步登天的幻想，唯有日积月累的付出。

三、总结与展望

随着医学的发展，人们对医学的期望增加，医生们一定会越来越理解临床研究的重要性，也越来越能够在临床实践中发现和解决问题。不做科研固然轻松，不写论文固然洒脱，但这样的医生给患者带来的利益就会比较局限。要知道，任何一篇文章，任何一个经验总结，都需要花很多时间查找资料，需要阅读别人的作品，需要思考和凝练，这本身就是一个提高的过程。正如裘法祖先生所言，医生要三会：会手术，会讲课，会书写。当然，医生不能为了写文章而编故事，不能为了职称而写文章，不能为了虚荣而粗制滥造。科研工作一定要脚踏实地。

张金哲院士曾说过："临床科研就是改进工作。"临床的研究应该把重点放在临床上，临床医生应该从临床问题出发寻找思路，寻找解决问题的方法，更深入一点上升到理论高度，就很有意义了。目前医患关系紧张，部分原因可以归结为医疗技术太多而医学人文太少。患者在患病过程中要遭受身体和心理的双重折磨，常常有强烈的倾诉诉求，而医生的忽视可能会引发医患矛盾。叙事医学是医学人文渗透临床工作和医学教育的有效途径，临床工作者通过倾听患者讲述、叙事重建进行反思，鼓励患者讲述，建立医患伙伴关系，从而进一步理解疾病，实现医患共同决策。在此基础上应用叙事医学进行科学研究，寻找缓解医患矛盾的解决策略、探寻培养医务工作者医学人文素养的途径或进一步改善患者临床预后就显得非常有意义。

叙事医学概念于2001年由美国卡伦教授首先提出，如果将2011年定义为中国叙事元年，那么叙事医学在中国刚超过10周年。叙事医学的发展及临床应用迎来了好时代，临床工作者需要珍惜好时代，以期应用叙事医学改进临床工作并将其上升到理论高度。

【关键要点】

1. 叙事医学可用于自然科学类课题、人文社科类课题及教育类课题的申报。

2. 一般来说，课题申报书内容包含题目、基本信息、研究内容及方案、研究基础及其他几个部分。

3. 课题的申报是系统工作，其流程涉及多个环节，态度和实力都非常重要。

（贾俊君）

参考文献

［1］宋尔卫. 普通外科开展基础研究的意义、方向与路径［J］. 中国实用外科杂志, 2021, 41（1）: 38-41.

［2］JIA J J, LI J H, XIE H Y, et al. Implementing an innovated liver ex-situ machine perfusion technology: The 2018 Joint International Congress of ILTS, ELITA and LICAGE ［J］. Hepatobiliary Pancreat Dis Int, 2018, 17（4）: 283-285.

［3］XU Y, JIA J J, ZHOU Q H, et al. A ray of light from the darkness ［J］. Arch Clin Med Case Rep, 2022, 6（2）: 331-333.

［4］LIU X, LUO H, ZHANG L, et al. Telephone-based re-education on the day before colonscopy improves the quality of bowel preparation and the polyp detection rate: a prospective, colonoscopist-blinded, randomized, controlled study［J］. GUT, 2014, 63（1）: 125-130.

［5］SHIMOYAMA H, SUGIYAMA M, SUZUKI Y, et al. Bilateral flan compression maneuver for reducing pain on coughing after abdominal surgery: a prospective study ［J］. J Am Coll Surg, 2021, 233（3）: 459-466.

［6］郭莉萍. 叙事医学［M］. 北京: 人民卫生出版社, 2020.

［7］CHARON R. 叙事医学: 尊敬疾病的故事［M］. 郭莉萍, 译. 北京: 北京大学医学出版社, 2015.

［8］仝黴, 贾俊君, 罗佳, 等. 大伟的心跳［J/OL］. 中华移植杂志, 2021, 15（4）: 216-218. DOI: 10.3877/cma.j.issn.1674-3903.2021.04.005.

［9］CHARON R. Narrative and medicine ［J］. N Engl J Med, 2004, 350（9）: 862-864.

［10］CHARON R, WYER P, GROUP N W. Narrative evidence-based medicine ［J］. Lancet, 2008, 371: 296-297

［11］SLOCUM R B, HART A L, GUGLIN M E. Narrative medicine applications for patient identity and quality of life in ventricular assist device（VAD）patients ［J］. Heart Lung, 2019, 14（1）: 18-21.

［12］CHARON R. The patient-physician relationship. Narrative medicine: a model for empathy, reflection, and profession, and trust [J]. JAMA, 2001, 286(15): 1897–1902.

[13] ZHANG Y, PI B, XU X, et al. Influence of narrative medicine–based healt education combined with an online patient mutual assistance group on the health of patients with inflammatory bowel disease and arthritis[J]. Psychol Res Behav Manag, 2020, 13: 1–10.

[14] YANG N, XIAO H, CAO Y, et al. Does narrative medicine education improve nursing students' empathic abilities and academic achievement? A randomised controlled trial [J]. J Int Med Res 2018, 46(8): 3306–3317.

[15] AJAMI M, LAGAWA M, ROSHANMEHR F, et al. Narrative–focused group counseling improves intervention outcomes in women with obesity [J]. J Nutr Educ Behav, 2022, 54(10): 894–901.

[16] MARTY M, BEDARD U, GENDRON B, et al. The pedagogical value of parallel charts for dental students in clinical education: a qualitative study [J]. Eur J Dent Educ, 2023, 27(4): 1004–1010.

[17] LANIS A, TU E, PESKIN M, et al. Storytelling of young adults with chronic rheumatologic illnesses: a pilot study [J]. Healthcare, 2022, 10(10): 1979.

[18] FIORETTI C, MAZZOCCO K, RIVA S, et al. Research studies on patients' illness experience using the Narrative Medicine approach: a systematic review [J]. BMJ open, 2016, 6(7): e011220.

[19] GARDEN R. Disability and narrative: new directions for medicine and the medical humanities [J]. Medica Humanities, 2010, 36(2): 70–74.

[20] BAJAJ N, PHELAN J, McCONNELL E E, et al. A narrative medicine intervention in pediatric residents led to sustained improvements in resident well–being [J]. Ann Med, 2023, 55(1): 849–859.

[21] ARNTFIELD S L, SLWSAR K, DICKSON J, et al. Narrative medicine as a means of training medical students toward residency competencies [J]. Patient Educ Couns, 2013, 91(3): 280–286.

[22] DOBRINA R, BICEGO L, GIANGRECO M, et al. A multi–method quasi–experimental study to assess compassion satisfaction/fatigue in nurses, midwives and allied health professionals receiving a narrative medicine intervention[J]. J Adv Nurs, 2023, 79(9): 3595–3608.

[23] XUE M, SUN H, XUE J, et al. Narrative medicine as a teaching strategy for nursing students to developing professionalism, empathy and humanistic caring ability: a randomized controlled trial [J]. BMC Med Educ, 2023, 23(1): 38.